Thomas Lambert Schöberl

Grüne Seelen

Über die Weisheit der Natur

Haben Sie Fragen an den Autor?
Anregungen zum Buch?
Erfahrungen, die Sie mit anderen teilen möchten?
Nutzen Sie unser Internetforum:
www.mankau-verlag.de/forum

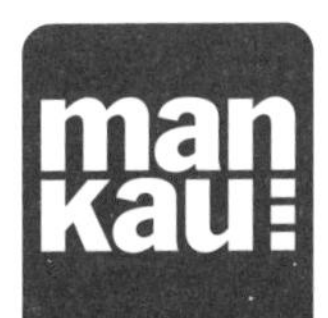

Für meine Mutter, meine liebe Großmutter,
meinen Schutzengel Daniel
und all die ungebrochenen, kreativen,
wilden und freien Geister dieser Welt

»Die Seele ist wie der Wind,
der über die Kräuter weht,
wie der Tau, der über die Wiesen sich legt,
wie die Regenluft, die wachsen macht.
Desgleichen ströme der Mensch ein Wohlwollen aus
auf alle, die da Sehnsucht tragen.
Ein Wind sei er, der den Elenden hilft,
ein Tau, der die Verlassenen tröstet.
Er sei wie die Regenluft,
die die Ermatteten aufrichtet
und sie mit Liebe erfüllt wie Hungernde.«

Hildegard von Bingen

Impressum

Bibliografische Information der Deutschen Nationalbibliothek:
Die Deutsche Nationalbibliothek verzeichnet diese Publikation in der Deutschen Nationalbibliografie; detaillierte bibliografische Daten sind im Internet über http://dnb.d-nb.de abrufbar.

Thomas Lambert Schöberl
Grüne Seelen
Über die Weisheit der Natur

1. Aufl. 2021
ISBN 978-3-86374-598-1

Mankau Verlag GmbH
D - 82418 Murnau a. Staffelsee
Im Netz: www.mankau-verlag.de
Internetforum: www.mankau-verlag.de/forum

Lektorat: Julia Feldbaum, www.redaktionsbuero-feldbaum.de
Endkorrektorat: Susanne Langer-Joffroy M.A., Germering
Cover/Umschlag: Kathrin Steigerwald, Hamburg
Layout/Satz Innenteil: Mankau Verlag GmbH
Energ. Beratung: Gerhard Albustin, Raum & Form, Winhöring

Druck: Druckerei C. H. Beck, Nördlingen

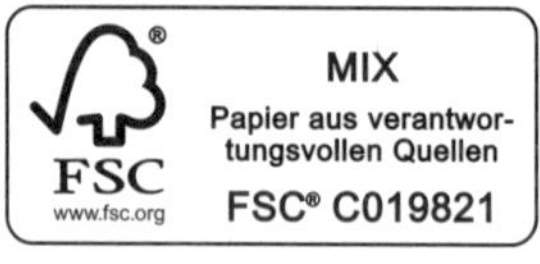

Inhalt

Vorwort - Sommerkind

»Ich möchte sagen, dass ich immer noch im und vom Sonnenschein meiner Kindheit lebe.«
Christian Morgenstern

Oft werde ich gefragt, warum ich so viel über die Wirkung von Pflanzen weiß und Ereignisse vorhersage, ohne dass es dafür bereits Anzeichen zu geben scheint. Um diese Frage zu beantworten, muss ich zurück in meine Kindheit reisen.

Ich wurde im Sommer 1989 in München-Schwabing geboren. Groß wurde ich jedoch auf dem Lande. Der Schulweg führte an Bächen und friedlichen Sommerwiesen entlang. Meine Kindheit war geprägt von der Stille und dem Duft des Waldes. Unter aromatischen Nadelhölzern und alten knorrigen Eichen erledigte ich meine Hausaufgaben. Täglich wurde mit dem Hund der Fuchsbau kontrolliert, und am Abend erkundeten wir mit den Ponys den Wald. Immer in der Hoffnung, dass sich im Abendlicht, in den langen Schatten des Holunders, ein Blick in die Welt der Zwerge und Feen erhaschen ließe.

Mein Weltbild basierte auf einem tiefen Urvertrauen in eine unendliche und perfekte Schöpfung. Die Natur war meine Kraftquelle. Ich baute im Wald geheime Erdhöhlen, und im Holunderbusch hatte ich mein Versteck, um dem

Puls der Natur ganz nah zu sein. Ich liebte es, barfuß übers Moos zu laufen und im eiskalten Wildbach zu baden. Das klare Wasser durchdrang mich tief bis in die Seele und wusch meine Sorgen und Zweifel mit sich fort.

Ich wuchs in einem Frauenhaushalt auf und war umgeben von starken, geerdeten Persönlichkeiten. Da war meine Großmutter, die für ihr altes Heilwissen bekannt war und ihre Tage mit dem Sammeln von Beeren und Kräutern im Wald zubrachte. Im Garten baute sie Obst und Gemüse an. Meine Mutter war für ihre Kundinnen im übertragenen Sinne jahrzehntelang eine Art Geburtshelferin und Sprachrohr. In ihrem hübschen Dorfladen wirkte sie als Naturkosmetikerin und mischte ihren Besuchern für die verschiedensten Leiden Pasten, Salben und Tinkturen. Wenn wir krank waren, haben wir uns mit Hausmitteln selbst versorgt. Diese Selbstständigkeit manifestierte sich tief in meinem Weltbild.

Weil sich meine Familie ein Auge für die Schönheit und die Weisheit der Natur bewahrt hat, entdeckte ich früh die Leidenschaft für Naturmalerei und Musik. Stundenlang spielte ich im Wald Flöte und im Haus Klavier – bis die Tasten stecken blieben.

Die Natur war meine Inspiration und die Kunst mein Versuch, all diese Eindrücke zu konservieren und zu filtern. So war es nicht verwunderlich, dass ich sehr früh erkannte, dass sich das Leben nicht in einzelne Fragmente, Schubladen und Schulfächer zergliedern lässt. Betrachtet man zum Beispiel eine Pflanze nur außerhalb ihrer Umgebung, dann wird man sie nicht verstehen lernen.

Im Wald konnte ich beobachten, dass jede Pflanze, jeder Baum und jedes Tier einen wichtigen Teil eines komplexen Ganzen darstellen. Alle sind aufeinander angewiesen. Die Kunst und die Musik lehrten mich, dass uns allen eine uferlose kreative Schöpferkraft innewohnt, die sich aus den Wundern unserer Natur speist. Während wir mit Sprache und Schrift sehr weit entfernt vom Unbewussten kommunizieren, verbinden uns hingegen Musik und Kunst mit den uralten, kollektiven Strukturen unserer Seele. Die Künste ermöglichen uns die Verbindung mit den Rhythmen der Natur. Wenn wir uns der Musik oder der Kunst hingeben, befinden wir uns ganz im Hier und Jetzt. Es ist also nicht verwunderlich, dass in nahezu allen Kulturen und Religionen Kunst und Musik den Hauptgegenstand von spirituellen Festen, Riten oder Feiertagen bilden. Diese dem Alltag entrückten Inszenierungen menschlicher Kultur strukturieren das menschliche Leben, geben Halt, Hoffnung und Sicherheit, stärken den gesellschaftlichen Zusammenhalt, schaffen Identität, festigen Hierarchien und definieren Verantwortungsbereiche. Alles ist mit allem verbunden und bedingt sich gegenseitig.

Wenn wir am Abend im Kaminzimmer zusammenkamen, dann tauschten wir uns bis spät in die Nacht aus. Ja, Gespräche sind eine heilsame Medizin. Wir lebten nach dem Grundsatz, dass kein Streit, keine unausgesprochenen Sorgen und Ängste mit in die Nacht genommen werden. Nagte etwas am Herzen, so musste es ausgesprochen werden, um den neuen Tag ohne die Last des Vergangenen beginnen zu können. Selbstverständlich lassen sich nicht alle Herausforderungen durch ein einziges Gespräch meistern, doch im Anfang liegt alles verborgen, dann, wenn der erste Schritt getan ist.

Die Schlaflosigkeit unserer Gesellschaft ist ein Symptom ihrer Hemmnisse und der Schönwetter-Mentalität unseres Leistungssystems. Fakt ist, dass das Leben auch aus Sorgen, Herausforderungen, Hürden, Krankheit, Tod und Leid besteht. Wenn wir diese Bestandteile der menschlichen Existenz unsichtbar machen, in kleine Nischen abschieben, heißt das nicht, dass sie uns nicht mehr ereilen, sondern dass wir auf sehr ungesunde Weise verlernen, damit umzugehen, und diesen Schicksalsschlägen oft alternativlos ausgeliefert sind. Krisen sind nicht rational und statistisch erfassbar, nicht zwangsläufig vorhersehbar und von sehr individueller Bedeutung. Um das Leben als fühlendes Individuum gelungen, mutig und erfüllt zu meistern, braucht es größere Sinnzusammenhänge und einen verlässlichen inneren Kompass. Heute weiß ich, wie wichtig es ist, dass Patienten und Schüler lernen, ihre Gedanken und Gefühle in Worte zu fassen.

Hin und wieder war die Freundin meiner Mutter zu Gast. Sie war eine Seherin. Sie deutete die Tarotkarten und berechnete Horoskope. Neugierig und sensationslüstern lauschten wir Kinder den fantastischen Erzählungen der alten Dame. Wir Kinder lernten von ihr, die Geschehnisse des Lebens zu hinterfragen, zu deuten und in einen größeren Kontext zu betten. Meine Tante nicht zu vergessen: Mit ihrer außergewöhnlichen Menschenkenntnis lehrte sie mich die Kunst der Beobachtung und der schonungslosen Analyse. Sie war es, die mir mein erstes Herbarium schenkte und mir eine Hausapotheke mit verschiedensten Heilpflanzen einrichtete.

Von nun an hatte ich meine eigene kleine Kinderapotheke. Dementsprechend schwankte mein Berufswunsch zwischen Förster, Lehrer und Apotheker. Später erkannte ich dann, dass die heilkundigen Frauen im Umfeld meiner Mutter Heilpraktikerinnen waren und sich genau in diesem Berufsfeld all die spannenden Fachgebiete meiner Traumberufe zu einer ganzheitlichen Berufung verknüpften. Diese Heilpraktikerinnen waren nicht nur Heilerinnen, sondern naturkundige Seelsorgerinnen und verfügten über eine tiefgründige Diagnosefähigkeit. Sie reduzierten den Menschen nicht auf seine Symptome, sondern betrachteten ihn als ein komplexes, ganzheitliches Seelenwesen, dessen Bedürfnisse tiefer reichen, als die Linderung körperlicher Leiden.

Getrieben von einer unstillbaren Neugier auf das Leben an sich, wurde ich Musik- und Kunstlehrer. Meine Heilpraktikerausbildung startete ich noch während meines zweiten

Studienabschlusses – mit vierundzwanzig. Seit ich denken kann, wohnt mir ein Drang inne, den Menschen, die Spiritualität und die Natur in Einklang zu bringen. Wer die Natur als seinen Lehrer erkennt, versteht, wie selbstverständlich lebenslanges Lernen ist. Heilpflanzen, die Untersuchung des lebenden Blutes und spirituelle Lebensberatung sind heute die Schwerpunkte meiner Naturheilpraxis.

Nach meiner Ausbildung verließ ich mein Heimatdorf und gründetet auf dem Familiengrundstück meiner Großmutter und zugleich meinem Geburtsort eine Naturheilpraxis. Ich habe also meinen Lebensmittelpunkt vom Land in die Stadt verlegt.

Schon immer habe ich die Herausforderung geliebt, und so habe ich mir zum Ziel gesetzt, dem modernen Großstädter aufzuzeigen, dass die Natur vor der eigenen Haustür beginnt. Auch die Stadt bietet unzählige Möglichkeiten für ein grünes Leben im Rhythmus der Jahreszeiten. Ich habe mir um mein Haus herum einen großen Garten angelegt, der mich mit Obst, Gemüse und Kräutern versorgt. Er symbolisiert die Schöpferkraft, die in uns verborgen liegt und darauf wartet, Blüten treiben zu dürfen.

So viel zu meiner Geschichte. Aber was hat das alles nun mit Ihnen zu tun? Welchen Mehrwert können meine Erfahrungen und dieses Buch für Ihr Leben haben? Dieses Buch soll als Schnittstelle dienen, es soll Augen öffnen, Impulse geben und Ihnen bei der körperlichen und spirituellen Wiederentdeckung der Natur praktische Hilfestellung leisten. Die Natur ist der Schoß des Lebens. Sie ist der Ursprung und das Ziel aller Dinge. Sie hält alle Weisheiten bereit, die wir für ein glücklicheres Leben brauchen. Sie ist die stumme Zeugin einer unendlichen und uferlosen Schöpfung. Mutter Erde ist die Grundlage unserer Intuition, und wenn wir wieder lernen, ihr zu begegnen, so finden wir Ruhe und Stille und schöpfen daraus ungeahnte Kraft. Sie zeigt uns, dass das eigene Leben einer Bestimmung folgt. Diese Bestimmung ist ein kostbares Geschenk, das uns ein freies Leben, unabhängig von äußeren Erwartungen und Normen, ermöglicht.

Wir begegnen der Natur aber weder im Außen noch im Zerlegen und Analysieren ihrer einzelnen Bestandteile und Glieder. So wie der Geist eines Kunstwerks und die Individualität einer Person offenbaren sich die Schönheit und Weisheit unserer Mutter Erde erst in Würdigung und Berücksichtigung ihrer Ganzheitlichkeit.

Als Heilpraktiker und Lehrer ist die Natur und der ganzheitliche Blick auf die Welt meine tägliche Arbeit oder, anders ausgedrückt, meine persönliche Abenteuerreise, auf der ich staunend immer wieder aufs Neue lerne, wachse, zweifle, erkenne, hoffe, fühle, scheitere, verstehe und suche.

Ich möchte Ihnen den wunderschönen Beruf des Heilpraktikers näherbringen, seine Notwendigkeit in unserem Gesundheitssystem veranschaulichen und Ihnen Einblicke

Das Hörbuch »Grüne Seelen«

Naturerleben ist für mich eine ganzheitliche Lebenserfahrung, die alle Sinne miteinschließt. Ich lade Sie dazu ein, die Weisheit der Natur auch in Form meines ganz persönlichen Hörbuchs zu entdecken. Mit viel Herzblut sind im Entstehungsprozess dieses Buches zahlreiche eigene Melodien, Lieder und Gedichte »auf die Welt gekommen«, die Sie im Hörbuchformat genießen können. Es wurde von mir selbst produziert, komponiert und vertont. Darüber hinaus kann der Soundtrack zum Hörbuch unter dem Künstlernamen »Summerchild« gestreamt und heruntergeladen werden. So haben Sie dieses schöne Buch immer auch als Reisebegleiter, als akustische Untermalung beim Spaziergang oder beim Meditieren dabei.

in mein ganz persönliches Leben als ganzheitlich arbeitender Heilpraktiker gewähren.

Die Natur ist eine hervorragende Medizin, und sie lässt uns an ihrer Leben spendenden Kraft teilhaben, wenn wir unseren Platz in dieser großen Schöpfung finden. In jedem von uns steckt das Potenzial, seine Urkraft zu entwickeln. Haben Sie den Mut, bestehende Glaubenssätze zu hinterfragen und neue Muster zu entwickeln! Entdecken Sie die Natur in sich!

Berufung – Eine Begegnung mit sich selbst

»Man muss an seine Berufung glauben und alles daransetzen, sein Ziel zu erreichen.«
Marie Curie

Als soziale Wesen sind wir darauf angewiesen, dass wir schwingungsfähig sind und unseren Mitmenschen mit Empathie begegnen. Die goldene Regel der Christen: »Liebe deinen Nächsten wie dich selbst!« oder »Behandle andere so, wie du von ihnen behandelt werden willst!«, bringt es auf den Punkt.

Lebt man danach, eröffnet sich die wunderbare Möglichkeit, den anderen ohne die Verzerrungen der eigenen Ansprüche anzunehmen. Als Nächstenliebe ist helfendes Handeln für andere Menschen zu verstehen. »Liebe« bedeutet hier jede dem Gedeihen des Mitmenschen zugewandte uneigennützige Gefühls-, Willens- und Tatenhandlung. Der »Nächste« kann jeder Mensch sein, der uns begegnet, aber der Schlüssel zur Empathie liegt in einer gesunden Selbstliebe verborgen – in einer entwickelten, reflektierten und emotional anpassungsfähigen Persönlichkeit. Selbstliebe bedeutet somit nicht, dass man ein ungesundes Leben führen kann oder gar ein Leben, das ausschließlich auf den eigenen Vorteil hin ausgerichtet ist. Nein, Selbstliebe bedeutet, Verantwortung zu übernehmen!

Wir leben in einem System, das auf Konkurrenz, Leistung und Klassenspaltung basiert. Dass uns eine solche Form des Zusammenlebens auf Dauer krank und wenig glücklich macht, liegt auf der Hand. Wenn wir uns den Wald als Vorbild nehmen, dann stellen wir fest, dass der einzelne Baum in seiner gesamten Wachstumsphase die Bäume ringsum integriert und rücksichtsvoll achtet, anstatt sein Kronendach über alle Maßen auszubreiten. Er gesteht auch seinen Artgenossen einen Platz an der Sonne zu, denn er weiß instinktiv, dass er selbst und ebenso alle anderen nur in der Gemeinschaft stark sind. Ein einzelner Baum hält keinem großen Sturm stand, aber als Wald stützen sich die Bäume gegenseitig. Zum Gelingen eines gesunden Wachstums und eines fruchtbringenden Zusammenlebens gesellen sich Farne, Pilze, Insekten, Vögel und Tiere zu ihnen. Im steten Austausch spenden sie sich gegenseitig Nährstoffe, Wohnraum, speichern füreinander Wasser, Licht und Wärme, und selbst der Tod des Einzelnen wird zum Lebensraum und Geburtsmoment Tausender neuer Lebensformen.

Im Ökosystem Wald ist alles von einem tiefen Sinn durchdrungen. Auch wir Menschen müssen unserer individuellen, inneren Bestimmung folgen, um ganz im Sinne der Nächstenliebe andere Menschen an unseren Gaben teilhaben lassen zu können. All das setzt Großzügigkeit voraus! Großzügigkeit gegenüber unseren Mitmenschen und uns selbst. Wenn ich in meinem Leben reife Früchte ernten möchte und auf Chancen und Gerechtigkeit hoffe, so muss ich auch selbst fruchtbare Saat ausbringen.

In den Worten Pablo Picassos: »Der Sinn des Lebens besteht darin, deine Gabe zu finden. Der Zweck des Lebens ist, sie zu verschenken.«.

Großzügigkeit, Nächstenliebe und Individualität scheitern meist an der Missgunst und dem Neid des Einzelnen. Im Buch der Sprüche (14,30) steht geschrieben: »Ein gelassenes Herz bedeutet Leben für den Leib, doch Knochenfraß ist die Leidenschaft.«

Dieser Vers will uns sagen, dass uns die Orientierung am Außen, an Besitz, Prestige oder dem Erfolg anderer daran hindert, unserer eigenen Berufung zu folgen. Wenn uns Eifersucht, Gier oder Selbsthass zerfressen, lernen wir erst gar nicht, auf diesen zarten leisen Ruf in uns zu hören. Alles wird übertönt vom Frust und von der Anstrengung, es den anderen gleichzutun.

In Jakobus (4,1–2) heißt es: »Woher kommen Kriege bei euch, woher Streitigkeiten? Etwa nicht von den Leidenschaften, die in euren Gliedern streiten? Ihr begehrt und erhaltet doch nichts. Ihr mordet und seid eifersüchtig und könnt dennoch nichts erreichen. Ihr streitet und führt Krieg. Ihr erhaltet nichts, weil ihr nicht bittet.«

Wenn wir nur ein Auge dafür haben, wie die Gesetze der Ganzheitlichkeit in den Leben anderer wirken, werden wir oft blind für die Optionen unserer eigenen Welt. Der Weg zur inneren Zufriedenheit, zur eigenen Gesundheit oder in die eigene Berufung wird nicht gelingen, wenn Sie versuchen, ausschließlich den Wegen anderer zu folgen.

Es klingt so selbstverständlich, aber die wenigsten Patienten, die neu in meine Praxis kommen, haben sich bisher tatsächlich gefragt, ob zur Besserung ihrer Situation womöglich eine gänzlich neue Lebenshaltung der erste Schritt sein könnte. Unser Leben besteht aus Lektionen und Prüfungen. Neid, Passivität und Geltungssucht sind nur einige wenige davon. Wenn Sie diese Motive zum Antrieb Ihres Handelns wählen, wird dies früher oder später durch das Leben selbst entlarvt und Ihr Selbstbild erschüttert werden. Wahre Freude entsteht im Inneren und ist das Resultat eines mutigen, dynamischen Lebens. Richten Sie Ihre Gedanken immer wieder neu aus. Seien Sie nie zu alt oder zu jung! Die verschiedenen Phasen und Zyklen unseres Lebens sind gleichwertig, und diese Gewissheit spendet uns die Zuversicht, dass jede Einsicht ihre Zeit hat. Vergleichen Sie sich nicht mit Ihren Mitmenschen, lassen Sie sich nicht auf den Wettstreit der Leistungsgesellschaft ein, sondern seien Sie einzigartig.

Ich musste über viele Jahre lernen, dass meine Andersartigkeit gut ist und dass sie mir gefällt. Einzigartigkeit hat Wert! »Wasche dein Herz vom Bösen rein, Jerusalem, damit du gerettet wirst! Wie lange noch wohnen in dir deine frevelhaften Gedanken?« (Jeremia 4,14). Am Beispiel der Israeliten sehen wir, dass Habsucht, Gier und Neid nicht ins gelobte Land führen. Die Orientierung am Außen führte die aus Ägypten befreiten Israeliten auf eine vierzigjährige Reise durch die Wüste, und viele von ihnen erlebten die Ankunft nie. Die nur etwa 400 Kilometer weite Reise der Israeliten wurde zu einer 40 Jahre dauernden Irrwanderung eines ganzen Volkes.

»Und gleicht euch nicht dieser Welt an, sondern lasst euch verwandeln durch die Erneuerung des Denkens, damit ihr prüfen und erkennen könnt, was der Wille Gottes ist: das Gute, Wohlgefällige und Vollkommene« (Römer 12,2).

Natürlich fordert eine solche Lebenseinstellung Einsatz, Geduld und Fleiß. Sie werden Ihren Tagesablauf verändern müssen, möglicherweise früher aufstehen, alte Gewohnheiten ablegen und neue Dinge lernen müssen, dann werden Sie aber erkennen, dass sich die eigene Berufung in der Zusammenarbeit mit anderen erfüllt. Während der ersten Jahre meiner Praxistätigkeit habe ich viel Schmerz, Einsamkeit und emotionale Entfremdung in den Gesichtern der Menschen gesehen. Sie kamen aus so vielen Beweggründen. Ich erkläre meinen Patienten, dass ihr Schmerz, egal ob physischer oder psychischer Natur, in erster Linie in guter Absicht kommt. Schmerzen wollen uns schützen. Sie sind unmissverständliche Signale, die uns, ganzheitlich betrachtet, zur Umkehr auffordern.

Ich sehe meine Gabe und meine Berufung als Heilpraktiker nicht darin, ein Verwalter von Krankheiten zu sein. Ich sitze meinem Besucher gegenüber, um ihm neue Räume zu öffnen und um ihm bedingungslose Liebe zu schenken. Um sich dazu zu befähigen, braucht es eine sehr bewusste Routine der Selbstfürsorge. Ich liebe es, Bäume zu besuchen, zu umarmen und mit ihnen zu sprechen. Ich klage ihnen meine Sorgen und Ängste. Das ist eine Übung, die ich ganz besonders mag. Ich sitze auch gern mit geschlossenen Augen am Fluss und stelle mir vor, wie das Wasser all meine Sorgen mit sich wegträgt. Dann schöpfe ich neue Kraft und Inspiration für meine Arbeit.

Eine von vielen Möglichkeit, wie wir die eigenen Talente nachhaltig entwickeln können, ist somit der Beruf, den wir wählen.

Das Wort Beruf kommt von Berufung. Das Ständesystem des Mittelalters kannte die »innere Berufung« und die »äußere Berufung«. Die Arbeit der Menschen war sehr stark vom christlichen Weltbild eines göttlichen Plans bestimmt. Im Zuge der Säkularisierung verschwanden die religiösen Aspekte der Arbeit, die sozialen Verpflichtungen blieben jedoch im Rahmen der Arbeitsteilung erhalten. Heute sind mit dem Berufsinhalt, neben der Sicherung eines Einkommens und dem Erwerb von Rentenansprüchen, auch persönliche Lebens-Inhalte, individuelle Interessen, Wertvorstellungen, Ziele, soziales Ansehen und gesellschaftliche Wertschätzung verknüpft. Unser Beruf bestimmt maßgeblich unsere Sicht auf die Welt.

Beruf und Privatleben formen und beeinflussen sich im gegenseitigen Wechselspiel. Hier wird bereits spürbar, dass sich eine Kluft zwischen unserer natürlichen Sehnsucht nach Gemeinschaft, gesellschaftlicher Wertschätzung, schöpferischer Freiheit und dem normierten, vom Menschen und vom Produkt entfremdeten Berufsleben unserer Zeit auftut. Oft beobachte ich, dass der einseitige Berufsalltag meiner Patienten einer dringend notwendigen Lebensumstellung im Weg steht. Die berufliche Monotonie lässt ihre Sinne, Gedanken, ihre Intuition und ihre Lebenskraft verkümmern. Während einzelne Firmen ihre Mitarbeiter im Bereich Achtsamkeit und Ressourcenmanagement schulen, ist der großen Masse an Arbeitgebern bei der Vorstellung, mit wachen, bewussten und achtsamen

Mitarbeiten konfrontiert zu sein, eher unwohl. Ja, einem ganzheitlichen, achtsamen Blick auf die Welt wohnt ein gesellschaftskritisches Potenzial inne.

Zurück zum Hamsterrad des Alltags. Ein Europäer mit einer achtzigjährigen Lebenserwartung verbringt rund acht Jahre seines Lebens mit Arbeit, vierundzwanzig Jahre mit Schlaf und zwölf Jahre mit Fernsehen. Es ist nicht verwunderlich, dass ich in meinem Praxisalltag feststelle, dass Berufswahl, Freizeitgestaltung und Konsumverhalten sich gegenseitig stark beeinflussen. Doch liegen besonders am Arbeitsplatz und in der Gestaltung unserer Freizeit wichtige Faktoren für eine gesunde Psyche und eine stabile körperliche Gesundheit verborgen.

Unser Arbeitsleben setzt den Tag- und Nachtrhythmus außer Kraft. Smartphones und elektrisches Licht rauben vielen Menschen die Ruhe zum Schlaf. Früher war die Hauptaufgabe des Menschen die Nahrungssuche. Heute stopfen wir uns mit industriell hochverarbeiteten Füllstoffen voll, die uns nicht nähren, sondern als trügerische Ersatzbefriedigung Entzündungen, Allergien und Fettsucht fördern. Das ständige Abgehetztsein, oft, ohne einen wirklich produktiven, sichtbaren und nachhaltigen Sinn der eigenen Arbeit zu erkennen, führt zur Verkümmerung unserer Atemmuskulatur. Flaches, gestresstes Atmen fördert Müdigkeit, Schlafprobleme, Herzerkrankungen, schwächt das Immunsystem, lähmt den Magen-Darm-Trakt und befeuert Nacken- und Rückenschmerzen. Beobachten Sie Ihre Atmung – sie verrät viel über unseren physischen und psychischen Gesundheitszustand.

Kommen neue Patienten in meine Praxis, ist es üblich, dass ich neben einer sehr ausführlichen Krankenanamnese auch den Lebensweg und den beruflichen Werdegang meiner Besucher studiere. Alles ist wichtig! Genau das zeichnet die Naturheilkunde aus. Und nein, dabei geht es nicht um Placebo-Gespräche. Es geht um die strategische Entwicklung eines neuen Lebenskonzeptes. Dieses herausfordernde Ziel braucht vollste Aufmerksamkeit und viel Zeit. Für viele Menschen hört sich das anstrengend an. Wir haben verlernt, uns Zeit für uns selbst zu nehmen, und damit meine ich nicht die tägliche Dosis Fernsehen, Internet oder Selbstoptimierung im Fitnessstudio. Weil wir vergessen haben, wie es ist, Zeit in der Stille zu verbringen, sich produktiv mit dem eigenen Selbst auseinanderzusetzen und Innenschau zu betreiben, erscheint vielen die Vorstellung einer tief forschenden, naturheilkundlichen Sitzung beim Heilpraktiker als anstrengend.

Oft dauert es eine Weile, bis Patienten erkennen, dass eben diese Vernachlässigung ihrer selbst, also das unentwegte Suchen im Außen, den Kern ihres Problems birgt.

Weitere wichtige Informationen über mein Gegenüber entdecke ich in der Familiengeschichte, in Schicksalsschlägen, prägenden Lebensereignissen und in Vorerkrankungen aller Art. Wie ist der enge Freundeskreis aufgebaut, was verrät der Beruf, welche Sehnsüchte, Wünsche und Ängste bringt ein Patient mit, und, ja, sogar die Gestaltung der eigenen Wohnung spielt beim Erstgespräch eine wichtige Rolle.

Der Versuch, den Menschen in seiner Ganzheit kennenzulernen, ist eine wichtige Voraussetzung, um die meist brachliegenden Selbstheilungskräfte zu wecken. Dabei ist Geduld und Einfühlsamkeit ein wichtiger Therapiebaustein. Die Bereitschaft des Patienten, Zeit in diese Prozesse zu investieren, ist von ganz entscheidender Bedeutung. Viele Menschen beginnen erst durch Schicksalsschläge verschiedenster Art, ihren Lebensweg zu hinterfragen. Wenn wir mit offenen Augen durchs Leben gehen und damit aufhören, existenzielle Fragen zu verdrängen, wird es uns möglich, auch ohne schmerzhafte Erfahrungen »umzukehren«. Es ist von äußerster Wichtigkeit für das eigene Seelenwachstum, dass man die Konsequenzen des eigenen Handelns stets hinterfragt. Was löse ich mit meinen täglichen Entscheidungen aus? Nützt mein Verhalten zum Beispiel meiner Gesundheit oder den Menschen in meinem Umfeld? Wie wirkt sich mein Konsumverhalten auf Natur, Tier- und Pflanzenwelt aus, oder unterstütze ich durch meinen Beruf oder meinen Lebenswandel menschliches Leid und die Ausbeutung von Arbeitskräften? Auf welchen Kosten, die andere tragen müssen, ist mein Leben aufgebaut? Lassen Sie zu, dass auch Ihre alltäglichen Entscheidungen zu echten Gewissensfragen werden, denn unser Gewissen ist ein unsichtbarer Draht zum Göttlichen, der Schlüssel zur Intuition, der Weg zur Ganzheitlichkeit, ein Pfad zu uns selbst und zu unserer Berufung. Wir können eben immer nur so gesund und glücklich sein wie unser Umfeld.

Mein großes Interesse für Überlegungen dieser Art führte dazu, dass ich mich schon früh zum Heilpraktiker berufen fühlte. Ich verspürte einen tiefen Drang, die in mir sprudelnde Neugier gegenüber dem Leben und der Natur auch in anderen Menschen zu wecken. Anderen Menschen die Augen für die Schönheit und Komplexität der Natur zu öffnen, war mir schon immer ein großes Anliegen. Dass wir bei der Begegnung mit der Natur nur uns selbst begegnen, ist vielen von uns gar nicht bewusst. Es ist faszinierend, wie sehr sich Menschen verändern, wenn sie einen Urlaub am Meer, in den Bergen oder auch nur ein paar Stunden im Wald verbringen. Immer wieder beobachte ich, wie klar ihr Blick wird, sich ihre Haut, ihre Art zu sprechen und vor allem ihr Denken verändert und sich der Schleier des Alltags langsam wie ein Nebel auflöst. Raus aus dem Büro und rein ins Grüne!

Mein Beruf erleichtert mir eine solche Lebenseinstellung, und aus meiner Perspektive erscheint die Frage, die man mir so oft stellt, warum ich nicht Arzt, sondern Heilpraktiker geworden bin, wie eine rhetorische Frage.

Besonders schätze ich die Unabhängigkeit und Vielseitigkeit des Heilpraktikerberufs. Die Therapiefreiheit von Heilpraktikern sorgt dafür, dass unsere Praxen einige der wenigen Orte im Gesundheitswesen sind, die noch wirklich gelebte Individualität verkörpern. So ist es jedem einzelnen Heilpraktiker möglich, aufgrund seiner eigenen

Lebenserfahrung und Philosophie sein ganz spezielles Angebot zu entwickeln. Das ist etwas sehr Wertvolles, denn ganzheitliche Heilung vollzieht sich immer im zwischenmenschlichen Kontakt.

Der Beruf des Heilpraktikers hat sich über Jahrhunderte hinweg behauptet und in der Gesellschaft etabliert. Ungeachtet aller Trends und Zeitgeister ist der Heilpraktiker ein Brückenbauer zwischen Medizin, Naturkunde, Spiritualität und Seelsorge geblieben. Zahlreiche weitere Berufe und Bewegungen sind aus ihm hervorgegangen. Es bestehen enge Verbindungen zwischen der Entstehung der Reformhäuser, der biologischen Landwirtschaft, der reformpädagogischen Bewegungen oder der Etablierung von den heute so beliebten Fasten- und Naturheilkundezentren. Das Heilpraktikerwesen stellt also eine wichtige Opposition zum Massenbetrieb der konventionellen Gesundheits-, Ernährungs-, Umwelt- und Bildungspolitik dar. Es waren überwiegend Heilpraktiker, die in den 80er-Jahren die Kunst der Akupunktur, Meditation und Yoga in den Westen importierten. Anfangs verlacht, sind diese Verfahren heute Therapiemethoden, die selbst von Ärzten verordnet und von Krankenkassen anerkannt werden.

Heilpraktiker waren ihrer Zeit oft weit voraus. Im Gegensatz zur akademischen Medizin speist sich das Heilwissen der Heilpraktiker aus der rein praktischen Erfahrung vieler Generationen. Daraus entwickelte sich später der Begriff der Erfahrungsheilkunde. Unbestritten: Der medizinische Fortschritt unserer Zeit ist ein großer Segen, und wissenschaftliche Standards sind in der flächendeckenden Behandlung von akuten Erkrankungen und medizinischen Notfällen ein großer Gewinn, doch fasst unser menschliches Leben auch eine nicht messbare, eine nicht objektivierbare Seite in sich. Es gibt Dinge, die nicht erlernt, sondern nur erfahren werden können.

Genau hier beginnt die faszinierende Welt eines Heilpraktikers.

Heilpraktiker wird man nicht aus falschen Motiven. Weder das Versprechen auf Reichtum noch Prestige, Macht oder Einfluss sind Motor unserer Berufswahl. Nein, es ist die Überzeugung, dass wir Menschen dazu in der Lage sind, eine gerechtere, grünere, liebevollere Welt im Einklang mit der Natur zu gestalten.

Oft entspringt der Entschluss zu einer Heilpraktikerausbildung aus der Erfahrung mit einer eigenen Erkrankung oder ist das Ergebnis einer überstandenen Lebenskrise. Auch spirituelle Erfahrungen, das Erleben medizinischer Wunder oder der Wunsch nach einer sinnerfüllten beruflichen Veränderung führen zum Heilpraktikerberuf. Im Austausch mit unseren Patienten und im Kontakt mit der Natur bekommen Heilpraktiker unglaublich viel zurück – das ist ein nicht materieller Reichtum. Ein Reichtum, der die Seele nährt. Heilpraktiker sind die Lobby der Natur, deren Stimme in Zeiten des Klimawandels, der Umweltverschmutzung und der Zunahme von chronischen Erkrankungen nicht verstummen darf. In Zeiten eines kommerzialisierten, von Eliten beherrschten Gesundheitssystems, einer monopolisierten Ernährungswirtschaft und der Ausbeutung ganzer Gesellschaftsschichten stellt der Heilpraktikerberuf eine wundersame Waldlichtung dar, die, einmal entdeckt, eine Schatzkammer innovativer, längst vergessener Visionen, einer nachhaltigen und gesunden Zukunft offenbart.

In meiner Praxis bin ich für viele Patienten die letzte Anlaufstelle nach einer langen Odyssee. Nach der Ernüchterung, dass auch Heilpraktiker keine übersinnlichen Alchemisten sind, folgt die Erkenntnis, dass der Weg der Heilung ein aktiver Weg der Umkehr ist. Umkehren bedeutet für mich den Weg der Erlösung wählen. Ein Sich-Lösen von materiellen Dingen, von Profilneurosen, Sexismus, Macht und Konsum. Dabei geht es nicht darum, diese Dinge zu verteufeln, sondern darum, ihnen nicht mehr ausgeliefert zu sein. Wir müssen uns fragen: Wo begegnen mir in meinem Leben Angebote, die ich annehmen sollte, und von welchen Dingen sollte ich dringend Abstand nehmen? Welche Erfahrungen dienen der Entwicklung meiner Seele? Ihre Antwort auf diese Fragen entscheidet, welchem Geist Sie in Ihrem Leben künftig folgen, welche Vorbilder und welche Lehrer Sie wählen – kurz: in welche Richtung Sie sich ganzheitlich, als Körper, Geist und Seele, entwickeln und welchem Ruf Sie folgen.

Wenn ich als Heilpraktiker und Lehrer immer wieder feststellen muss, dass viele Menschen ihre Autos, Uhren oder Haustiere besser pflegen als ihren eigenen Körper, dann stimmt mich das nachdenklich.

Wir missachten die Gesetze der Natur und sind dem Größenwahnsinn verfallen. Wir beuten unseren Planeten, die Tier- und Pflanzenwelt aufs Schändlichste aus und behandeln unsere Mitmenschen als moderne Sklaven, um den Wohlstand weniger Menschen zu sichern – ganz abgesehen davon, dass dieser umkämpfte Wohlstand eher einem Opium entspricht, das dafür sorgt, dass keiner das vorhandene System hinterfragt. Wir lechzen einem Wohlstand hinterher, der uns oft chronisch krank und übergewichtig macht, unsere Faulheit fördert und uns seelisch und geistig verarmen lässt. Diese Zustände sind das Endresultat aus dem Von-der-Natur-getrennt-Sein, einem Rückgang von Spiritualität, einer Verarmung von Sprache, Kunst und Kultur als Folge eines ungezähmten Kapitalismus. Wir wollen immer mehr und definieren unseren Wert als Menschen über Rang, Besitz oder die Anzahl von Bewunderern und Followern.

Wir haben verlernt, unserer Intuition zu lauschen und ihr zu vertrauen. Eine gesunde und ausgebildete Intuition muss aber trainiert werden. Intuition fußt nicht auf Wissen, sondern speist sich aus gelebten Erfahrungen und der Vielfalt an erfahrenen Emotionen. Intuition lässt sich nur durch emotionale Arbeit, Achtsamkeit und Lebensmut ausbauen. Intuition ist Verbundenheit mit der Natur. Wenn sich die Grenze zwischen dem Ich und dem Gegenüber, dem Baum, dem Wind, dem Partner, der Musik, dem Kunstwerk oder der Gemeinschaft auflöst, dann sind wir schwingungsfähig, sprichwörtlich auf einer gemeinsamen Wellenlänge. Diese intuitiven Flow-Erlebnisse, in denen wir ganz im Hier und Jetzt ruhen, Zeit und Raum ihre Bedeutung verlieren, Konzentration der schier uferlosen Aufmerksamkeit weicht und Produktivität und Erholung Hand in Hand gehen, sind für die meisten Menschen ein völlig unbekanntes Phänomen. Und doch ist dieser Zustand des Flows, die Verbindung zur Natur, das Vertrauen auf die eigene Intuition und die Gewissheit, als Teil einer großen Schöpfung gut und richtig zu sein, Bestandteil eines uralten und essenziellen menschlichen Erfahrungsschatzes.

In unserer modernen Welt sind die Folgen der Abwesenheit dieser gelebten Weisheit an allen Ecken und Enden sichtbar. Alkoholismus, Drogensucht, übersteigerte Sexualität, männliche Machtgebärden, die Unterdrückung des Weiblichen, Burn-out, Depressionen und der unstillbare Durst nach Event, Konsum und oberflächlicher Dauerunterhaltung sind Symptome einer nicht zur Ruhe kommenden Gesellschaft, die sich aber zugleich vor der Option einer geerdeten und aufmerksamen Weltsicht fürchtet. Reduktion, Achtsamkeit und Intuition sind Spiegel, die uns auf uns selbst zurückwerfen. Sie helfen uns, unsere Gedanken neu auszurichten. Doch mittlerweile sind wir Meister darin geworden, die sehnsuchtsvollen Bilder unserer Seele, die Erinnerungen an Mitgefühl und Naturverbundenheit, zu verdrängen. Verdrängung und Normierung sind die Lebensbewältigungsstrategien unserer Zeit. Die Natur jedoch kommuniziert nonverbal, unmittelbar und direkt – und das ist die Sprache unseres Unbewussten. Emotionen gelten in unserer aufgeklärten, evidenzbasierten Welt als vage, nicht verlässlich und unstet. Weit gefehlt! Emotionen lassen sich nicht erklären, man erlebt sie. Im Spiegel der Natur, der Intuition, der Nächstenliebe oder auch der Achtsamkeit landet man bei sich selbst – etwas, das wir unser ganzes Leben lang zu vermeiden scheinen.

Als Heilpraktiker versuche ich, meinen Patienten Wege und Methoden aufzuzeigen, die ihnen helfen, sich selbst liebevoll und in Frieden zu begegnen. Die Verbindung zur Natur ist hierbei Dreh- und Angelpunkt meiner Arbeit, das Alpha und Omega aller Interventionen. Die Begegnung mit dem Unbekannten, den dichten Farnwäldern, den knorrigen alten Baumwipfeln, den Höhlen und Schluchten und den endlosen Tundren der eigenen Seele ist eines meiner obersten Lebensprinzipien. Wenn wir nur das tun, was wir gewohnt sind und was uns gefällt, können wir uns nicht verändern. Jetzt fragen Sie: Warum sollte ich mich verändern? Ich bin gut so, wie ich bin. Gehört nicht Selbstliebe zu einer gesunden Lebenseinstellung, und ist es nicht gerade die Selbstliebe, die uns zur Nächstenliebe befähigt? Ja, das stimmt. Dennoch unterliegen auch Liebe, Selbstannahme und Selbsterkenntnis einem steten Fluss. Wandel, Reifung und Weiterentwicklung sind Urprinzipien der Natur, und so gibt es nichts Schädlicheres für uns und unsere Umwelt, als wenn wir aus dem Wunsch nach Sicherheit Veränderung und Wandel unterdrücken.

Als Heilpraktiker setze ich sogenannte Reize. Diese Reize stimulieren auf körperlicher, geistiger oder seelischer Ebene unsere körpereigenen Programme, wie zum Beispiel unser Immunsystem, unsere mentale Abwehr, unser Gefühlsleben oder gar verschüttete oder verdrängte Erinnerungen. Erst wenn wir in Resonanz mit uns selbst treten, können Selbstheilungskräfte aktiv werden. Wenn wir also nur das tun, was uns scheinbar gefällt, arbeiten wir gegen eines der natürlichsten Gebote unserer Mutter Erde – den Wandel.

»Bleib, wie du bist!«, steht auf Geburtstagskarten geschrieben und indirekt auch in den meisten Beipackzetteln schulmedizinischer Blutdruck- und Blutfettsenker, Schmerzmittel, Psychopharmaka oder vieler weiterer milliardenfach eingenommener, synthetischer Präparate. Mit dem fatalen Satz »Bleib, wie du bist!« bauen wir uns ein eigenes Gefängnis mit vergoldeten Gitterstäben und wundern uns doch, warum der Blutdruck nicht sinkt, die Dosis steigt, wir uns immer wieder in die gleiche falsche Person verlieben, an den gleichen Hürden scheitern und uns zunehmend unfrei fühlen. Es ist eben, ungeachtet der Folgen, allzu einfach, nur die Dinge zu tun, die wir bereits kennen. Nachhaltige Heilung findet immer auf allen Ebenen der menschlichen Existenz statt, dem Körper, dem Geist und der Seele. Jede dieser drei Ebenen ist immateriell, aber auch physisch eng mit der Natur und ihren Elementen verbunden.

Wagen Sie mit mir gemeinsam den Sprung in ein Ihnen bisher vielleicht noch fremdes Weltbild, und entdecken Sie Ihre verborgenen Potenziale. Stellen Sie sich also erneut die Frage und erst recht im beruflichen Kontext: Was will diese Welt von mir und ich im Gegenzug von dieser Welt, und was kann aus diesem Zusammenspiel entstehen, das allen nützt?

In diesem Sinne möchte ich Sie mit dem »Gleichnis von den anvertrauten Talenten« aus Matthäus 25,29 dazu auffordern, dass Sie Ihre Begabungen erkunden und als ein Geschenk betrachten. Wenn Sie Ihre individuellen Fähigkeiten für einen größeren gemeinschaftlichen Zweck fruchtbar machen, wird die Herrlichkeit der Schöpfung auch in Ihrem eigenen Leben immer spürbarer. »Denn wer da hat, dem wird gegeben werden und er wird im Überfluss haben; wer aber nicht hat, dem wird auch noch weggenommen, was er hat« (Matthäus 25,29).

Egal wofür Sie ein besonderes Händchen haben, egal was Ihnen besonders leichtfällt und egal womit Sie einen Beitrag zum Gelingen einer Gemeinschaft beitragen können, all diese kleinen und größeren Fähigkeiten dienen keinem Selbstzweck, nein, wie Sie mit ihnen »wirtschaften«, also ob Sie sie vermehren, teilen und als Nährboden für weitere gute Taten und seelisches Wachstum verwenden, entscheidet letztlich über das Gelingen und Scheitern Ihres eigenen Lebens.

Mit jedem Schritt, mit dem wir uns unserer Umwelt liebevoll und kreativ nähern, kommen wir auch uns selbst näher, und das Ausmaß unserer Großzügigkeit und Offenheit der Welt gegenüber wird zum Maß, an dem auch wir gemessen werden.

Ganzheitliches Wachstum funktioniert exponentiell! Das heißt, dass jeder Lernerfolg, den wir feiern, den nächsten vorbereitet und der Prozess des lebenslangen Lernens zunehmend leichter wird.

Es ist wohl kein Zufall, dass Sie zu diesem Buch gegriffen haben. Doch kein Heilpraktiker, kein Missionar, kein Politiker und auch kein Wissenschaftler kann Sie davon überzeugen, wie einzigartig und wertvoll Sie sind! Es sind gelebte Überzeugungen, die Liebe und die Leidenschaft zur eigenen Berufung, die uns voranbringen. Damit wäre die Saat Ihres ganzheitlichen Wachstums ausgebracht!

Heiler, Hexen, Helden – Die Ursprünge des Heilpraktikerberufs

»Der ist ein Arzt, der das Unsichtbare weiß, das keinen Namen hat, keine Materie und doch seine Wirkung.«
Paracelsus

Die Wurzeln der Naturmedizin reichen weit bis in die Antike und die Frühgeschichte der Menschheit zurück. Die Naturheilkunde ist tief in unserem kollektiven Unbewussten verankert. Neben der Pflanzenheilkunde und der traditionellen europäischen Naturheilkunde basieren die historischen Ursprünge unseres Berufsstands auch auf der Viersäftelehre des Altertums. Diese Lehre beschreibt in ihren Grundzügen, dass alles Geschaffene den vier Elementen Feuer, Wasser, Luft und Erde entspringt. Diesen vier Elementen entsprechen die Zustände warm, kalt, trocken, feucht. Wie überall in der Natur spiegeln sich die vier Elemente und deren Qualitäten auch im menschlichen Körper wider. Befinden sich die Elemente nicht in einem ausgewogenen Verhältnis zum Ganzen, werden wir krank. Jeder Überfluss oder Mangel eines Elementes ist schwächend, beziehungsweise krank machend. Hiermit wird ganz schnell deutlich, dass die Ursprünge der Heilkunde überwiegend philosophischer Natur sind.

Urväter dieser Lehre sind Galenus und Dioskurides. Sie waren im 17. Jahrhundert die ersten großen Lehrmeister der westlichen Medizin. Die Pfeiler ihrer Medizin waren das Erbe der antiken Naturphilosophen. Ihre Lehre entspricht der eines rational gebauten Kosmos, in dem der Mensch als Bestandteil in das natürliche Geschehen mit einbezogen ist. Dass alles Seiende aus den vier Elementen geschaffen ist, überträgt Polybios (200–120 v. Chr.) auf die Körpersäfte Blut, Schleim, schwarze und gelbe Galle.

Kurz gefasst werden Krankheiten über die Jahrhunderte hinweg auf Basis dieser sogenannten Säftelehre erklärt. So verfährt auch die berühmte Äbtissin Hildegard von Bingen (1098–1179), die beispielsweise die Wirkung der Zitrone als eher warm statt kalt beschreibt und zu einer Auskochung von Zitronenblättern rät, um Fieberschübe zu lindern.

Aus heutiger Sicht lassen sich vor allem Zivilisationserkrankungen wie Diabetes mellitus Typ II, eine Vielzahl an Herz-Kreislauf-Erkrankungen wie zum Beispiel Bluthochdruck, Adipositas oder Erschöpfungszustände mit dem Prinzip der Säftelehre bildhaft erklären. Wichtig ist, dass in einer modernen, aufgeklärten Welt die Säftelehre nicht wörtlich, sondern bildhaft verstanden wird. Für den Bluthochdruckpatienten kann also die Regulierung seiner Überfülle an Säften durch einen Aderlass (z.B. Blut spenden oder eine umfangreichere Blutabnahme), eine Fastenkur und eine Lebensumstellung mit mehr Bewegung und weniger Stress durchaus hilfreich sein. Einen geschwächten Patienten mit Blutarmut und Untergewicht würde dieses Verfahren logischerweise weiter schwächen, da er ja schließlich an einem Mangel leidet.

Um unser Gegenüber zu erreichen, braucht es eine verständliche und bildhafte Sprache, die auch in die tieferen Ebenen unseres uralten Bewusstseins vordringt. Man würde der Geschichte des Heilpraktikerberufs aber nicht gerecht, wenn man seine Wurzeln ausschließlich auf die Ursprünge der Säftelehre zurückführte.

Schon im antiken Griechenland gab es den Archiatros, eine Art Amtsarzt. Seine Aufgabe war es, die freien Heiler, also heilkundige Laien, im Blick zu haben und zu kontrollieren. Spätestens seit dieser Zeit wird zwischen dem anerkannten Arzt und dem heilkundigen Laien differenziert. Ein weitaus bedeutenderer Ursprung des Heilpraktikers liegt in der Tradition der heidnischen Waldvölker Europas und des Baltikums verborgen. Das Heilwissen der Germanen, Kelten, Balten und Slawen ist bis heute in der traditionellen Pflanzenheilkunde, im ganzheitlichen Naturverständnis und in den zahlreichen Ritualen unserer Kultur sichtbar. Heilpraktiker sind die Erben der sogenannten Walas, der heidnischen Seherinnen, Schamanen und Priester. Nachfahren der verfolgten Kräuterweiber und Hebammen des Mittelalters. Nachfolger eines Pfarrers Sebastian Kneipp (1821–1897) und der Äbtissin Hildegard von Bingen. Was all diese praktischen Laien auszeichnete, ist ihre tiefe Verwurzelung im Volk und ihr ganzheitliches Weltbild.

Heilung war für die Menschen von jeher ein Prozess, der über die physische, sichtbare Welt hinausführte. So war es üblich, dass die Aufgabe des Heilers oft auch mit spirituellen Aufgaben einherging. Das Weltbild der Menschen war geprägt von Analogien und der Vorstellung einer Synchronizität des gesamten Kosmos. Sie fühlten sich eingebettet in das System Natur, das größer als sie selbst und der Einzelne war. Folglich wurde Krankheit als ein multifaktorielles Geschehen verstanden, dessen Ursprung im Verlust einer natürlichen Balance zu suchen war. Götter, Ahnen, Naturwesen, Ernährung, individuelle Taten und Entscheidungen waren die Quellen der Symptome. Für diese Völker, wie auch für die Ureinwohner Amerikas, war es unvorstellbar, Raubbau an der Natur zu betreiben, denn die Erkenntnis, dass der Mensch als Teil der Natur auch für deren Fortbestehen verantwortlich ist, wurzelte tief in ihrem Weltbild. Krankt die Natur, wird auch der Mensch krank. Ahnenkulte sorgten für ein verantwortungsvolles Handeln gegenüber folgenden und vorangegangenen Generationen.

Die Worte Demut, Staunen, Sünde und Umkehr sind heutzutage nicht sehr beliebt. Das Staunen und die Demut vor der Natur sind jedoch tief ergreifende Erlebnisse, die uns wieder wertschätzungsfähig machen. Auch »Umkehr« wird oft falsch verstanden.

Hierzu eine kleine Geschichte:

Rabbi: »Einen Tag vor deinem Tod kehre um.« Schüler: »Wann soll ich umkehren, ich weiß doch gar nicht, wann ich sterbe?« Rabbi: »Siehst du, darum kehre vorsichtshalber heute um!«

»Zu wissen, dass nicht mehr viel Zeit bleibt, verschafft einen klaren Blick«, so kommentierte Vera F. Birkenbihl einen ihrer Vorträge vor Studenten und schaute in verdutzte Gesichter. Dieser Vortrag hatte mich ebenfalls sehr berührt und mich zu einer achtsamen Lebensführung motiviert. Heilpraktiker zeigen ihren Patienten auf, dass das Menschsein eine spirituelle, ganzheitliche Erfahrung ist. Spiritualität ist für mich der Prozess, das Leben ganzheitlich zu erfahren, die Schönheit der Schöpfung zu erkennen, innezuhalten, das Leben zu beobachten und zu spüren, was es mit mir macht.

Ganzheitlichkeit leben bedeutet für mich aber auch die Fähigkeit, durch Dankbarkeit und aktiven Altruismus wahres Glück zu empfinden. Gestaltungswille und Mut zum Aufbruch sind weitere wichtige Elemente einer spirituellen Lebensführung, weil wir nur durch aktives, verantwortungsvolles Handeln die wertvolle Entwicklung vom

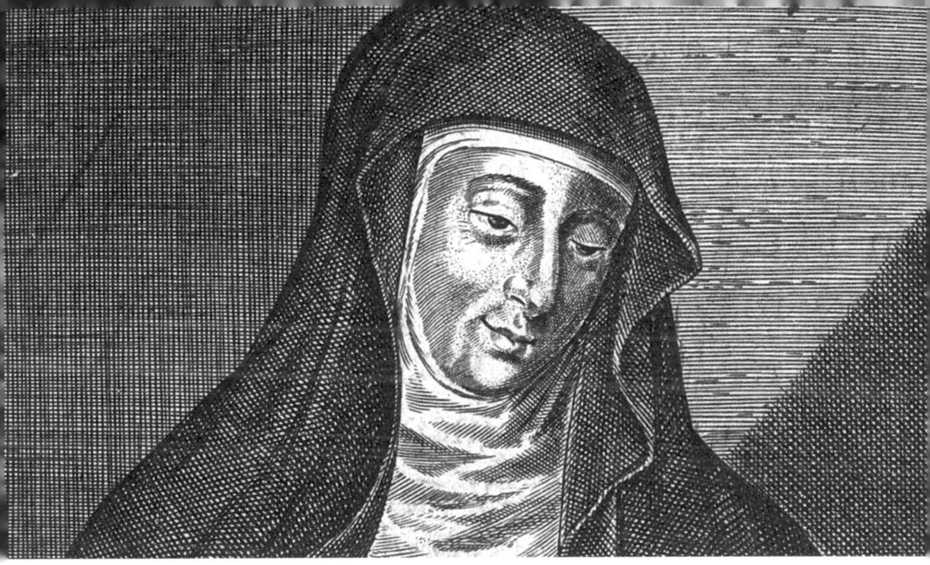

Bis heute ist Hildegard von Bingen vielen Menschen eine Leitfigur.

Objekt zum Subjekt vollziehen können. Auf die einzelnen Bausteine dieser Lebensführung kommen wir aber im Laufe dieses Buches jeweils gesondert zu sprechen.

Nun aber zurück zum Ursprung der Naturheilkunde und deren Vertretern. Hildegard von Bingen war zum Beispiel Heilerin, Visionärin, Komponistin und Theologin, während die Heiler der heidnischen Waldvölker Ratgeber, Richter, Seher und Heiler zugleich waren. Im Rahmen der fortschreitenden Christianisierung verschwanden die alten »Hexen«, Heiler und Schamanen der eingeborenen Waldvölker mehr und mehr von der Bildfläche. Ihr weises Naturwissen überlebte aber im Volksglauben und in dessen Mythen, Märchen und Traditionen. Unter der Vorherrschaft der katholischen Kirche wurde die Kräuterheilkunde anfangs verboten und unter Strafe gestellt.

Die Vorstellung einer belebten Natur, deren Heilkräfte magischen Ursprungs schienen, waren aus Sicht der Kirche gefährlicher Aberglaube und Ketzerei. Trotz verschiedenster Methoden der Missionierung ließ sich des Naturglaubens der einfachen Bevölkerung nur schwer Herr werden, und so kam es, dass sich eine vom Orient geprägte Klostermedizin entwickelte. Während die alten Urkräuter der nordischen Wälder in Vergessenheit gerieten, wurden in

Klostergärten neue, bisher nicht winterfeste Heilpflanzen aus fernen Regionen kultiviert. Dazu zählten Salbei und Rosmarin. Das Konzept einer christkonformen Heilkunde war geboren. Nicht zuletzt auch, um die alten Traditionen der einfachen Bevölkerung in einem neuen christlichen Weltbild aufzulösen.

Im 12. Jahrhundert entstanden dann europaweit erste Universitäten, an denen Ärzte ausgebildet wurden. Noch einige Zeit gingen Ärzte und andere Heilberufe von ähnlichen heilkundlichen Grundvorstellungen wie der Säftelehre aus. Erst mit der Anerkennung der Zellularpathologie im vorigen Jahrhundert trennten sich die Wege der akademischen Medizin und die der Naturheilkunde aufgrund ihres unterschiedlichen Verständnisses von Krankheit und Gesundheit gänzlich. Die akademischen Ärzte des Mittelalters versorgten ausschließlich die wohlhabende Bevölkerungsschicht, während das überwiegend arme Bauern- und Arbeitervolk auf die Praktiker angewiesen war. Das Fußvolk des mittelalterlichen Ständesystems vertraute sich zahllosen Wanderheilern an, deren Praktiken sich rückblickend nur schwer bewerten lassen. Holunder, Weihrauch und Wacholder vertrieben böse Geister, Knoblauch, Fenchel, Baldrian und Bärlauch schützten vor Dämonen, und Salbei säuberte die Luft im Zimmer der Sterbenden. Die pharmazeutische Wirkung dieser Pflanzen gilt heute als bestätigt. Die Patienten im Mittelalter führten die Effekte aber oft auf magische Vorgänge einer unsichtbaren Welt zurück.

Die Wissenschaftler der Aufklärung sahen im Heilzauber der Kräuterweiber und Bader eine rückwärtsgewandte Welt des dunklen Aberglaubens.

Heute sind es grüne Hippies und feministische Esoterikerinnen, die die Kräfte der Natur glorifizieren und historische Fakten verherrlichen. Eine voreilige Arroganz gegenüber dem Mittelalter ist aber ungerechtfertigt. Wenn auch die Theorien hinter den Künsten der Hebammen, Kräuterweiblein und Schamanen heute oft abstrus erscheinen – Eisenkraut, Weidenrinde, Ochsengalle oder Pestwurz sind dennoch hochwirksame Arzneidrogen. Was Quacksalberei und Profitgier im Gesundheitswesen angeht, sind wir dem Mittelalter heute keinen Schritt voraus.

Auch heute erwarten Patienten Übermenschliches von ihren Ärzten. Die Robe des Priesters, das Ritualgewand der Walas oder die Amulette spiritueller Heilerinnen wurden gegen den weißen Kittel des Arztes getauscht. Das erstarkende Bürgertum ersetzte die Kirche durch die Wissenschaften und verhält sich gegenüber den Vorgaben der Pharmaindustrie nicht minder hörig. Forscher und Therapeuten erhalten einen beachtlichen Teil ihres Lohns von den führenden Pharmakonzernen und diagnostizieren und entdecken Krankheiten, die passgenau zur Medizin ihrer Geldgeber sind. Während Syphilis, Pocken, Pest und Cholera im Mittelalter als vermeintliche Strafe Gottes ganze Landstriche leer fegten, sichern heute Wechseljahresbeschwerden, Bluthochdruck und Diabetes den steten Geldfluss im Gesundheitswesen. Alles gilt als behandelbar, ob unreine Haut, Rückenschmerzen, Lustlosigkeit oder die Pubertät – für alles gibt es eine Pille. Natürlich ist heute auch der Zappelphilipp kein Wechselbalg tückischer Elfen mehr, nein, heute braucht er Ritalin.

In alten Zeiten bestimmte das Wort Gottes den Alltag der Menschen, heute ist es der kaum hinterfragte Slogan »wissenschaftlich belegt«, und auch dieser vorherrschende Glaube spaltet zunehmend unsere Gesellschaft. Der Aberglaube der Menschen resultierte nicht immer nur aus ihrer Verzweiflung. Ihre Medizin war oft auch das Ergebnis von Zufällen oder langen und ausgiebigen Beobachtungen der Natur. Was sich hinter dem Glauben an Schafskot gegen Entzündungen oder gesegneten Lebkuchen gegen Unheil im Stall verbirgt, ist im Grunde nichts anderes als moderne Medizin. Die Heiler des Mittelalters züchteten auf Schafsmist eine Vielzahl von Schimmelpilzen, deren antibiotische

Wirkung heute als bewiesen gilt. Diese Pilze konnten als Penicillin zur Wundbehandlung verwendet werden. Im weihnachtlichen Lebkuchen war wertvoller Zimt enthalten, der nachweislich Zecken, Würmer und Mücken fernhält. Darüber hinaus wirkt Zimt entzündungshemmend und stoffwechselanregend. Dass all diesen Heilmitteln übersinnliche Kräfte zugesprochen wurden, erscheint also in gewisser Weise recht schlüssig. Wir modernen Menschen stehen diesen alten Zeiten wie ein Völkerkundeforscher einer fremden Kultur gegenüber.

Mit dem weltweiten Hexenwahn der katholischen Kirche gerieten das ganzheitliche Weltbild und der Naturglaube vieler Kräuterfrauen in Verdacht, des Teufels Ursprung zu sein. Es war die zum Teil sehr erfolgreiche Medizin der Einsiedler, der Waldfrauen, der Hebammen, der Ketzer, der Metzger, Wundversorger und Hirten, die die akademische Lehre und das christliche Dogma infrage stellte. Der Argwohn der Kirche und der Eifer akademischer Ärzte machten die Hebamme zur teuflischen Kindsmörderin, den Hirten zum Hexer in Tiergestalt und die Kräutersammlerinnen zu Giftmischerinnen. Ein Beleg für den Pakt mit dem Bösen, wie zum Beispiel die Hexensalbe, ließ sich nur allzu leicht in den Arbeitsutensilien der Wundärzte und Hirten finden. Hatten sie doch täglich Salben als nützliches Heilmittel für Mensch und Tier in Gebrauch.

Mit dem Siegeszug neuer wissenschaftlicher Erkenntnisse folgten europaweit immer mehr Verbote für nicht ärztliche Heilkundler. Zum Beispiel wurde 1815 in Preußen ein Kurierverbot verabschiedet, wonach es nur noch approbierten Ärzten gestattet war, die Heilkunde auszuüben. Erst 1869 wurde in Deutschland wieder eine Kurierfreiheit eingeführt. Als Antwort darauf gründete sich in den folgenden Jahrzehnten eine Vielzahl an Heilpraktikerverbänden, die jedoch an der Bestrebung einer gesetzlichen Heilpraktikerordnung scheiterten.

Unter dem NS-Regime Hitlers wurden die bestehenden Heilpraktikerverbände zwangsaufgelöst und die Gründung des »Heilpraktikerbunds Deutschland« verordnet. Es wurden Zwangsmitgliedschaften erlassen, und die Aus- und Fortbildung wurde streng reglementiert.

1939 trat dann das Heilpraktikergesetz in Kraft. Im Rahmen dieses Gesetzes wurde die Kurierfreiheit der Heilpraktiker stark beschränkt. Die Ausübung der Heilkunde, ohne als Arzt approbiert zu sein, war künftig gesetzeswidrig und wurde nur in besonders begründeten Ausnahmefällen gestattet. Ferner wurden auch Ausbildungsstätten für Personen, »die sich der Ausübung der Heilkunde im Sinne dieses Gesetzes widmen wollen, einzurichten oder diese zu unterhalten«, nicht mehr gestattet. Verhinderter Nachwuchs sollte schließlich zum Aussterben des Heilpraktikerwesens führen. Nach dem Zweiten Weltkrieg wurde in der BRD die Einschränkung gegenüber der früher gültigen Kurierfreiheit und des Verbotes zur Ausbildung als mit dem Grundrecht auf freie Berufsausübung nicht vereinbar aufgehoben. Passagen mit nationalsozialistischem Gedankengut wurden aus dem Gesetz entfernt. Im Januar 1957 kam es dann zur Anerkennung des Heilpraktikerberufs durch das Bundesverwaltungsgericht. In der DDR hingegen war das Aussterben der Heilpraktiker vorhersehbar, da für sie lediglich ein Bestandsschutz galt. In der BRD konnte sich der Heilpraktikerberuf hingegen fest im Gesundheitssystem behaupten.

Heute sind in Deutschland schätzungsweise 47.000 Heilpraktiker tätig. Der Beruf des Heilers blickt auf eine jahrtausendealte länder- und kulturübergreifende Tradition zurück und bietet uns viele wertvolle Anknüpfungspunkte bei der Suche nach nachhaltigen Lösungsstrategien im Ringen um eine gesunde und grüne Zukunft.

Wer wird wie Heilpraktiker? Wege in den schönsten Beruf der Welt

»Wähle einen Beruf, den du liebst, und du brauchst keinen Tag in deinem Leben mehr zu arbeiten.«
Konfuzius

Um die Heilpraktikerausbildung und die rechtlichen Rahmenbedingungen dieses Berufsbildes ranken sich zahlreiche Mythen und Vorurteile. Nicht zuletzt, weil auch ein großer Teil der Ärzteschaft im Heilpraktiker einen Konkurrenten in der Versorgung der begehrten Privatpatienten sieht. Die Anfeindungen mögen unterschiedlichsten Motiven entspringen und sind so alt wie der Beruf des Heilpraktikers selbst. Dennoch, Heilpraktiker polarisieren.

Lassen Sie mich kurz ein paar Erfahrungen aus meiner eigenen Heilpraktikerausbildung schildern. Die Heilpraktikerausbildung wird in Deutschland von verschiedenen Heilpraktikerverbänden und privaten Berufsschulen angeboten. In der Regel umfasst die Ausbildung zum Heilpraktiker drei bis vier Jahre (also sechs bis acht Semester) und endet mit einer anspruchsvollen schriftlichen und praktischen Prüfung am jeweils ortsansässigen Gesundheitsamt. Dabei werden fundierte medizinische Kenntnisse der Anatomie, Physiologie, der schulmedizinischen Krankheitslehre, klinische Untersuchungsmethoden, Laborkunde und Diagnostik sowie die psychopathologische Befunderhebung, Notfallversorgung, Injektionstechniken, Pharmakologie, Infektiologie und Hygienekunde überprüft.

Fakt ist, dass Amtsärzte der testenden Gesundheitsämter ihre Pflicht als Aufsichtsbehörde im Dienst der Volksgesundheit sehr verantwortungsvoll wahrnehmen und streng prüfen, ob ein Bewerber die Erlaubnis nach dem Heilpraktikergesetz erteilt bekommen soll. Das erfolgreiche Absolvieren der Heilpraktikerprüfung ist keineswegs selbstverständlich. Wer die aufgelisteten Kenntnisse nicht erworben hat, wird die anspruchsvolle Überprüfung nicht bestehen. Das untermauert auch die Durchfallquote, die bei 75 Prozent und mehr liegt. Wer sich hingegen gut und diszipliniert vorbereitet, wird den Traum des Heilpraktikerberufs ganz bestimmt verwirklichen können.

Als Beweis einer beruflichen Integrität ist es verpflichtend, dass man vor der Überprüfung ein amtliches Führungszeugnis und eine ärztliche Gesundheitsbescheinigung vorlegen kann. Natürlich können kein Dokument und kein Test sicherstellen, dass ein Heilpraktikeranwärter eine ethisch astreine, anständige Person ist – das gilt leider für alle Berufe, in denen eine große Verantwortung getragen werden muss. Doch aufgrund der regelmäßigen Testung und Überprüfung von Heilpraxen durch die Gesundheitsämter können Patienten sicher sein, dass Heilpraktiker – auch weil es das Heilpraktikergesetz fordert – bei der Ausübung ihrer Tätigkeit keine Gefährdung für die Gesundheit der Bevölkerung darstellen.

In der bundeseinheitlichen Leitlinie zur Überprüfung von Heilpraktikeranwärtern finden Sie eine ausführliche Darstellung der Prüfungsinhalte. Diese ist für jedermann transparent einsehbar.

Von Medizinerkreisen wird uns Heilpraktikern oft vorgeworfen, dass zur Zulassung als Heilpraktiker kein Abitur notwendig und der schriftliche Teil der Heilpraktikerprüfung doch lediglich ein Multiple-Choice-Test sei. Tatsächlich reicht für die Ausbildung zum Heilpraktiker ein Hauptschulabschluss aus, dennoch darf die Prüfung zum Heilpraktiker nicht vor dem 25. Lebensjahr abgelegt werden. Dies hat zur Folge, dass nahezu alle Anwärter über eine bereits abgeschlossene Berufsausbildung oder ein akademisches Studium verfügen. Damit ist in den meisten Fällen die persönliche Reife des Prüflings gewährleistet. Doch haken wir nach.

Aus meiner Sicht als Lehrer beobachte ich, dass wir über eine extreme Schwemme an Abiturienten verfügen, dass das akademische Niveau von Studienanfängern drastisch gesunken ist und wir geradewegs auf eine Bildungsinflation zusteuern. Durch die Überakademisierung unserer Berufswelt werten wir praktische Ausbildungsberufe ab, obwohl diese systemrelevanten Berufe für den Zusammenhalt und das Funktionieren unserer Gesellschaft von weitaus wichtigerer Bedeutung sind als das Überangebot an Betriebswirten, Juristen und Germanisten.

Wer wird im Rahmen unseres Gesellschaftssystems heutzutage Arzt, Lehrer, Psychotherapeut oder gar Führungskraft? Richtig, finanzieller Hintergrund, Herkunft und Beziehungen entscheiden noch immer über die berufliche Laufbahn.

Ich empfinde die Aussage vieler Kritiker, dass zum Beispiel eine erfahrene und gut ausgebildete Krankenschwester mit Realschulabschluss nach Absolvierung ihrer Heilpraktikerausbildung nicht in der intellektuellen Lage sei, Patienten naturheilkundlich zu versorgen, nur weil sie kein Abitur als Schulabschluss vorweisen kann, als menschenverachtend und arrogant. Trotzdem bleibt dies eines der meistzitierten Argumente gegen den Heilpraktikerberuf. Bei genauerer Betrachtung fällt allerdings auf, dass im Heilpraktikerwesen überdurchschnittlich viele Akademiker vertreten sind, aber auch Personen mit medizinischen Vorkenntnissen und fundierten Ausbildungen als Pfleger, Physiotherapeut, Pädagoge oder pharmazeutische Hilfskraft. Überraschenderweise gibt es auch viele Apotheker und Zahnärzte unter uns Heilpraktikern.

Als Heilpraktiker und Akademiker mit Masterabschluss muss ich gestehen, dass mich meine Heilpraktikerausbildung viel Kraft und Zeit gekostet hat. Im Vergleich zu meiner Heilpraktikerprüfung waren viele der universitären Klausuren ein Klacks, und ja, ich stehe auch hinter dem Verfahren des Multiple-Choice-Tests. Ungeachtet dessen, dass auch ein Großteil eines Medizinstudiums auf Multiple-Choice-Tests basiert, finde ich diese Art der Überprüfung von Faktenwissen sinnvoll. Es geht bei der akuten schulmedizinischen Versorgung und Diagnose in erster Linie um neutrale, objektive Fakten. Erst im zweiten Schritt, in der persönlichen Beziehung zum Patienten, tut sich eine subjektive uferlose Welt der Naturheilkunde auf.

Eine häufig gestellte Frage lautet auch, warum läuft dann die Ausbildung von Ärzten und Heilpraktikern doch so verschieden ab? Ärzte müssten um einige Jahre länger studieren und unzählige Stunden der Assistenz ableisten. Die Antwort ist denkbar einfach.

Heilpraktiker unterliegen einer strengen gesetzlichen Sorgfaltspflicht. Ihnen ist untersagt, verschreibungspflichtige Medikamente zu verordnen, Operationen durchzuführen oder Infektionskrankheiten im Rahmen des Infektionsschutzgesetzes zu behandeln. Außerdem verbietet die Sorgfaltspflicht, aber auch unsere Berufsethik, eine alleinige Therapie durch einen Heilpraktiker bei schweren Erkrankungen wie z.B. Krebs oder einer Schizophrenie. Es ist selbstverständlich, dass eine naturheilkundliche Behandlung begleitend zu einer Therapie und Überwachung durch den Arzt stattfindet. Medial aufgebauschte Einzelfälle straffälliger Therapeuten und Betrüger sind die absolute Ausnahme, die den Berufsstand von 47.000 gut ausgebildeten Heilern diskreditiert. Für Kritiker und Gegner ist solch eine Berichterstattung natürlich eine Steilvorlage.

Die Tätigkeiten von Ärzten und Heilpraktikern sind also grundverschieden. Während mein Arzt für die akute Behandlung und den Ausschluss schwerer Erkrankungen zuständig ist, meinen Knochenbruch oder meinen Herzinfarkt behandelt, sind Heilpraktiker häufig eine Anlaufstelle für die von der Schulmedizin sogenannten »austherapierten Patienten«. Wenn chronisch erkrankte Patienten bei der Höchstdosis ihrer schulmedizinischen Medikation angelangt sind, erwacht oft der Wunsch nach einer Unterstützung zur Lebensumstellung. Heilpraktiker verhelfen dem Patienten zur Selbsthilfe und geben ihm Werkzeuge an die Hand, um ein aktiver, selbstbestimmter Patient zu werden. Das Gefühl der Selbstwirksamkeit zurückzuerlangen ist ein wichtiger Meilenstein auf dem Weg der Heilung (dazu später mehr). Schließlich erscheint es einleuchtend, dass Heilpraktiker mehr Zeit mit dem Studium von Kräutern, spirituellen Lehren und alternativen Therapieformen zubringen, als der Ausbildung von Ärzten nach- und mit ihr zu wetteifern.

Bei einer guten Versorgung von kranken Menschen braucht es Vielfalt. Wir brauchen Hebammen, Ärzte, Psychotherapeuten, Sozialarbeiter, Heilpraktiker, Pfleger und viele mehr, wenn wir vielfältige und ganzheitliche medizinische Antworten auf die Herausforderungen der Zukunft finden wollen. Auch findet Medizin nicht abgekapselt von den ökologischen, ökonomischen und demografischen Entwicklungen der Welt statt. In einer überakademisierten Welt und einer immer weiter voranschreitenden Spezialisierung auf Einzelgebiete braucht es auch Therapeuten, deren Expertise in der Vernetzung und Vermittlung einzelner Disziplinen liegt - diese Arbeit leisten wir Heilpraktiker.

Nicht selten kommt es vor, dass ich für frustrierte und hoffnungslose Patienten der erste Therapeut bin, der ihnen die Ursache und die Bedeutung ihrer schulmedizinischen Diagnose verständlich erklärt. Es ist nicht ungewöhnlich, dass Patienten nach vielen Jahren schulmedizinischer Behandlung die Bedeutung ihrer Befunde und Diagnosen nicht verstehen, kennen oder einschätzen können. Grundvoraussetzung eines Genesungsprozesses sollte aber doch die Aufklärung sein? Heilung beginnt immer am und mit dem Patienten, das heißt, dass Heilung immer eine enge, vertrauensvolle Beziehung zwischen Patient und Therapeut voraussetzt und dass körperliche Untersuchung, Berührungen und seelisch-geistige Unterstützung immer Hand in

Hand gehen müssen. Zu jeder Zeit sollte der Patient mit all seinen Anlagen, Bedürfnissen, Sorgen, Hoffnungen und Weltanschauungen ernst genommen und aktiv in therapeutische Entscheidungsprozesse miteinbezogen werden. Das bedeutet, dass Sie zum Experten Ihrer Erkrankung werden müssen, um die Dringlichkeit Ihrer Compliance (Bereitschaft eines Patienten zur aktiven Mitwirkung an therapeutischen Maßnahmen) zu verstehen. Einen wichtigen Teil meiner Praxistätigkeit macht somit auch die Aufklärung über Diagnosen sowie die Förderung von Motivation und Hoffnung aus. Ja, der Mensch braucht Hoffnung. Diesem Thema soll in diesem Buch aber ein eigenes Kapitel gewidmet werden.

Eine weitere Aufgabe, der Heilpraktiker nachkommen, ist die Kontrolle der Medikamenteneinnahme unserer Patienten. Viel zu oft muss ich feststellen, dass Patienten im guten Willen die Dosierung ihrer Medikamente selbst bestimmen. Ich bin es, der den Patienten von diesen Experimenten abrät und sie davon überzeugt, beim Hausarzt vorstellig zu werden.

Ein weiteres Problem stellt die Kommunikationslücke zwischen den Hausärzten und den vielen verschiedenen Fachärzten chronisch erkrankter Patienten dar. Es ist nahezu der Regelfall, dass ich Patienten darauf hinweisen muss, dass ihre ärztlich verordneten Medikamente untereinander unverträglich sind und dass in ihrer Kombination das Risiko von unerwünschten Wechselwirkungen besteht. Diese Überprüfung braucht Zeit, Expertise und Muße – rettet aber im Ernstfall Leben.

Hexenjagd - Heilpraktiker sind unverzichtbar

»Nichts auf der Welt ist so mächtig wie eine Idee, deren Zeit gekommen ist.«
Victor Hugo

Sicherlich ist Ihnen nicht entgangen, dass Heilpraktiker im Rahmen medialer Berichterstattung immer wieder als gefährliche Kurpfuscher an den Pranger gestellt werden. Dass ein ganzheitliches Weltbild im Gegensatz zu einem materialistischen Gesellschaftssystem stark polarisierend wirkt, ist klar. Leider wird im Diskurs nicht miteinander gestritten und argumentiert, sondern einseitig berichtet und bewusst falsch informiert. Die Geschichte der Heiler und Heilpraktiker ist geprägt von Verfolgung, Diffamierung, Machtmissbrauch und Patriarchat.

Es überrascht mich nicht, dass die Schulmedizin über Jahrhunderte hinweg und bis heute eine Männerdomäne war, die es sich seit jeher vehement zum Ziel gesetzt hat, die überwiegend weibliche, selbstbestimmte Naturheilkunde auszulöschen. Bei dieser Hexenjagd geht es nicht um Patientenwohl, sondern um den Machterhalt und das Aufbäumen eines langsam bröckelnden, ewig hungrigen, nach endlosem Wachstum lechzenden kapitalistischen Systems.

Unbestritten sind auch viele Frauen an diesem System beteiligt, doch fällt deutlich auf, dass die Besetzung von Machtpositionen in einem männlich dominierten Gesellschaftssystem ein starkes Maß an Anpassung und Leugnung weiblicher Werte und Temperamente voraussetzt. Innerhalb der etablierten Machtstrukturen müssen auch »Frauen ihren Mann stehen«, wenn sie sich am Spiel beteiligen möchten.

Nehmen wir einmal an, die jahrzehntelangen Bestrebungen der Ärzteschaft, den Heilpraktikerberuf abzuschaffen, würden sich im politischen Prozess irgendwann durchsetzen. Welche Auswirkungen hätte das auf die über 128.000 Patienten, die sich täglich einer heilpraktischen Behandlung anvertrauen? Die Folgen liegen auf der Hand. Heilpraktiker leben von der Empfehlung zufriedener Patienten. Ihr Erfolgsrezept ist die spürbare und nachhaltige Genesung ihrer Patienten. Untersucht man die durchschnittliche Höhe einer Berufshaftpflichtversicherung für Heilpraktiker, stellt man fest, dass diese einen jährlichen Betrag von 200 Euro kaum überschreitet. Das verdeutlicht, wie wenig Patienten durch naturheilkundliche Heilverfahren tatsächlich zu Schaden kommen. Mit der Abschaffung des Heilpraktikerwesens würden also Hunderttausende von chronisch kranken und schulmedizinisch austherapierten Patienten ihre vertrauensvolle Anlaufstelle verlieren.

Heilpraktiker entlasten unser Gesundheitssystem und sind systemrelevant. Unser Gesundheitssystem leidet an einer Unterversorgung im ländlichen Raum, während sich in den Städten eine Privatisierungswelle von Facharztpraxen abzeichnet, die einen Facharztbesuch ohne monatelange Wartezeit für Normalbürger unerschwinglich macht. Ärzte siedeln sich vor allem in besten Lagen an. Wer will schon im sozialen Brennpunkt praktizieren? Der Beruf des Arztes verspricht Prestige, hohe finanzielle Einkünfte und Einfluss in politischen und wirtschaftlichen Kreisen. Die moralische und ethische Perspektive wurde von zu vielen Mitgliedern dieser Zunft aus den Augen verloren. Forschernatur und Ethos, Menschenliebe und der Glaube an den hippokratischen Eid sind der Profitgier und der Selbstprofilierung gewichen – die Menschlichkeit der Reduzierung in Nummern und Vermessung in Zahlen.

Neben dem Recht auf eine freie Therapiewahl würden viele Patienten auch einer nachhaltigen und ressourcenschonenden Medizin beraubt. Durch eine fundierte naturheilkundliche Behandlung können teure, oft erfolglose

Operationen vermieden werden, Körpergewicht reduziert, Bluthochdruck, Verdauungsbeschwerden, chronische Entzündungen, Diabetes mellitus Typ II, chronische Erschöpfung und Schmerzen gelindert werden. Dadurch sinkt die Häufigkeit von Arztbesuchen, die Einnahme nebenwirkungsreicher Medikamente kann gesenkt und die Lebensqualität vieler Patienten gesteigert werden. Das Motto »weniger ist mehr« findet in einem privatisierten Gesundheitssystem leider kaum Anwendung. Auch würde eine naturheilkundliche Prävention die Krankenkassenbeiträge massiv senken und Folgekosten würden vermieden. Doch das ist wiederum ein schmerzlicher Dorn im Auge des privatisierten, auf Wachstum ausgerichteten Systems. Ärzte sollten die Eigeninitiative ihrer Patienten begrüßen und sich darüber freuen, dass ihnen viele Heilpraktiker den Rücken für die Behandlung schwerwiegender akuter Erkrankungen freihalten. Tatsächlich erlebe ich immer wieder, dass der ein oder andere Hausarzt eines Patienten sich positiv über meine Behandlungserfolge äußert und mich gar seinen Patienten weiterempfiehlt. Das macht Hoffnung.

Der Einsatz von Heilpflanzen und einer gezielten Ernährungstherapie hilft bei der Einsparung von Antibiotika und Schmerzmitteln und stärkt das Immunsystem der Patienten. Durch den unreflektierten Einsatz von Antibiotika in der Tiermast, der Lebensmittelproduktion und der medizinischen Versorgung von Patienten steuern wir auf eine Zukunft ohne wirksame Mittel bei bakteriellen Infektionen zu. Schon heute sind multiresistente Keime weltweit ein sehr ernst zu nehmendes Problem.

Erschreckenderweise sind mehr als 80 Prozent der pharmazeutischen Forschungsprojekte ausschließlich von Pharmakonzernen finanziert. Das Interesse an der Entdeckung nicht patentierbarer, günstiger und nachhaltiger Arzneimittel ist verschwindend gering. Hier kommt der Staat seiner Fürsorgepflicht in keiner Hinsicht nach. Es fehlen viele Antworten auf dieses entstandene Vakuum. Eine offene

Diskussion würde wohl viele weitere unbequeme, ganzheitliche und systemkritische Fragen aufwerfen, denen man politisch nicht zu begegnen wüsste. Somit stagniert auch die Forschung im Bereich Antibiotika, da mit dieser Arzneimittelgruppe kein gutes Geschäft zu machen ist.

Aus Kostengründen bzw. zur Gewinnmaximierung findet die Produktion europäischer Medikamente überwiegend in Indien und China statt – ich befürchte, dass daran auch die Kritik während der Corona-Pandemie langfristig nichts ändern wird.

Schon lange weiß man, dass durch die unsachgemäße Entsorgung von Industrieabfällen aus der Pharmaindustrie Chemie in unvorstellbaren Mengen in asiatischen Abwassern landet. Von dort aus gelangen stündlich Tonnen an Antibiotikarückständen in indische Flüsse und Seen. Diese Gewässer sind die Hotspots multiresistenter Bakterienstämme, die eine Gefahr für die gesamte Weltbevölkerung darstellen.

Immer wieder wird uns vor Augen geführt, welch deutlichen Einfluss unser Umgang mit der Natur, unsere Lebenseinstellung, unser Sozialverhalten, unser Welt- und Menschenbild, aber auch unser Umgang mit Tieren und Pflanzen auf unsere individuelle Gesundheit und unsere längerfristige Lebensqualität hat.

Zur Wasserproblematik und der damit verbundenen Entwicklung von Resistenzen kommt hinzu, dass durch die Zerstörung der Artenvielfalt und Biodiversität in Wäldern, Tropen und Meeren die Hoffnung auf die Entdeckung bisher unbekannter, natürlicher Wirkstoffe zunehmend schwindet. Es erstaunt und bedrückt mich zugleich, dass vonseiten der Medizin keine lautstarke, nicht zu überhörende, auf allen Kanälen agierende politische Forderung nach neuen Gesetzen in der Nutztierhaltung, der Erzeugung von Lebensmitteln und der gesunden Ernährung an Schulen und Arbeitsplätzen aufgestellt wird. Nein – es herrscht ein großes Schweigen. Die letzte Bastion in dieser Debatte stellen die Heilpraktiker dar. Seit Jahrzehnten machen wir aufmerksam auf die Zusammenhänge zwischen Lebensmittelproduktion, dem

Einsatz von Pestiziden, Herbi- und Fungiziden in der Landwirtschaft, dem inflationären Gebrauch von Antibiotika in Masthaltung und Patientenversorgung, der Zerstörung der Artenvielfalt und so weiter und so fort.

Ich wiederhole mich gern: Alles ist mit allem verbunden! Wenn wir Missstände in einem Bereich verdrängen, werden sie uns an anderer Stelle, in anderer Gestalt wieder begegnen. Alles hat seinen Preis. Eine Abschaffung des Heilpraktikerberufs hätte zur Konsequenz, dass das ganzheitliche Weltbild seine Vertreter und Vorkämpfer verlöre. Bestimmt würden Akupunktur, Homöopathie oder Pflanzenheilkunde weiter in privaten Arztpraxen Anwendung finden, doch definitiv nicht in ihrer ursprünglichen Qualität. Beraubt man ein Heilverfahren seiner ganzheitlichen Wurzeln und entreißt man es seinem Gesamtkontext, so büßt es auch einen Großteil seiner Wirkung und Nachhaltigkeit ein.

Im Pharmaziebereich werden Milliarden verdient – der Gesamtumsatz in Deutschland 2019: über 41,5 Milliarden; der Umsatz an naturheilkundlichen Mitteln hingegen: 445 Millionen! Und es drängen immer mehr Anbieter auf den Markt. Unzählige Nahrungsergänzungsmittelhersteller, Beauty-, Fitness- und Lifestyle-Gurus werben für ihre Produkte. Wie können Patienten vor diesen irreführenden Angeboten geschützt werden? Richtig: durch das Heilpraktikergesetz.

Solange nur Heilpraktiker und Ärzte zur Diagnose befähigt und zur selbstverantwortlichen Behandlung von Patienten zugelassen werden, ist es möglich, einen Mindeststandard in der Patientenversorgung zu sichern und Patienten vor den Werbestrategien selbst ernannter Gesundheitscoaches oder Wunderheilern zu schützen. Schaffen wir den Heilpraktiker ab, wird einer unüberschaubaren Vielzahl von dubiosen Anbietern Tür und Tor geöffnet.

Nicht zuletzt sind Heilpraktiker unverzichtbar, wenn das wertvolle Kulturerbe der Naturmedizin weiterhin als ein lebendiger Bestandteil im Gesundheitssystem erhalten bleiben soll.

Wie erkennt man einen seriösen Heilpraktiker?

Bevor ich mit Ihnen gemeinsam den Weg ins Grüne, in Ihre innere Wildnis wage und wir uns auf eine Reise durch Körper, Geist und Seele aufmachen, möchte ich Ihnen ein paar hilfreiche Tipps geben, um einen seriösen Heilpraktiker zu erkennen. Beachten Sie folgende Hinweise bei der Wahl Ihres Therapeuten:

- → Nimmt sich Ihr Heilpraktiker genug Zeit für die Erfassung, Besprechung und Behandlung Ihrer Beschwerden?
- → Gibt es Erfahrungsberichte und Empfehlungen, die für Ihre Therapeutenwahl sprechen?
- → Waren Personen aus Ihrem Umfeld ebenfalls bei jenem Heilpraktiker in Behandlung?
- → Geht der Heilpraktiker auf Ihre Nachfragen hinsichtlich Angeboten und Verfahren ein, und spricht er transparent über die wissenschaftliche Evidenz seiner Angebote?
- → Werden Ihnen Kosten und Dauer eines Termins verbindlich offengelegt?
- → Seien Sie unbedingt misstrauisch, wenn ein Therapeut einzelne Verfahren als Allheilmittel darstellt oder gar mit Heilversprechen wirbt.
- → Achten Sie darauf, dass Ihr Heilpraktiker einen ganzheitlichen Ansatz wählt, der sowohl Körper und Geist als auch die Seele berücksichtigt.
- → Werden Sie hellhörig, wenn Ihr Heilpraktiker penetrant Werbung für den Eigenvertrieb von Arzneimitteln oder Nahrungsergänzungsmitteln macht. Nehmen Sie Abstand von Therapeuten, die mit dem Verkauf von Produkten ihre Einkünfte erweitern.

- → Klärt Sie Ihr Therapeut über die Risiken und Nebenwirkungen seiner Behandlung auf, und werden Sie auch über zukünftige Kosten unterrichtet? Akzeptiert er die Ablehnung einzelner Therapien und Eingriffe?
- → Bietet Ihr Heilpraktiker neben seinem fachspezifischen Schwerpunkt auch »Schönheitsverfahren« und Beauty-Eingriffe an? Sollte dies der Fall sein, rate ich Ihnen dringend dazu, die ethischen Motive Ihres Behandlers zu hinterfragen. Ist das wirklich ganzheitlich und natürlich?
- → Achten Sie beim Besuch der Praxis auf Hygiene und Sorgfalt. Als unseriös gilt auch die ausschließliche sofortige Barzahlung ohne Rechnung.

All diese Ratschläge helfen Ihnen bei der Wahl Ihres Heilpraktikers, können Ihnen aber letztlich nie garantieren, dass Sie nicht doch einmal auf einen unehrlichen Charakter treffen. Egal ob Sie einen Besuch beim Arzt, Heilpraktiker oder

Checkliste: Therapeutenwahl

1. Ist die Praxis gut erreichbar?
2. Werden Sie freundlich empfangen?
3. Wird Ihr Anliegen ernst genommen?
4. Werden Ihre Persönlichkeit und Ihre Privatsphäre geachtet?
5. Müssen Sie sehr lange auf einen Termin warten?
6. Bekommen Sie weiterführende und seriöse Informationen an die Hand?
7. Werden Ihre Wünsche in alle Entscheidungen mit eingebunden?
8. Werden im Zweifelsfall auch Zweitmeinungen akzeptiert und zur Diskussion gestellt?
9. Werden Ihre persönlichen Daten gut geschützt?
10. Ist ersichtlich, ob Ihr Therapeut an regelmäßigen Schulungen und Fortbildungen teilnimmt?

Psychotherapeuten planen, verlassen Sie sich auch auf Sympathie, Mundpropaganda und zwischenmenschliche Interaktion, denn unser Bauchgefühl trügt selten. Auch bei den renommiertesten Fachspezialisten müssen Sie als Mensch und Patient im Mittelpunkt des Geschehens stehen.

Zum Verinnerlichen

Wenn wir uns rückblickend nochmals dem Begriff der Berufung zuwenden, wird uns nun klar, dass es sich dabei um etwas weitaus Bedeutenderes als »berufliche Selbstverwirklichung« oder »Karriere« handelt. Berufung ist kein Weg des Egos – nein, Berufung ist Selbstwerdung, die von der Interaktion mit anderen Menschen und Wesen lebt. Ja, ich denke, heute liegt vermutlich die größte Herausforderung bei der Verwirklichung der eigenen Berufung darin, von all unseren modernen Profilneurosen loszukommen.

Ich bin davon überzeugt, dass im tiefsten Inneren einer jeden Seele ein Bild dessen wohnt, was ein jeder »werden« soll. Bei mir war es die Natur mit ihren Wäldern und ihren Bergen, die mir meine Berufung von Kindesbeinen an zuflüsterte.

Berufen sein bedeutet zu dienen und nicht zu herrschen, zu schenken, statt zu nehmen, es geht um das Dürfen anstelle von Müssen. Berufung ist Hingabe – sie fordert von uns, dass wir das, was wir tun, ganz tun. Egal wofür Sie sich entschieden haben, tun Sie es mit ganzem Herzen, und dann ist das, was Sie tun, der erste Schritt zu etwas viel Größerem, zu etwas ganz »Wesen-tlichem«.

Memento mori – Das Meer in mir

»Auf dieser Welt ist alles Auferstehung; die Raupen leben als Schmetterlinge wieder auf, ein Kern, den man in die Erde legt, als Baum. Alle Tiere, die in der Erde vergraben werden, erstehen als Kräuter, als Pflanzen wieder, sind Nahrung für andere Tiere und werden bald Bestandteile von diesen. Alle Teilchen, aus denen sich die Körper zusammensetzten, werden in andere Wesen umgewandelt.«
Voltaire, aus: Die Prinzessin von Babylon

Der Ursprung meiner Berufung zum Heilpraktiker und meine Suche nach ganzheitlichem Wachstum gründen in meiner persönlichen Begegnung mit der Natur. Bis heute konnte ich mir meine kindliche Neugier und das Staunen über die Welt bewahren.

Es war ein verregneter, aber wunderschöner Tag am Meer, als ich gemeinsam mit meiner Mutter einen Strandspaziergang unternahm. Nach einem nächtlichen Sturm war die See noch aufgewühlt, dunkel und beeindruckend rau. Angesichts dieser unbeschreiblichen Schönheit und Größe der Natur, überkam mich urplötzlich ein Gefühl, das ich heute am ehesten als ein Gefühl der Auflösung von Subjekt und Objekt beschreiben würde. Mein beschränktes körpergebundenes Ich und die uferlose Welt verschränkten sich zu einem großen Ganzen. Für mich war dieses grenzenlose Gefühl der Geborgen- und Allverbundenheit ein Türöffner in ein Leben voller Chancen. Dieses zeitlose Naturerlebnis machte mir bewusst, dass die Welt der Trennung und Spaltung nicht die letzte Wahrheit bedeutet, sondern ganzheitliches Fühlen und Erkennen immer möglich sein kann.

Diese Art der Wahrnehmung wird in der Psychoanalyse Sigmund Freuds (1856–1939) als das »ozeanische Gefühl« bekannt – aus meiner Perspektive war es eine Begegnung mit der grenzenlosen und ganzheitlichen Schöpfung Gottes.

In meinem Herzen keimte nun ein Samenkorn, das alle Fähigkeiten der menschlichen Schöpferkraft in sich trug. Ich hatte verstanden, dass ich mit allen Fertigkeiten und Anlagen ausgestattet war, die es zur Verwirklichung meines Seelenplans brauchte. Dieses Gefühl bringe ich heute mit Hildegard von Bingens Worten in Verbindung, wenn sie sagt, »du hast in dir die Erde und den Himmel«.

Die Kraft des Meeres wohnte auch in mir, ich war ein Teil davon. Zugleich wusste ich aber instinktiv, dass ich als Bedingung dieser Erkenntnis der Schöpfung mein hingebungsvollstes Vertrauen schenken musste. So trägt mich bis heute ein kindliches Versprechen an Gott und das Meer durch mein Leben. Ein Versprechen, dass ich in Dankbarkeit und Demut, mit Freude und Leichtigkeit meine Herzensangelegenheiten verfolge und meine Talente entwickle.

Von nun an war dieser Tag am Meer mein Anker, mein innerer Rückzugsort und meine Motivation, wenn ich im Alltag mit Ängsten, Trauer, Verlusten oder schweren Herausforderungen konfrontiert war. In meiner Erinnerung höre ich die tosende Stimme des Meeres, die mir die Bedeutung menschlicher Leiden immer wieder in ein Verhältnis zum großen Ganzen setzt und mir damit die Gewissheit einer größeren Fügung aufzeigt. Dies sollte der erste von zwei weiteren, sehr prägenden, erhabenen, wenn nicht gar spirituellen Schlüsselmomenten in meinem Leben sein.

Doch kurz vor meinem Versprechen gegenüber Gott und dem Ozean machte ich meine erste intensive Erfahrung mit dem Tod. Es war beim Besuch eines Schwimmkurses, als mich der jugendliche Sohn der Bademeisterin vom Beckenrand wegzog und aufforderte, ihm als Nichtschwimmer zu folgen. Schnell verlor ich in dem überfüllten Hallenbad meine Schwimmhilfe aus den Händen und sank wie ein Stein auf den Grund des Pools. Sofort war mir klar, dass mir im lauten Getöse der Badegäste niemand zu Hilfe käme. Obwohl alle Eltern gebeten worden waren, den Badebereich des Hallenbades während der Schwimmstunde zu verlassen, kam in meiner Mutter plötzlich eine große Unruhe auf, die sie dazu veranlasste, durch die Glasfassade hinunter in den Nichtschwimmerbereich nach mir Ausschau zu halten. Als sie vergeblich nach mir gesucht hatte, war sie es, die mich nach einigen Minuten unter Wasser aus dem Becken zog.

Hat man einmal verzweifelt mit aller Kraft um sein Leben gekämpft und ist dabei an den Punkt gelangt, die Umstände dieser Situation zu akzeptieren, verändert sich das Leben danach drastisch. Nach diesem Ereignis wusste ich das Leben aus einer ganz neuen Herzenstiefe zu schätzen. So werden Nahtoderfahrungen zu Lebenserfahrungen. Durch weitere Begegnungen mit dem Tod und einer schweren Erkrankung wurde mir mit Anfang zwanzig gänzlich bewusst, dass ich lernen musste, die Angst vor dem Tod zu überwinden, um die Angst vor dem Leben zu verlieren, aber dazu später mehr. Ja, unser Leben im Diesseits ist geprägt von Tod und Auferstehung – nur an dem, der so bleibt, wie er ist, zieht das Leben ungelebt vorüber.

Leben ist Wandel und Veränderung!

In meiner Praxis begegne ich so vielen Menschen, die aufgrund von Ängsten ihren Lebenswillen verloren haben. Der Lebenswille ist aber die Grundvoraussetzung für Hoffnung, und so beraubt sich der moderne Mensch wegen all seiner vielen Ängste seiner inneren Kraft. Angst im Übermaß war, wenn sie ihre Zuständigkeit als nützliche Wächterin überschreitet, schon immer ein schlechter Ratgeber. Sie blockiert den Zugang zu unserer Intuition. Ich beobachte, dass vor allem meine ängstlichen Patienten sehr stark an Erwartungen gekettet sind und ein Leben voller Abhängigkeiten verbringen. Die Ängste eines Menschen verraten viel über seine Bedürfnisse, man muss nur die Liebe und die Zeit aufbringen, dem Menschen zuzuhören. Wir leben definitiv in einer Angstgesellschaft, denn mit Ängsten lassen sich viele Geschäfte machen. Hoffnung hingegen lebt von Bereitschaft, Tatkraft, Vielfalt, Akzeptanz, Liebe und einem Vertrauen in die eigene Umgebung. Der Verlust von Hoffnung ist ein Verlust von Freiheit, Einbindung und Sinn und somit ein Akt gegen das Lebendige. Die Angst klammert sich gern an falsche Hoffnungen und nährt sich von der Ent-Täuschung, dass sich Gesundheit und das Leben an sich nicht planen und absichern lassen. So sind Tod und Leben feste Bestandteile der menschlichen Existenz.

Ein weiteres großes Problem sehe ich in der Tabuisierung dieser Themen. Zwar begegnen uns im Kino und im Fernsehen auf allen Kanälen Mord und Totschlag, dabei aber so abstrakt und dem echten Alltag dermaßen entrückt, dass sie allein zum handlungstreibenden Spezialeffekt werden. Sterben müssen immer nur die anderen! Unsere Gesellschaft inszeniert sich als unverletzlich, und unsere Ressourcen sind unerschöpflich. Diskussionen über potenzielle Grenzen und Gefahren dieser Lebenseinstellung müssen unterdrückt oder verdrängt werden.

Nein, der Tod ist unausweichlich, und sein Zeitpunkt ist unvorhersehbar, und das ist und bleibt die einzige Gewissheit, die das Leben birgt. Sterben ist das tatsächliche Ende des uns Vertrauten, und Abweichungen vom Vertrauten provozieren Krisen und Ängste. Mit viel Verständnis und Fingerspitzengefühl erkläre ich meinen Patienten, dass wenn wir uns nicht von der existenziellen Erfahrung unserer Endlichkeit berühren lassen, unser Leben weiterhin von Ängsten und daraus resultierenden materiellen Verdrängungsstrategien wie Konsum, Güter, Begierden und Machtpositionen abhängig sein wird.

Angst vor Wandel, spirituellem Wachstum und Veränderung ist Angst vor dem Tod. In der Geschäftigkeit unseres komplett durchgeplanten Alltags mit all unseren verschiedenen Rollen und Funktionen, blenden wir die Zerbrechlichkeit unseres Körpers, unseres Geistes und unserer Seele komplett aus. Management ist die Schlüsselqualifikation unserer Zeit. Merkwürdigerweise brauchen Veränderung und Tod aber kein Management – sie holen uns einfach ein! Und so findet das Studium des Lebens im Labor des Wandels statt, einem Wald, der vor Erneuerung und bedingungsloser Hingabe nur so strotzt, einem Wattenmeer, in dessen Gezeiten nichts von Dauer, aber alles voller Leben ist.

Der Tod hat für die meisten seine gesellschaftskritische Bedeutung verloren, nicht aber seine Relevanz für das Gelingen einer erfüllten Lebensführung. Doch gerade, weil er nur selten thematisiert wird und kaum mehr stattzufinden scheint, vermittle ich meinen Patienten, dass der Tod zum bewussten Lebensbestandteil werden muss. Dann können sie sich der Frage stellen, wofür sie ihre Lebenszeit opfern möchten.

Immer wieder rufe ich mir mein persönliches »Memento mori« in Erinnerung, und ich bin dankbar dafür. Als ein anfangs sehr ängstliches Kind habe ich Stück für Stück, durch die Angst hindurch, meinen Weg ins Leben gefunden.

Die Frage, was uns als Person ausmacht und woher wir kommen, ist ein wichtiger Kompass bei der Suche nach dem Wohin. Manchmal gilt es, auf dem Weg einer Lebensumstellung auf die Stimme der Seele zu hören und weniger auf die des Verstandes. Unser Verstand will erklären, begreifen, planen und konstruieren. Um ein freies Leben führen zu können, müssen wir aber unbedingt auch den Bedürfnissen unserer Seele lauschen. So können wir feststellen, ob wir das, was wir tun, wirklich lieben oder ob wir, von fremden Motiven getrieben, nur nach Anerkennung von außen streben – Stichwort Berufung.

Nach einem existenziellen Erlebnis, wie einer Nahtoderfahrung, einem Flow-Erlebnis oder einem Schicksalsschlag, gibt es ein anfangs sehr schwer zu fassendes, aber heilsames Kriterium, wie man ein ganzheitliches Leben fortsetzen kann – es lautet Vertrauen. Wenn man vertraut, kann man auf diesem Vertrauen Liebe aufbauen. Danach wird vieles leichter. Dann schließen wir Frieden mit den zyklischen Gesetzen der Schöpfung und erkennen die unsterblichen Gesetzmäßigkeiten der Natur auch in uns selbst. Loszulassen bedeutet dann, Ja zu sagen – Ja zum Leben. Das haben wir weder in der Schule noch im Rahmen unserer Erziehung gelernt, aber es gibt viele Methoden und Wege, um den Zugang zur grünen Seele zu reaktivieren. Dringen wir also noch tiefer vor in die grünen Labyrinthe der menschlichen Seele.

Schöpfung - Ein Nachhauseweg

»Und plötzlich weißt du: Es ist Zeit, etwas Neues zu beginnen und dem Zauber des Anfangs zu vertrauen.«
Meister Eckhart

Vor dem Beginn und dem Ende eines jeden Tages halte ich inne und praktiziere für mich, ganz allein im Stillen, ein Ritual der Dankbarkeit. Über die Bedeutung und den Mehrwert von Ritualen und Rhythmen im täglichen Leben sprechen wir ausführlicher in einem späteren Kapitel. Bei der täglichen Übung von Achtsamkeit geht es mir persönlich um die Vergegenwärtigung und Dankbarkeit gegenüber der Schöpfung, der Natur. Die ersten fünf der sieben symbolischen Schöpfungstage entsprechen dem ersten Kapitel des Buches Genesis. Daran versuche ich mich bei jeder Achtsamkeitsübung zu erinnern.

Schon das Wort »Ökologie« selbst führt uns zur Schöpfung. Es stammt aus dem Altgriechischen und bedeutet die »Lehre (logos) vom Haushalt (oikos)«. Der Oikos ist das Haus, also der Ort, an dem man verwurzelt ist. Doch dieses Haus, wem gehört es? Ja, es ist das Haus Gottes! Er ist es, der es mit uns teilt. So ist es unsere menschliche Pflicht, dieses Zuhause zu schützen und zu bewahren – denn Natur ist Schöpfung!

Im Laufe der Jahrtausende haben die Menschen mit immer neuen Schöpfungsmythen versucht, sich die Entstehung des Universums und der Welt zu erklären. Mythen und Legenden sind heutzutage ungenutzte Schatzkammern eines menschlichen Erfahrungswissens. Über Mythen können wir in uralte weise Gedanken der Menschheit vordringen und aus ihnen wie aus einem Füllhorn der Weisheit schöpfen. Sie entstanden zu allen Zeiten, an unterschiedlichsten Orten als Antwort auf Fragen, die das menschliche Wissen und den Verstand sprengen. Sie erzählen vom Sinn des Le-

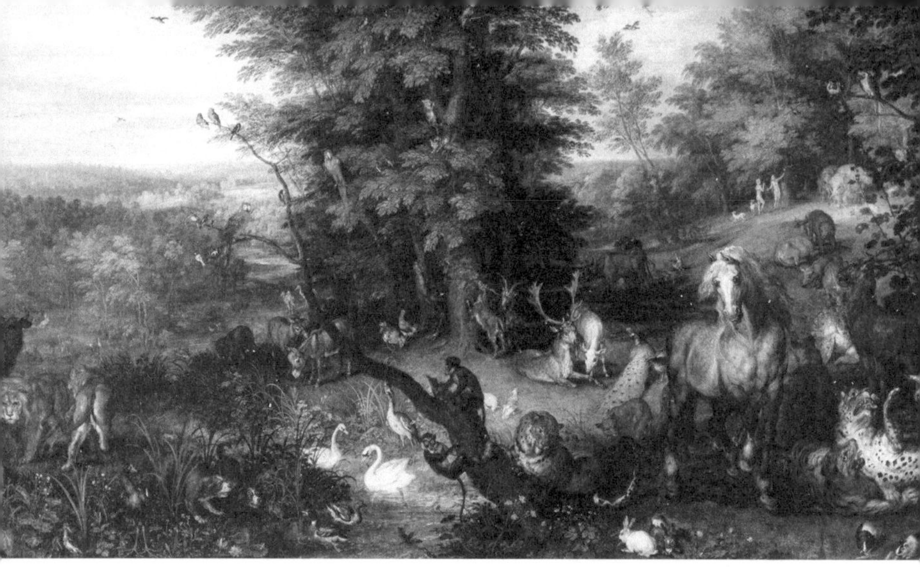

Jan Brueghel der Ältere – Adam und Eva im Garten Eden

bens, der Liebe, von Fruchtbarkeit, vom Tod und der Wiedergeburt, von Schicksal, Macht, Krieg und Göttern, bis hin zur Menschwerdung und der Beschaffenheit des Kosmos. In der modernen Welt haben wir vergessen, dass wir auch und im Besonderen von mythischen Erzählungen viel lernen können. In ihrer bildhaften Sprache erfahren wir sehr viel über uns selbst und unser Unbewusstes. Es ist kein Zufall, dass Sigmund Freud, der Erfinder der Psychoanalyse, seine ersten Theorien anhand von Mythen und antiken Dramen wie dem Ödipus-Mythos veranschaulichte und die Psychologie und die Pädagogik bis heute den Ödipus- oder den Elektrakomplex als Fachbegriffe verwenden.

Mythen erlauben uns einen tiefen Blick in die menschliche Seele. Der weltberühmte Psychoanalytiker Carl Gustav Jung (1875–1961) entwickelte die Theorie, dass jeder Mensch über ein persönliches und zugleich kollektives Unbewusstes verfügt. Während das persönliche Unbewusste von individuellen Erfahrungen geprägt ist, schließt das kollektive Unbewusste das Erbe der gesamten Menschheit ein.

Dieses gemeinsame Erbe vergangener Erfahrungen ist, laut C. G. Jung, der Ursprung der sogenannten Archetypen und Urbilder, die uns ein vergessenes psychisches Leben bewusst machen können. Unbewusste Strukturen, die zwar aus einer fernen Vergangenheit stammen, aber auf der Seelenebene noch immer stark wirksam sind. Dieses kollektive Seelenleben ist das Gedankengut unserer Vorfahren. Jung geht davon aus, dass sich der überwiegende Anteil an heute bekannten Mythen in einer Zeit vor der Sesshaftwerdung der Menschen bildete. Erste Zeugen dieser Zeit sind prähistorische Muttergottheiten, kleine Statuen mit übergroßen Hüften, Brüsten und üppigem Gesäß. Die Mutter sicherte als ein Bild der Fruchtbarkeit den Fortbestand der primitiven Jäger und Sammler.

In den Städten des alten Mesopotamien (ab 2560 v. Chr.) bildete die Anbetung der Fruchtbarkeitsgöttin und ihres stets sich neu inkarnierenden Partners den Mittelpunkt des Glaubens. Das Leben der Bauern war geprägt vom Wachsen und Sterben der Pflanzen. Es waren ihr Wissen über die Natur und ihre landwirtschaftlichen Kenntnisse, die sich in den Geschichten über die Götter niederschlugen.
Die alten Götterbilder symbolisierten demnach nichts anderes als den Lauf des Lebens – geboren werden, leben und sterben. Ein Kreislauf, in dem alles mit allem verbunden ist, nichts verloren geht und sich jeder eines Tages am Platz seines Freundes oder gar seines Feindes wiederfindet. In Ägypten, im Niltal, betrachtete man die ganze Welt als eine lebendige, in sich verschränkte Einheit aller Dinge und Wesen. Alle Geschöpfe waren Teil einer Lebensgemeinschaft, die bis zur kleinsten Ameise von der großen Göttlichkeit durchdrungen war.

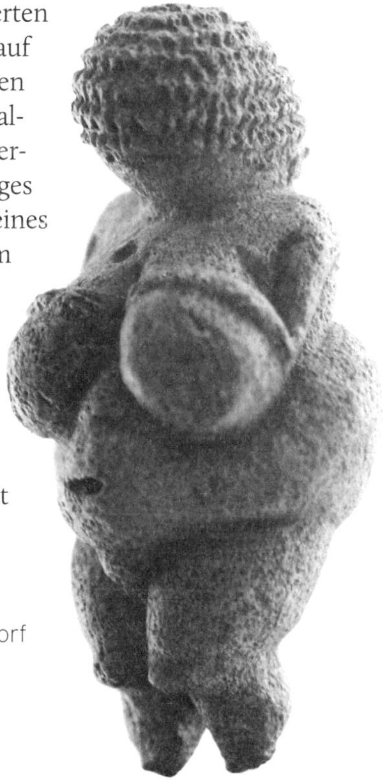

Die Venus von Willendorf

Mythen sind im Grunde Erzählungen von dem, was war, was ist und was sein wird. Im Gegensatz zum modernen Verständnis verläuft die Zeit im Mythos nicht linear, sondern zyklisch. Die Zeit im Mythos unterliegt einem ständigen Werden und Vergehen, einem Kreislauf von Tag und Nacht, einem Wechsel der Jahreszeiten, den Phasen des Mondes und der Gestirne. Alles ist Teil des ewigen Musters einer zyklischen Regeneration. Hieraus ergibt sich die Gesetzmäßigkeit, dass Zeit nicht vergeht, sondern sich, ähnlich einem in sich geschlossenen Kreis, stets aus sich selbst heraus erneuert. Zeit und Natur sind somit keine voneinander trennbaren Sphären, sondern ein und dasselbe.

Dieses uralte Motiv begegnet uns im Uroboros, einer Schlange, die sich ringförmig selbst verschlingt. Der Uroboros ist ein ägyptisches Sinnbild des frühen 14. Jahrhunderts und verkörpert als mythisches Wesen den ewigen Zyklus des Kosmos und den Kreisprozess der Zeit. In manchen Mythen umschlingt der Uroboros die gesamte Welt – als Symbol für das göttliche Wesen der Natur.

Auch die Fabel vom antiken Kugelmenschen führt uns vor Augen, dass niemand allein existiert, sondern alles miteinander in Beziehung steht. In uralten Zeiten hatten nach diesem Mythos die Menschen eine kugelförmige Gestalt mit zwei Gesichtern, vier Armen und vier Beinen. Die Kugelmenschen waren so unvorstellbar stark und so zufrieden und glücklich, dass sie den Neid des Olymps auf sich zogen. Zeus und die anderen Götter berieten sich lange, wie sie der Macht dieser Men-

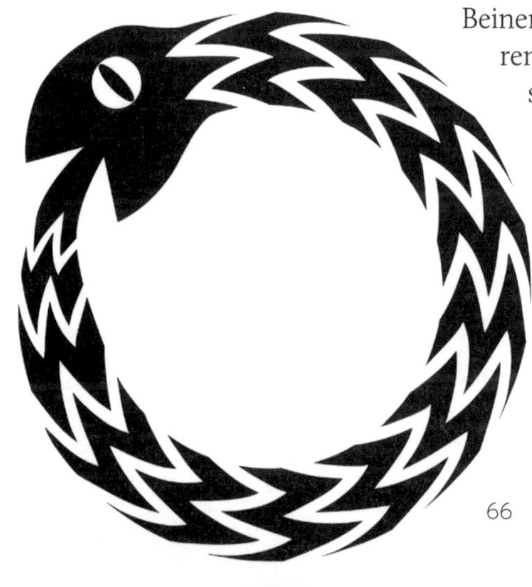

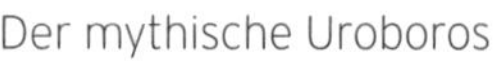
Der mythische Uroboros

schen Einhalt gebieten könnten, um zu verhindern, dass die Menschen den Göttern zu ähnlich werden würden. Zeus war sich sicher, dass die Menschen, wenn sie nur erst geschwächt wären, die Götter wieder lieben und verehren würden.

So wurden die Menschen zu einer Versammlung einberufen, in der ihnen die Götter neue, großartige Abenteuer in Aussicht stellten. In Wahrheit aber schleuderte Zeus Blitze vom Himmel, die jeden der Kugelmenschen in zwei Hälften teilte. Zudem entschloss sich Zeus dazu, diese halben Menschen über die ganze Welt zu verstreuen, denn auf diese Weise wäre sichergestellt, dass sie sich nicht erneut verbinden könnten. Als die Menschen nun von ihrer anderen Hälfte getrennt waren, begannen sie, an der unendlichen Sehnsucht nach ihrer verlorenen anderen Hälfte zu leiden. Erst als es zu spät war, erkannten die Götter, welch großes Leid sie dem Menschen angetan hatten. So gelobten sie, dass sich zwei zueinandergehörende Kugelhälften wieder auf ewig vereinen durften, wenn sie einander fänden, und so sind die Menschen auf der sehnsüchtigen Suche nach Liebe. Aus diesem Mythos lernen wir, dass die stärkste und einzigartige Kraft des Menschen die Liebe ist und kein Mensch allein, nur aus seinem Ego heraus, zur Vollendung heranwachsen kann. Der Mensch hat die Verbindung zur Ganzheitlichkeit verloren und ist ein auf ewig Suchender.

Die Kugel ist der ins Dreidimensionale übertragene Kreis. Sie ist der Inbegriff der Vollkommenheit, ein Symbol für die Seele und die Gesamtheit aller einander aufhebenden Gegensätze. Die Kugel begegnet uns im spirituellen Weltbild in zahllosen Bildern, doch egal ob als Welten-Ei, als Abbild der Weltenseele, als Kuppel der Gestirne, als Symbol der Erde, als Abbild der Gottheit und der Sonne oder als Urform des Menschen – immer verkörpert sie das Alpha und das Omega, den raum- und zeitlosen Zyklus der Schöpfung.

Auch im Märchen begegnet uns die Kugel als Abbild der Ganzheit der Persönlichkeit. Nicht zufällig verliert die Prinzessin im Märchen vom Froschkönig ihre goldene Kugel in der Tiefe des Brunnens. Um ihre Ganzheit wiederzuerlangen, muss sich die Prinzessin ihren unterdrückten Ängsten und Trieben – in Form des Frosches – stellen. Der Brunnen ist hierbei das Symbol der Hoffnung, des Ursprungs, der Spiritualität, der Liebe und der Verheißung.

Schon im ersten Buch Mose begegnet uns der Brunnen als ein Sinnbild des Lebens, der Weiblichkeit und der Liebe.

Die Dramen der antiken Griechen hingegen schildern die Befangenheit der Menschen zwischen Gesellschaft, Individuum und göttlichen Gesetzen. In seiner antiken Lehre von der Katharsis (Reinigung) schildert Aristoteles lehrbuchhaft die reinigende Wirkung der Sichtbarmachung verdrängter Emotionen und Leidenschaften von überzeitlicher und überörtlicher Gültigkeit. Seine Lehre gipfelte im einzigartigen Theaterkult des antiken Athens, das antike Theater sollte den Zuschauer reinigen und befreien. Heute sind die zahlreichen antiken Amphitheater die Zeugen dieser alten, ganzheitlichen Psychologie und ausgeklügelten Typenlehre.

Egal ob im religiösen Leben von Christen, der Glaubenswelt von Muslimen oder Pantheisten, ganz gleich ob in der Lehre der Tarotkarten, der Wissenschaft der psychologischen Astrologie, in den Erzählungen der Gebrüder Grimm oder in den historischen Vorläufern der Naturheilkunde – überall wimmelt es von Archetypen.

Archetypen sind in der Seele des Menschen als universelle bildhafte Strukturen verankert, und zwar unabhängig von der individuellen Lebensgeschichte, Religion oder Kultur. Archetypen sind archaische Vorstellungsmuster, die unser Verhalten und Erleben prägen und auf Urerfahrungen wie Geburt, Liebe, Elternschaft, Krankheit oder Tod zurückgehen. Diese Archetypen wurden im Laufe der Menschheitsgeschichte von Generation zu Generation als Rollenmuster vererbt. Jeder Archetyp ist somit von Anfang an in jedem von uns präsent. Die Rollen, die wir hingegen in unserem Leben einnehmen, sind lediglich Masken. Ich finde die Beschreibung des Archetyps als »Blaupause« einer »Originalskizze«, auf deren Basis der Mensch geschaffen ist, sehr einleuchtend.

Diese Urbilder können zu unseren Helfern bei inneren Entwicklungsprozessen werden. Sie erlauben uns tiefere Einblicke in die Zusammenhänge des Lebens und fördern unser Verständnis für das Handeln unserer Mitmenschen.

Jeder Archetyp wird mit bestimmten Eigenschaften und Herausforderungen assoziiert. Weil alles, was aus unseren archetypischen Tiefen an die Oberfläche drängt, eine Bedeutung hat, verringert die gezielte Beschäftigung damit die Möglichkeit der Arroganz und Selbstanklage. Wenn wir wissen, welcher Archetyp in uns gerade aktiv ist, fällt es uns leichter, Entscheidungen zu treffen und Optionen für die persönliche Weiterentwicklung abzuwägen. Die bekanntesten Archetypen sind das Kind, der Bodenständige, der Fürsorgende, der Kämpfer, der Entdecker, der Liebende, der Rebell, der Schöpfer, der Herrscher, der Magier, der Weise und der Narr. In meiner Praxis arbeite ich sehr gern und ausgiebig mit mythischen Bildern und Archetypen. Im Rahmen einer Kunsttherapie oder bei einer Traumdeutung ist die symbolische Arbeit mit Archetypen und mythischen Figuren ein unglaublich effektives und tief reichendes Hilfsmittel, um Prozesse der Selbstreflexion und Selbstheilung sichtbar zu machen. Aber auch die Schöpfungsgeschichten fordern uns dazu auf, dass wir uns den Ursprüngen unserer Seele stellen. Sie betten unser Dasein in einen größeren, ganzheitlichen Kontext, der uns über materielle Bedürfnisse hinweg in eine umfassendere Verantwortung gegenüber uns selbst und der Welt zwingt.

Als europäische Jäger und Sammler entstammen wir dem Wald, davon sind wir geprägt, physisch wie auch psychisch und kulturell. Die Natur war über Jahrtausende unser Zuhause. In der modernen Großstadt verbinden wir den Begriff Natur mit bunten Wiesen, Wäldern, Seen und Bergen. Das Wort »Natur« leitet sich aus dem Lateinischen »natura«, »nasci« ab und bedeutet »entstehen und geboren werden«. Die Schöpfung hält unzählige Geheimnisse bereit, die der Mensch mit all seinem Forscherdrang nicht wird fassen können. Die Tiefsee, undurchdringliche Urwälder, der Himmel und die Sterne lassen uns staunen. In der Naturwissenschaft werden Pflanzen und Tiere als »belebte Natur«, Steine, Gewässer oder Luft als »unbelebte Natur« kategorisiert. Was dabei auffällt, ist, dass wir Menschen uns nicht mehr als Teil dieser Natur verstehen. Als Krone der Schöpfung glauben wir, durch eine subjektive Außenperspektive auf die Welt blicken zu können.

Das Zeitalter, in dem wir leben, wird von Wissenschaftlern auch als Anthropozän bezeichnet. Das Anthropozän ist allumfassend vom Einfluss und Wirken des Menschen gekennzeichnet. Selbst aus dem Weltraum sind die Spuren der Menschen auf Erden deutlich sichtbar. Ingenieure behaupten, die Natur sei die Modellgrundlage ihrer Innovationen. Nein, wir nutzen die Natur nicht als unser Vorbild – wir versuchen sie zu bändigen, zu optimieren und zu verbessern, bevor wir überhaupt gelernt haben, sie zu verstehen. Wenn wir die Natur als einen vom Menschen abgetrennten Bereich definieren, fehlt uns die lebensnotwendige Verbindung zur Weisheit des Lebens. Die Natur ist unsere Existenzgrundlage. Aus ihr beziehen alle Lebewesen ihre Nahrung, ihre Kraft und finden ihren Ursprung, ihr Ziel und ihre Wiedergeburt. Die Natur ist die Kronzeugin des göttlichen Funkens in uns. Mutter Natur spricht alle Sprachen, denn sie kommuniziert mit unserem inneren Auge und unserem inneren Ohr. Sie spricht in Formen, Farben, Klängen und Gerüchen. Sie hilft uns, dort zu sehen, wo der Verstand nur Chaos wahrnimmt. Ohne die Natur gibt es keine Lebenskraft, keine Weisheit, keine Balance. Wenn wir glauben, dass es möglich ist, sich aus den ganzheitlichen Vernetzungen der kosmischen Ordnung abzuspalten, besiegeln wir unseren eigenen Suizid. Welch wunderbare Möglichkeiten würden sich uns eröffnen, wenn die westlichen Industrienationen den Wert der Natur und deren ganzheitliches Konzept auf die menschliche Lebensführung übertrügen. Entfernen wir uns von der Natur, dann entfernen wir uns vom Menschsein.

Der laute Lärm unserer Städte blockiert unseren Zugang zum inneren Ohr, und die Flut an Bildern, Filmen und medialen Reizen lässt unser inneres Auge erblinden, und so haben sich ganze Generationen ihrer schöpferischen Kreativität beraubt. Natur ist ein Erlebnis – eine Erfahrung! Sie wird sich immer nur bruchstückhaft in Zahlen, Diagrammen und Worten beschreiben lassen. Unser natürlicher Instinkt und unsere Intuition sind die Kennzeichen des Lebendigen und das Gegenteil zur Mechanik des Computers, der Maschine oder der künstlichen Intelligenz. Mit unserem Verrat an der Natur haben wir den Zugang zu unserer inneren Stimme verloren und die Natur als unser Zuhause.

Im Training der achtsamen Aufmerksamkeit lernen meine Patienten, zwischen Eindrücken und Unterhaltung zu unterscheiden. Unterhaltung ist eine Erfindung unserer Konsumgesellschaft, während das Sammeln von Eindrücken dem seelischen Entwicklungsprozess des Lebendigen entspricht. Eindrücke hinterlassen Spuren – Abdrücke auf unserer Seele. Die Summe unserer Seeleneindrücke bestimmt unsere Fähigkeit zur Erkenntnis, unsere Fähigkeit zur Empathie und formt unsere Sicht auf die Welt. Um neuen Eindrücken gegenüber offen zu sein, müssen wir uns im Hier und Jetzt verankern.

Wann haben Sie zuletzt eine Pflanze genau betrachtet und ihre Beschaffenheit bewundert? Wann haben Sie ein komplexes Musikstück intensiv genossen und immer wieder neue Feinheiten in dieser Komposition erlauscht? Des Konsums werden wir schnell überdrüssig, von der Natur hingegen bekomme ich nie genug. Der Sternenhimmel, der Wald, das Meer, der erste Schnee, der Gesang der Vögel und das Rauschen am Bach verblassen nie. Ja, in der Kunst üben wir uns in der Nachahmung der Natur. Wann haben Sie zuletzt intensiv ein Gemälde betrachtet? Können Sie sich erinnern, wann Sie eine Zeichnung, eine Idee, einen persönlichen Text oder ein Stück Handarbeit angefertigt haben?

All diese schöpferischen Tätigkeiten setzen Ruhe und Besinnung voraus und verbinden uns mit der Erde. All der Lärm um uns herum überlagert die wichtigen Geräusche in uns, und das geht auf Kosten unserer Intuition, unserer Schwingungsfähigkeit und unserer Humanität. Krieg, Gewalt und Missbrauch sind Alltag im Leben der Menschen. Durch die verloren gegangene Beziehung zur Erde sind wir in einen Teufelskreis geraten, der sich global in der Verachtung des Weiblichen präsentiert. Der Missbrauch unseres Planeten ist ein Sinnbild für die Unterdrückung weiblicher Energien. Dieses Phänomen lässt sich kulturübergreifend weltweit beobachten. Es offenbart sich lediglich in unterschiedlichen Formen und Sprachen. Solange wir die weibliche Energie unserer Gesellschaft nicht anerkennen, fördern und ausleben, steht auch unsere Beziehung zur Natur und zum Planeten Erde infrage. Intuition, Emotion, Gemeinschaft, Fürsorge, Glaube, Sensibilität, Mitgefühl, Kreativität, Fruchtbarkeit, Nachhaltigkeit, Feinheit - all dies sind wichtige Bausteine für ein glückliches Miteinander.

Auf den ersten Blick bestreitet das auch keiner. Doch stehen diese Eigenschaften im diametralen Gegensatz zum technokratischen, mechanischen, technischen und digitalen Zeitalter des männlich dominierten Wachstumswahns. Im Ausmaß der momentanen Umweltzerstörung haben wir unseren inneren Fixstern aus den Augen verloren. Aus einstigen Fährtenlesern sind technikabhängige Großstädter geworden, deren Sinne zunehmend verkümmern. Sinnlichkeit kennt in der heutigen Konsumgesellschaft also zwei Seiten. Zum einen geht es um die ständige Erweiterung und Objektivierung der Sinne durch Technik, überwiegend männlicher Ingenieure, und zum anderen wird Sinnlichkeit auf hedonistische Art und Weise stark erotisiert. Sinnlichkeit dient nicht mehr als subjektiver erkenntnisorientierter Zugang zur Welt, sondern dient einer an männlichen Vorlieben orientierten Vermarktungsstrategie, deren Objekt eine stilisierte, optimierte und dienlich gemachte Darstellung weiblicher Anpassung und Fügsamkeit ist.

Die steigenden Fallzahlen chronischer Erschöpfungssyndrome oder depressiver Verstimmungen sind nur eines von vielen Symptomen einer immer »sinn-entleerteren« Welt. Wir sollten uns endlich öffentlich die Frage stellen, welche Verbindung zwischen der weltweiten übersteigerten Männlichkeit und der gewaltgeladenen Zerstörung von Natur und Menschenleben besteht.

Mit viel Liebe, Geborgenheit und Geduld versuche ich, meinen Patienten und Schülern aufzuzeigen, wie wichtig es ist, regelmäßig all den Lärm und die Ablenkung der modernen Welt hinter sich zu lassen. Tief in uns befinden sich Antworten auf all unsere Erfahrungen und Eindrücke. Wenn wir aufhören, uns an die vermeintlichen Wahrheiten unserer Gegenwart zu klammern, wird es uns möglich, auf die leise Stimme unserer Seele zu hören.

Betrachten wir unsere Welt als eine gezielte Schöpfung, dann erfährt auch das einzelne Individuum wieder eine innere Bestätigung, die unabhängig von allen äußeren Einflüssen ihren Wert bewahrt. In einer Welt als Schöpfung wird jeder Einzelne von uns zu einem wertvollen, einzigartigen, gewollten Wesen mit einer Aufgabe. Ein solches Weltbild ermöglicht uns zu erahnen, welchen Stellenwert die Erde für unsere Ahnen hatte. Unsere aktuelle Gesellschaft hat noch einen sehr weiten Weg vor sich und wohl eine Vielzahl an Krisen zu überwinden, ehe sie die ganzheitliche und spirituelle Bedeutung der Natur für sich erkennen wird.

In der Wahrnehmung unserer Vorfahren waren alle Ereignisse sinnhaften Ursprungs. Die Natur kommunizierte mit ihnen in Symbolen und Bildern, in Form von Archetypen und mythischen Gestalten. Die Kraft der Symbole wird dann deutlich, wenn wir unsere Heimat als Planet Erde, Mutter Welt, Erdmutter oder Garten Eden bezeichnen.

Durch die neutrale Sprache der Wissenschaft haben wir unseren persönlichen Bezug zur Natur verloren. Genau das Gleiche gilt auch für die Sprache der Medizin.

Auch in der europäischen Kulturlandschaft ist nichts mehr ursprünglich und natürlich. Und doch sehnen wir uns in der Großstadt nach Parkanlagen, Gärten und Wasserlandschaften. Die Beziehung zur Natur ist ein Instinkt, der noch immer tief in uns schlummert und sich genauso vielfältig ausdrückt, wie es Menschen gibt. Dieser Instinkt lässt sich weder leugnen noch dauerhaft unterdrücken.

Die Schöpfung basiert auf dem Prinzip von Abhängigkeit und Wechselwirkung. Wir kennen diese Verkettungen aus der Debatte über das Insektensterben. Ohne Insekten keine Bestäubung, ohne Bestäubung keine Frucht, ohne Frucht keine Vermehrung und so weiter und so fort. Dieses Beispiel lässt sich auch auf die Symbiose zwischen Baum und Pilz, zwischen Licht und Phytoplankton, auf den Gasaustausch zwischen Mensch und Pflanzenwelt, auf die lebenswichtige Bedeutung von Ebbe und Flut dank unseres Mondes, auf das Magnetfeld der Erde, das uns vor kosmischer Strahlung schützt, und auf die Rhythmen von Tag und Nacht aufgrund der Erdrotation und deren Neigungswinkel zur Sonne übertragen.

Natur – Schöpfung – funktioniert ausschließlich auf der Grundlage einer rücksichtsvollen Balance des Gebens und Nehmens. Alles steht mit allem in Beziehung.

Während heute noch die Mehrheit der Betriebswirte und Ingenieure von einem stetigen wirtschaftlichen Wachstum und der Optimierung der Welt durch Technik überzeugt ist, erwacht in immer mehr Menschen das uralte Bewusstsein, dass sich die Perfektion der Schöpfung in ihrem nachhaltigen und unerschöpflichen Kreislauf der Regeneration offenbart, den wir mit unserem linearen, wirtschaftlichen Weltbild aus dem Gleichgewicht bringen.

Geht man davon aus, dass die Natur über noch ungeahnte Selbstheilungskräfte verfügt, sollten wir Menschen, um unserer aller willen, endlich begreifen, dass es nur eine einzige Option für das Fortbestehen der Menschen gibt, und zwar in Form eines »Mit der Natur«. Wenn wir unseren beschränkten Horizont durch ein ganzheitliches Weltbild erweitern, erkennen wir, dass der Himmel selbst und alle Möglichkeiten in uns selbst verborgen liegen und wir auf die Stimmen unserer Herzen hören müssen, wenn die Welt wieder ein besserer und gesünderer Ort für alle Lebewesen werden soll. Angelus Silesius (1624–1677) rät uns:

»Halt an, wo läufst du hin, der Himmel ist in dir:
Suchst du Gott anderswo, du fehlst ihn für und für.«

Aus: Der cherubinische Wandersmann

Das Anhalten ist die Idee einer Umkehr, und Umkehr birgt den Weg der Heimkehr. Das Leben ist kein gerader Weg! Es ist ein Labyrinth. Das Labyrinth als Symbol für das menschliche Leben begegnet uns in unzähligen Mythen und Geschichten als eine Suche in der Außenwelt mit der Hoffnung, etwas Inneres zu erleben. Es ist dasselbe Motiv, das wir im Gleichnis vom verlorenen Sohn antreffen und auch in der Erzählung vom gefallenen Engel, es begegnet uns bei Johannes dem Täufer, der die Buße und Umkehr predigt, und in der Geschichte von der Wandlung des Saulus zum Paulus. Letztlich wird auch irgendwann aus jeder Pilgerreise eine Idee der Umkehr und dann ein Weg der Heimkehr. Weltberühmte Pilgerwege, wie die nach Santiago de Compostela, führen erstaunlicherweise überwiegend gen Westen und folgen somit der Sonne auf ihrem Heimweg.

Ja, es gibt einen Weg »nach innen« und einen Weg »nach außen«. Beide Pfade können uns zum Göttlichen führen. Entscheidend ist für jeden dieser Wege das »Halt an!«. Innehalten heißt, dass man nicht beim Gewohnten bleibt, sondern weitergeht. Das Staunen nicht verliert! Wir sind alle Kinder der einen einzigen Schöpfung. Gott liebt den verlorenen, aber rückkehrenden Sohn noch mehr als den folgsamen, zu Hause gebliebenen. Aus dieser Perspektive ist es nicht verwunderlich, dass die Kabbalisten (Anhänger einer mystischen Lehre des Judentums) den gefallenen Engel Luzifer als den Lieblingsengel des Herrn bezeichnen.

Im sogenannten »Rangstreit der Jünger«, Markus 9,37, steht geschrieben, dass Jesus ein Kind zu sich rief und sprach: »Wer ein solches Kind in meinem Namen aufnimmt, der nimmt mich auf; und wer mich aufnimmt, der nimmt nicht nur mich auf, sondern den, der mich gesandt hat.«

Umwege und Hindernisse, Demut, Bescheidenheit und Dankbarkeit gehören zum Erkenntnisweg des Menschseins. Egal welche Hindernisse uns begegnen, oft ergeben sie Jahre später, rückblickend, sehr viel Sinn. Die Perfektion, die Schönheit und die Weisheit der Schöpfung offenbaren uns Tag für Tag aufs Neue Gottes Kraft, Liebe und Intelligenz, und diese schließt alle Menschen mit ein. Doch Gott hat seine Kinder schon vor langer Zeit entlassen. Entlassen in den freien Willen.

Natur wahrnehmen - Mit dem Atem fließt das Leben

»Gehet in die Wälder und werdet wieder Menschen.«
Jean-Jacques Rousseau

Es klingt so einfach, wenn ich zu meinen Patienten sage: »Gehen Sie in die Natur und verbringen Sie fünf Minuten in völliger Stille. Versuchen Sie mit all Ihren fünf Sinnen, die Natur um sich herum wahrzunehmen. Hören Sie dabei ›einfach‹ auf zu denken!«

Den allermeisten fällt das sehr, sehr schwer. Wir wurden so sozialisiert, dass wir nur nach Dingen außerhalb von uns suchen. Nach mehr Unterhaltung, Ablenkung, neuem Input, mehr Bestätigung und Anerkennung. Doch für das Leben zählt nur der Augenblick. Es sind die einzelnen kleinen

Augenblicke, die unser Leben entscheidend prägen. Die Bilanz vieler moderner und hastiger Lebensentwürfe ist die, das eigene Leben nicht gelebt zu haben.

Doch was bedeutet es, das Leben zu leben? Es bedeutet zuallererst, den Mut zu entwickeln, das Leben zuzulassen. Es bedeutet, Widersprüche zu ertragen, diese zu suchen und zu reflektieren. Es bedeutet, Vielfalt zu fördern und die eigene Intuition zu schärfen. Unsere Leben finden unmittelbar statt, und sie brauchen unsere volle Aufmerksamkeit. Durch die Linse einer Kamera oder den Filter einer Statistik finden wir keinen Zugang zu wahrer Lebendigkeit. Nein, wir erfahren sie nur in der Natur. Viele von uns haben verlernt, der Natur zu begegnen. Für mich beginnt die Wahrnehmung der Natur bei mir selbst, bei der eigenen Körperwahrnehmung. Den eigenen Körper in seiner Lebendigkeit zu spüren, ist nichts Selbstverständliches.

Über Jahrhunderte hinweg haben wir uns kulturell, aber auch ganz physisch von unserer Körperlichkeit getrennt. Durch die patriarchale, körperfeindliche Herrschaft der katholischen Kirche und die Urbanisierung als Folge der Industrialisierung haben wir die Beziehung zu unserem Körper verloren.

Das ganzheitliche Weltbild unserer Ahnen war jeher von einer starken erdgebundenen Körperlichkeit geprägt. Tänze, Fruchtbarkeitsrituale, die Verehrung von alten Bäumen, heiligen Bergen und Flüssen sind Teil unser aller Vergangenheit.

Um die Natur wahrzunehmen, braucht es Stille und eine Wiederentdeckung unserer fünf Sinne. Durch vierundzwanzigstündige Rundumbeleuchtung haben wir verlernt, die Notwendigkeit der Dunkelheit zu vergessen. Diese sogenannte Lichtverschmutzung ist mit ein Grund für die Rastlosigkeit und Erschöpfung der modernen Menschen. Licht sorgt für einen Anstieg des Stresshormons Cortisol. Dies wiederum lässt den Blutzuckerspiegel ansteigen, was die Gefahr von Übergewicht erhöht. Außerdem mindert Licht den Melatoninspiegel. Dieses Schlafhormon hat Einfluss auf den 24-Stunden-Rhythmus und somit auf unseren Stoffwechsel. Wer nach einer unruhigen und kurzen Nacht schon einmal das Gefühl hatte, besonders viel Appetit zu verspüren, hat das vermutlich dem Wachmacher Orexin zu verdanken, der nicht nur für eine kurze Nacht sorgt, sondern tatsächlich auch unser Hungergefühl anheizt. Zwischen der Zunahme nächtlicher Lichtverschmutzung und dem Anstieg depressiver Verstimmungen scheint es einen Zusammenhang zu geben. Die Abschaffung der Nacht hat nicht nur Einfluss auf unseren Hormonhaushalt, unseren Stoffwechsel und auf unsere Arbeitswelt, sondern auch auf unser Seelenleben und unsere spirituelle Entwicklung.

Die Dämmerung leitet die Phase der Ruhe ein und war schon immer die Stunde der Einkehr, des Rückzugs, der Gemeinschaft am Feuer und die Zeit der Andacht. Unseren Vorfahren galt die Nacht als Urmutter und Erzeugerin aller kosmischen Prinzipien. Himmel, Erde, Schlaf und Tod waren ihre Kinder. Im Laufe der Geschichte werden der Nacht das Wasser und das Unterirdische zugeordnet, also dem Ort der Samen aller Dinge. Im Traum und im Schlaf sortieren und verarbeiten wir den Alltag. Man sagt, bevor man eine wichtige Entscheidung trifft, solle man eine Nacht darüber schlafen, denn mit dem Schlaf käme die Antwort.

In der Antike begegnet uns die Nacht im schleiernen Gewand, umringt von Mohnblumen (wegen ihrer einschläfernden Wirkung). Tod und Traum spiegeln sich im Symbol der Eule und der Mohnblume wider und gelten im Volksmund als Zwillingsbrüder der Nacht. Gönnen Sie sich wieder eine natürliche Beziehung zur Dunkelheit. Schalten Sie Ihr Smartphone konsequent aus, nutzen Sie mit Einbruch der Dunkelheit kein – oder wenig – elektrisches Licht, und genießen Sie im Garten die Schattenspiele des Mondlichts. Verbannen Sie den Fernseher als modernen Lagerfeuerplatz aus Ihrem Wohnzimmer. Der Weg zu einem »Mit der Natur« beginnt nämlich schon in Ihrer Wohnung und bei Ihrem Schlafverhalten.

Beobachten Sie auch Ihre Atmung. Der Atem ist der Odem des Lebens. Eine Atemübung für Einsteiger finden Sie auf Seite 291.

In meinem Praxisalltag beobachte ich, dass die überwiegende Mehrheit meiner Patienten über keine natürliche Atmung verfügt. Eine verkümmerte Atemhilfsmuskulatur führt zu Beklemmungsgefühlen und Verspannungen. Der ständige Stress im Beruf und die zahlreichen Versagensängste im Alltag führen bei meinen Patienten zu einer extrem flachen Atmung, aus der wiederum eine Unterversorgung mit Sauerstoff resultiert. Wenn uns Sauerstoff fehlt, leiden unser Blut und all die Organe, die es versorgt. Die richtige Atemtechnik zu lernen und falsche Atemtechniken zu vermeiden ist im Rahmen Ihres Genesungsprozesses und Ihrer Lebensumstellung ein sehr wichtiger Faktor. In der Regel ist das Atmen ein unbewusster Vorgang. Oft werden wir uns der Atmung erst bei körperlicher Anstrengung oder bei seelischer Belastung bewusst. Ein Mangel an Bewegung, Fehlhaltungen oder erhöhtes Körpergewicht führen dazu, dass es vielen von uns »den Atem verschlägt«. Über längere Zeit führt dies zu verschiedenen Beschwerden und Erkrankungen. In der Atemtherapie lernen Sie auch, das »alltägliche« Atmen bewusst wahrzunehmen und zu verändern. Atemtherapie kann beruhigend auf das Nervensystem wirken. Es nimmt Einfluss auf unsere Hormonproduktion, wirkt regulierend auf unseren Stoffwechsel und kann Ängste, Wut, Stress, Schmerzen und Entzündungen nachweislich positiv beeinflussen.

Ja, richtiges Atmen und gezielte Atemübungen können Ihnen auf Ihrem Weg in ein gesünderes, aber auch geistreiches und seelisch erfüllteres Leben, eine große Hilfe sein. Führen Sie täglich Atemübungen durch. Der große Vorteil unserer digitalen Welt ist, dass Sie hierfür ganz wunderbare Anleitungen und Hilfestellungen im Internet finden. Gehen Sie für Ihre Atemübung in Ihren Garten, auf den Balkon, ans offene Fenster oder am besten in den Wald. Vielleicht sogar barfuß?

Aus Mythen und Sagen kennen wir den Wald als düsteren und einsamen Ort, in dessen Zentrum sich eine helle Lichtung befindet. Die Waldlichtung ist ein uraltes Symbol und verkörpert die Erlangung spiritueller Einsicht. Ohne aber die Dunkelheit, die Schönheit und die Gefahren des eigenen Waldes zu erkunden und auszuleuchten, wird eine nachhaltige spirituelle Entwicklung nicht möglich sein. Licht und Finsternis bedingen sich gegenseitig. Für die Waldvölker Europas war der Wald ein heiliger Ort. In der Deutung von Träumen ist er ein Sinnbild für tief verborgene Ängste und Wünsche. Die Finsternis des Waldes ergibt sich aus den Abertausenden von Bäumen, Büschen und Sträuchern. Sie verkörpern die Lebenskraft des Kosmos, das Streben zum Licht und die Fähigkeit der Natur zur Selbsterneuerung. Im Dickicht begegneten unsere Ahnen allerhand Mischwesen und den Hexen und Nymphen als Abbild des Unbekannten. Im Altertum wurden Waldhaine verehrt, während in der hochmittelalterlichen Ritterdichtung die Durchquerung des Waldes Teil einer Mutprobe im Prozess der Mannwerdung war. Entdecken Sie nun den Wald in sich!

Erforschen und leuchten Sie die dunklen Ecken außerhalb Ihrer Komfortzone aus. Wagen Sie sich ins Labyrinth der Wälder!

Wie das geht? Es ist viel unspektakulärer, als Sie sich das vorstellen. Entdecken Sie Ihre fünf Sinne! Unternehmen Sie einen Spaziergang im Wald, ohne Smartphone, ohne Fahrrad oder ähnliche Ausrüstung.

Gehen Sie durch den Wald wie nie zuvor. Lauschen Sie der Stille. Fühlen Sie barfuß die Verbindung zur Erde, nehmen Sie die Gerüche der Nadelbäume wahr. Sammeln Sie Blätter, Blumen, Steine und Kräuter, die Ihnen besonders ins Auge fallen.

Berühren Sie die Rinde eines Baumes mit geschlossenen Augen und nehmen Sie sich die Zeit, um den Wald wahrzunehmen. Können Sie Tiere sehen oder hören? Wie macht sich die aktuelle Jahreszeit bemerkbar? Kennen Sie die Namen der gesammelten Pflanzen? Scannen Sie Ihre Umgebung vom Vogel in den Baumwipfeln bis zum Waldboden unter Ihren Füßen. Haben Sie einen Käfer oder einen Regenwurm entdeckt? In Kapitel sieben finden Sie eine Anleitung zur Baummeditation und einige Anregungen zur Aktivierung Ihrer Sinne.

In naturbelassener Erde tummeln sich pro Hektar circa 2500 Kilogramm Regenwürmer. Diese sind an der Erzeugung von jährlich 600 Tonnen lebenswichtigem Humus beteiligt. Dieser kostbare Humus spendet den Pflanzen all die Mineralien, die sie für ihr Wachstum brauchen.

Der Baum repräsentiert wie keine andere Pflanze die Achse des Kosmos. Er ist das Bindeglied zwischen der Wurzelwelt des Unterirdischen, dem Stamm als der irdischen Welt und der Krone, die in den Himmel reicht. Spüren Sie, wie er ruht und zugleich nur so vor Lebenskraft strotzt?

Der Weltenbaum der nordischen Völker wurzelte im Himmel und entfaltete seine Krone im Leib der Erde, um sie mit dem Saft des Himmels zu beleben. Seine Äste entsprachen den fünf Elementen: Äther, Luft, Feuer, Wasser und Erde.

Selbst die heilige Maria wird mit dem Baum des Heils in Verbindung gebracht, aus dessen Frucht der Erlöser geboren wird.

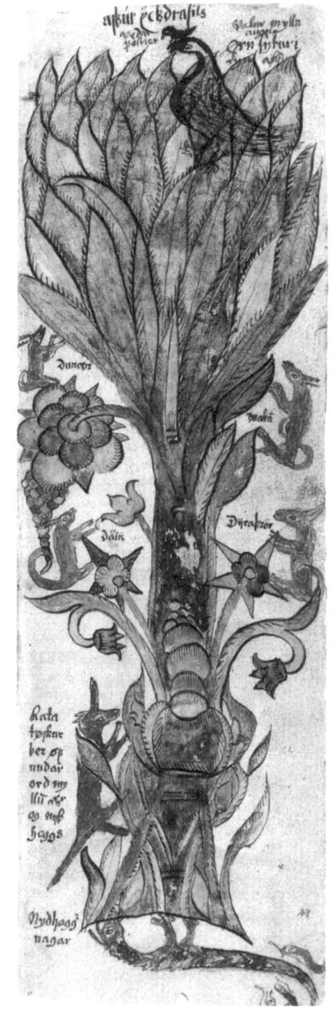

Der Weltenbaum fungierte als Weltenachse zwischen Unterwelt, Erde und Himmel.

Das Buch Genesis kennt den Baum des Lebens und den Baum der Erkenntnis von Gut und Böse. Bäume repräsentieren die Einheit von Mensch und Natur. Ihre Äste können wie ein familiärer Stammbaum oder ein Lehrgebäude angeordnet sein. Für die Alchemisten des Mittelalters und der Renaissance verkörperte der Baum jedoch die Kraft aller schöpferischen Fantasie.

Ist ein Patient zum ersten Mal in meiner Praxis, bitte ich ihn in der Regel darum, einen Baum zu zeichnen. Aus dieser individuellen Bleistiftzeichnung lassen sich tiefe Einblicke in die unbewussten Persönlichkeitsstrukturen meines Patienten gewinnen. Der Baum ist ein uraltes Symbol des Lebens und nimmt, in der bildhaften Sprache unserer Seele, mannigfaltige Formen und Strukturen an. Ja, er wächst mit uns.

Um nun der Natur wieder näherzukommen, sollten Sie sich auch im Alltag die bewusste Frage nach der Herkunft Ihrer Lebensmittel, Ihrer Möbel und Ihrer Kleidung stellen. Natur beginnt direkt in Ihrem Zuhause, in der eigenen Wohnung und bei Ihrem täglichen Konsum. Werden Sie sich gewahr darüber, dass jeder Schluck Wasser, den Sie nehmen, jedes Ihrer Holzmöbelstücke und jedes einzelne Lebensmittel ein Teil im großen Zyklus der Natur ist. Die Konsequenz daraus ist, dass Sie selbst zur Summe der von Ihnen konsumierten Rohstoffe werden. Sie kennen den Spruch: »Man ist, was man isst.«

Unsere Welt basiert auf einem Prinzip der Resonanz. Das heißt, dass unsere Taten, unsere Entscheidungen und unsere Glaubenssätze wie ein Magnet auf unsere Umwelt wirken. Wenn Sie die Ruhe des Waldes mit in Ihren Alltag tragen, wird sich Ihre Sendefrequenz dementsprechend verändern, und Sie werden überrascht sein, dass Sie plötzlich so manches nicht mehr aus der Fassung bringen kann.

Wenn Sie darauf achten, dass Sie gesunde und biologisch hochwertige, aus fairer und nachhaltiger Landwirtschaft erzeugte Lebensmittel zu sich nehmen, wird

Ihr Körper wieder lernen, daraus gesunde neue Zellen zu bauen, so, wie es die Regenwürmer für den Baum und der Wald für Ihre Atemluft tut.

Befreien Sie auch Ihre Wohnung von Plastik und Kunststoffen verschiedenster Art und bereichern Sie Ihr Wohnklima durch Zimmerpflanzen. Wir erleben die Natur also in jeder Facette unseres Alltags. Sie ist immer um uns.

Zum Verinnerlichen

Wenn wir den Kontakt zur Natur suchen, begegnen wir dem Leben selbst. Die Schöpfung zeigt uns, dass alles einem unendlichen Zyklus der Erneuerung unterliegt, und mit dem spirituellen Bewusstsein, dass allen Dingen, Zuständen, Erfahrungen und Ereignissen immer auch ein neuer Anfang innewohnt, werden wir erst wahrhaft frei. Leben wir im Rhythmus der Natur und erkennen wir in der Schöpfung unseren Lehrmeister, so finden wir eine Art von Trost und Kraft, eine Form des Staunens, der Liebe und der Versöhnung, die wir als vor langer, langer Zeit verloren gegangen glaubten – dann werden wir immer wieder neu geboren!

Chancen eines ganzheitlichen Weltbildes – Zwischen Wissenschaft und Spiritualität

»Gehe aufrecht wie die Bäume,
liebe dein Leben so stark wie die Berge,
sei sanft wie der Frühlingswind,
bewahre die Wärme der Sonne im Herzen,
und der große Geist wird immer mit dir sein.«
Indianische Weisheit

Um in meiner Heilpraxis Patienten nachhaltig unterstützen zu können, sind für mich eine kontinuierliche Selbstreflexion und regelmäßige Körper- und Seelenarbeit ein Muss.

Es gibt Bereiche im Leben, die sich nicht mit Worten vermitteln lassen, sondern nur am eigenen Körper, vom eigenen Geist, der eigenen Seele erfahren werden wollen. Wenn wir Spiritualität, Religion, Kunst oder den Mythos aus unserem Leben verbannen, enden wir als bloße Schreibtischtäter. Überzeugungen und Leidenschaften sind keine beweisbaren und verifizierbaren Objekte, sie sind Ergebnisse menschlicher Erfahrung und Reifung. In dieser Erkenntnis wurzelt das Weltbild des Heilpraktikers, und zugleich liegt darin der Angriffspunkt für die Schulmedizin verborgen. Ich selbst bin ein großer Freund der Wissenschaften. Ich habe in meinem akademischen Studium viele wichtige Dinge gelernt. Allem voran die Methode wissenschaftlichen Arbeitens.

Dennoch begegnet mir in meiner Arbeit als Heilpraktiker und Lehrer auch eine andere Welt. Eine Welt, in der nicht Statistiken und Lehrmodelle, sondern Emotionen, individuelle Erlebnisse und Charaktere regieren. Bei der Ausarbeitung von Therapieplänen beziehe ich die Recherche nach neuen Forschungs- und Studienergebnisse immer mit ein, denn es wäre töricht zu glauben, dass ein einzelnes Weltbild das Wunderwerk Mensch in seiner Ganzheit erklären kann. Weltbilder sind Modelle. Sie helfen uns, Dinge greifbarer und verständlich zu machen. Damit ein Modell anwendbar bleibt, muss es verkürzen, Prioritäten setzen und manche Dinge ausblenden. Das gilt für Modelle der Physik genauso wie für Modelle der Theologie oder der Medizin.

In meinem praktischen Arbeitsalltag muss ich Menschen davon überzeugen, dass die Anstrengungen, sein Leben umzustellen, eine Fastenkur zu machen, mehr Bewegung in den Alltag zu integrieren, sich besser zu ernähren oder sich täglich zu dehnen, den Therapieerfolg bestimmen. Das klingt anstrengend, und das ist es anfangs auch. Anstrengung und Entspannung sind aber Urprinzipien des Lebens, denn alles Seiende ist geprägt von einer Polarität. Polarität ist die Zweiheit von gleichwertigen, sich stets ergänzenden Polen, die im natürlichen Gleichgewicht der Schöpfung gründen. Polarität ist ein Grundprinzip der Schöpfung.

Dualität hingegen führt zur Spaltung und Einseitigkeit im Denken, Fühlen und Handeln. Die Polarität des Lebens begegnet uns überall: an den Polen einer Kugel, also den Polen des Magnetfeldes unserer Mutter Erde, bei der Elektrizität und im Prinzip von Ursache und Wirkung. Polarität begegnet uns zwischen Frau und Mann, zwischen Sonne und Mond, im Ein- und Ausatmen.

Unsere moderne Gesellschaft basiert auf einem dualistischen Weltbild. Ein dualistisches Weltbild drückt sich in Form eines Schwarz-Weiß-Denkens aus. Dualismus begegnet uns in der Auffassung, dass nur Wissenschaft Wahrheit fördert und dass das menschliche Handeln in ein hollywoodkonformes Gut und Böse kategorisiert werden kann.

Auch die Einteilung der Welt in »belebt« und »unbelebt« wäre demnach das Ergebnis einer dualistischen Weltsicht. Weitere typische Beispiele für Dualität sind die Gegensätze Gott zugewandt und Gott abgewandt, Täter und Opfer, Liebe und Hass oder Licht und Dunkelheit. Ja, der Wald ist zwar dunkel, aber wenn wir ihn im Geiste eines polaren Weltbildes betreten, erkennen wir, dass im Schatten unseres Forstes der fehlende Pol zum freien Leben vergraben liegt und der Weg zur Lichtung den Wald voraussetzt. Dass wir heute in einem dualistischen Weltbild verhaftet sind, ist das Ergebnis einer langen historischen Entwicklung. Egal ob man die Herrschaft unter Königen und Fürsten, das NS-Regime, den Sozialismus der DDR oder den Kommunismus betrachtet – all diese diktatorischen Regimes teilten die Welt in ein »falsch« und »richtig«, in »Freund« und »Feind«.

Die Chancen eines ganzheitlichen Weltbildes liegen also darin, die Polarität des Lebens zu erkennen und daraus eine neue Offenheit, mehr Empathie und Verständnis für die Komplexität und die Schönheit allen Seienden zu entwickeln.

Für die alten Griechen war das Wort »drama« ein Synonym für unser Wort »Handlung«. Jede menschliche Handlung war gezeichnet von einer kosmischen Polarität. Aus ihrer ganzheitlichen Sicht gab es kein Richtig oder Falsch, denn jeder Schritt des Menschen war eine Abwägung von Prioritäten, deren Grad von Erkenntnis prinzipiell immer nur bruchstückhaft sein konnte. Die Entscheidung für etwas war zugleich immer auch eine Entscheidung gegen etwas.

Die Fähigkeit und die Bereitschaft, sich in der Begegnung mit anderen selbst zu erkennen, setzt somit die Loslösung vom Egozentrismus und der Rechthaberei voraus.

Von Kindesbeinen an leben wir in einer Leistungsgesellschaft, in der die Stärkeren gewinnen und dominieren. Wir werden reduziert auf Leistungsfähigkeit und auf die Summe unserer messbaren, sichtbaren Fertigkeiten. Zeugnisse, Abschlüsse, Ausbildungen, Praktika, Herkunft, Beziehungen und Kontakte produzieren keine reifen Menschen, aber sie produzieren über Generationen hinweg soziale Ungleichheit. Viele Führungskräfte, Lehrer, Ärzte und Juristen sind Schüler und Prediger eines Systems, das uns vormacht, dass das Wohl der Menschen nur im Fortschritt liegt. Dass Entwicklung aber auch im Unsichtbaren, still im Verborgenen stattfindet, wird übersehen. Dass Freiheit und Verzicht sich gegenseitig bedingende Pole sind, bleibt ihnen verborgen. Unsere Gesellschaft wird vom Ego regiert, und das Ego kennt keine Polarität.

Zur Verdrängung der eigenen Ängste, Schwächen, Enttäuschungen, Wünsche und Triebe braucht es ein duales Weltbild. Ein Schwarz und ein Weiß. Darum versuche ich als Heilpraktiker, meinen Patienten Stück für Stück die Prinzipien einer ganzheitlichen Welt zu vermitteln. Natürlich, das geht nicht von heute auf morgen, aber hat ein Patient den Weg in meine Praxis gefunden, ist die Bereitschaft und Offenheit für einen Perspektivenwechsel meist schon im Keim vorhanden. Auch wenn es auf den ersten Blick nicht so scheint, so hat jede physische Erkrankung doch auch ihre geistige, seelische Entsprechung, so wie es das Gesetz der Analogie besagt (siehe Seite 141). Ob nun der Ursprung einer Krankheit im körperlichen oder im geistig-seelischen Bereich liegt, ist von Fall zu Fall unterschiedlich, dennoch ist klar, dass Krankheit immer alle Bereiche der menschlichen Existenz berührt.

Um einen Patienten ganzheitlich unterstützen zu können, muss man ihn darüber aufklären, wie wichtig die geistige und seelische Pflege während seines Genesungsprozesses ist, und im Umkehrschluss auch, dass die Heilung von Geist und Seele stets auch die Therapie am Körper braucht. An dieser Stelle verweise ich immer wieder darauf, wie sehr es uns schadet, dass unser Gesundheitssystem die Behandlung von chronisch erkrankten Patienten größtenteils nur auf eine körperliche Therapie reduziert.

Die Kritik, dass ganzheitliche Verfahren nicht über den Placebo-Effekt hinaus wirksam seien, lehne ich aus Erfahrung ab. Der berühmte Placebo-Effekt sollte in jeder Therapieform kultiviert und genutzt werden, dennoch regen die von Heilpraktikern angewandten Verfahren vor allem die Selbstheilungskräfte unserer Patienten an. Selbstheilungskräfte werden sichtbar – in der Verbesserung von Blutwerten, bei der Regulierung des Pulses, des Blutdrucks und dem Rückgang von erhöhten Entzündungswerten. Doch wie das Wort Selbstheilungskraft schon verrät, geht es bei ganzheitlichen Verfahren oft um das Selbst-aktiv-Werden. Betrachtet man also nur den kurzen Moment der therapeutischen Intervention in der Praxis, ohne die Lebens- und Ernährungsumstellung, die Einnahme von Heilkräutern und die Veränderung im Denken und Fühlen zu berücksichtigen, werden Kritiker immer nur das sehen und bestätigen, was sie zu bestätigen versuchen: keine Wirkung über den Placebo-Effekt hinaus.

Warum ist das so? Der Grund hierfür ist, dass das schulmedizinische Weltbild davon ausgeht, dass Arzneimittel bei Wirksamkeit auch immer eine Nebenwirkung mit sich bringen. Diese Annahme führt dazu, dass ein Heilmittel ohne Nebenwirkungen nicht als Arzneimittel gilt, sondern bestenfalls als ein Placebo. Sehr verkürzt dargestellt wird die Wirkung von Medikamenten immer in großen Menschengruppen untersucht. Die eine Gruppe von Personen erhält das Medikament, das getestet werden soll, die andere erhält ein »Scheinmedikament«, ein Placebo. Keiner der Teilnehmer weiß, zu welcher Gruppe er gehört. Hinzu kommt, dass auch die Testleiter und die Wissenschaftler, die den Test im Nachhinein auswerten, nicht wissen, welcher Patient das echte und welcher Patient das Scheinmedikament erhalten hat. So wird eine größtmögliche Objektivität gewährleistet. Dieses Verfahren ist sehr sinnvoll, wenn es um die Testung eines Einzelwirkstoffes geht. Da schulmedizinische Medikamente oft sehr starke Neben- und Wechselwirkungen nach sich ziehen, ist es von großer Wichtigkeit, dass strenge Standards der Forschung eingehalten werden. Zudem beruht unsere moderne Pharmakologie auf Statistiken, die den Einzelnen zum Durchschnitt der Gesellschaft degradiert und dabei die reale, individuelle Konstitution eines Menschen oft vernachlässigt. So verwundert es uns nicht, dass über Jahrzehnte hinweg sämtliche Medikamente und Medizinprodukte nur für den durchschnittlichen, männlichen Patienten entwickelt wurden. Patientinnen erhielten bis vor Kurzem ausschließlich männliche Dosierungen, männlichen Gelenkersatz oder männliche Prothesen.

Folglich sind wir immer so gesund und so krank wie der Durchschnitt der Bevölkerung, und danach richtet sich dann auch die Medikation jedes Einzelnen. Das widerspricht natürlich grundlegend dem ach so modernen Postulat der Vielfalt, Pluralität und Diversität, fördert aber das Wachstum und den Gewinn einzelner Branchen und Vorstände. In einem naturheilkundlichen Weltbild versagt diese Art der Testungen. Da sich der Alltag in der Heilpraxis nach dem Prinzip der Polarität, also nach den Gesetzen der Ganzheitlichkeit gestaltet (siehe Seite 135), kommt es nicht vor, dass alle Patienten mit Kopfschmerzen ein und dieselbe Arznei erhalten.

Bei der Arzneimittelfindung aus dem großen Fundus an Heilkräutern, Heilpilzen, homöopathischen und isopathischen Arzneien (nach dem Ansatz, Gleiches bzw. Ähnliches wird Gleiches bzw. Ähnliches heilen), spielt nicht nur das Symptom des Patienten, sondern auch seine ganze Geschichte, die Beschaffenheit seines Körpers, seine Konstitution, sein Charakter und sein geistiger und seelischer Zustand eine entscheidende Rolle.

Ganzheitlichkeit verpflichtet uns also dazu, dass die Behandlung nicht mit der Verschreibung eines Arzneimittels endet. Wenn ein Patient beispielsweise an starkem Schwitzen leidet, wird gegebenenfalls nicht nur ein schweißhemmendes und kühlendes Arzneimittel verordnet, sondern auch ausgiebig nach Trigger-Momenten dieser Schweißausbrüche gesucht. Das können Ängste, Verunsicherungen, konsumierende Erkrankungen, Stresssituationen oder sogar Reaktionen einer positiven Erregung sein.

Dann geht es aber noch einen Schritt tiefer. Nun müssen die identifizierten Trigger bis zu ihrem Ursprung verfolgt und durch den entsprechenden Pol bearbeitet und aufgelöst werden – vorausgesetzt der Patient ist dazu bereit. Das klingt einleuchtend und effizient – ist aber ein hartes Stück Arbeit.

Übertragen wir dieses Beispiel auf einen Patienten mit Diabetes Typ II. Neben einer Behandlung durch einen Diabetologen und den Hausarzt muss dem Patienten die Bedeutung seines Ernährungsverhaltens auch auf seelischer Ebene verdeutlicht werden. Wenn die Abhängigkeit von Insulingaben verhindert werden soll, reicht es meist nicht aus, den Patienten auf eine gewöhnliche Diabetes-Schulung zu schicken. Da die Entwicklung eines Diabetes Typ II meist mit der jahrelangen Vernachlässigung des eigenen Körpers, der eigenen geistigen Entwicklung und der Unterdrückung seelischer Botschaften einhergeht, muss der Patient sich mithilfe eines Begleiters in den eigenen dunklen Wald aufmachen. Denn das Thema Ernährung ist verknüpft mit der Beziehung zur eigenen Mutter. Wenn man sich von einem festgefahrenen Ernährungsverhalten löst, emanzipiert man sich automatisch auch vom mütterlichen Einflussbereich – das ist eine herausfordernde Aufgabe, die viel Feingefühl und Mut voraussetzt. Dazu schildere ich Ihnen später einige Praxisbeispiele (Seite 194ff.).

Genau das Gleiche gilt für das Thema Bewegung. Die Freude an Sport und Bewegung ist bei vielen Menschen im Laufe ihres Lebens abhandengekommen, weil sie damit zum Beispiel schlechte Erfahrungen gemacht haben. Die Angst, zu schwach, zu langsam oder nicht gut genug zu sein, die Ablehnung des eigenen Körpers, weil man nicht den geschlechterspezifischen Idealbildern entspricht oder demütigende Erfahrungen im Schulsport, all das führt zur Erstarrung und verhindert die Entfaltung einer gesunden und liebevollen Beziehung zum eigenen Körper. Diabetes-Patienten brauchen also mehr als nur die Aufforderung, sich zu bewegen. Körperliche Bewegung setzt geistige und seelische Bewegung voraus und umgekehrt.

Die Hinwendung zu einem naturbewussteren Leben gibt vielen Patienten wieder neues Selbstvertrauen und ein Vertrauen in ihre Welt. Die Erkundung des eigenen Gartens oder die Ruhe des Waldes können dabei helfen, die Freude an der Bewegung zu fördern.

Ja, Patienten sind Individuen. Es muss zum Wohle der Patienten möglich sein, beide Dimensionen der medizinischen Versorgung, die ärztliche und die heilpraktische, in respektvollen Einklang zu bringen. Die Therapie unserer Patienten beginnt bei uns Therapeuten selbst, nämlich bei unserer Bereitschaft zur Selbstreflexion und zur Selbsterfahrung, und genau hier trennt sich die Spreu vom Weizen. Im Ringen um das ganzheitliche Wohl des Patienten offenbart sich die Tätigkeit eines Therapeuten als Berufung oder eben bloße Arbeit.

Wir brauchen dringend mehr Personen im Gesundheitssystem, die ihren Beruf als Berufung verstehen und als Konsequenz ihrer Berufung auch das Leben eines Vorbildes leben. Man darf sich bei der Behandlung von Patienten nicht ausschließlich als Mechaniker verstehen. Um Menschen zu fördern, muss man auch hin und wieder die Rolle eines »Geburtshelfers« übernehmen. Wir müssen angehenden Studenten und Auszubildenden vermitteln, dass Bildung über das Anhäufen von Fakten und Wissen weit hinausgeht. Bildung ist die Fähigkeit, sich von einer Sache ein eigenes Bild zu machen. Ganzheitliche Bildung entsteht, wenn Wissen fachübergreifend verknüpft, zu neuen Ansichten führt und somit zu der Grundoffenheit, die Lust am Lernen stets neu für sich zu entdecken. Aus dieser Neugier resultiert die Bereitschaft zu steter Weiterentwicklung.

Ganzheitlichkeit basiert auf Vielfalt. Einer Vielfalt, die in unserer patentierten, monokulturellen, monopolisierten, digitalisierten, skalierten und von Massenprodukten überschwemmten Welt verloren gegangen ist. Gelungener Pluralismus zeichnet sich durch ein Miteinander aus, nicht durch reinen Wettbewerb, Ellbogenmentalität, Kampf und Meinungsmonopole. Ein Streit um das Anrecht auf Wahrheit und die Berufung zur Weltverbesserung wird scheitern – wie so oft in der Geschichte der Menschheit.

Wir halten fest, dass es zwei große Unterschiede zwischen dem wissenschaftlich-technischen und dem ganzheitlichen, spirituellen Weltbild gibt. Wissenschaft und Technik betrachten den Menschen und die Welt von einem externen Standpunkt aus, einer Außenperspektive. Dabei geht es um das Erkennen und Verändern der äußeren Welt. Wenn ich also die Gesetzmäßigkeiten der äußeren Welt erkenne, kann ich sie manipulieren und verbessern. Die Anhänger eines ganzheitlichen Weltbildes konzentrieren sich hingegen auf die eigene Innenwelt. Folglich muss sich der Einzelne ändern, dann ändert sich auch die Welt. Die Ziele einer ganzheitlichen Lebensweise heißen Selbsterkenntnis, Befreiung, Einheit und Erlösung. Das hohe Maß an Technisierung hat in allen Lebensbereichen für ein enormes Maß an Undurchschaubarkeit gesorgt. Wir sind wissenschaftsgläubig geworden und uns nicht ansatzweise darüber bewusst, wie abhängig wir vom Funktionieren technischer und digitaler Apparate und Systeme sind.

Das rasante Tempo unserer modernen Gesellschaft resultiert aus dem Sinnverlust der Aufklärung und der Dominanz der modernen Wissenschaft. Denn wenn das menschliche Leben als ein reines Zufallsprodukt innerhalb eines scheinbar chaotischen Kosmos betrachtet wird, wundert es mich nicht, dass sich viele Patienten ohnmächtig und orientierungslos fühlen, wenn ihnen Stress und Schicksalsschläge begegnen. Ein sinnloses Leben auf einer zufälligen Welt und in einem planlosen Universum ist der Freibrief für eine egoistische, ressourcenfressende und spaßorientierte Gesellschaft, in der Konsum und Verschwendung zum Opium einer transzendentalen Obdachlosigkeit geworden sind.

Der moderne Mensch belächelt die bildhafte, beseelte Kosmologie unserer Ahnen und tut sie oft als naive Weltsicht, Wahrsagerei und Esoterik primitiver Kulturen ab – und doch: Unser modernes Leben ist voll von wissenschaftlichen und gesellschaftlichen Zukunftsvorhersagen. Täglich verlassen wir uns auf die Prognosen von Meteorologen, Klimaforschern, Wirtschaftsanalysten, Trend- und Zukunftsforschern, Politikwissenschaftlern und Hellsehern. Wir wollen uns in alle Richtungen absichern und die Zukunft mit Prognosen lenken, vorhersagen und gestalten. Im echten Leben fällt es uns dann erstaunlich schwer, exponentiell in Sprüngen oder im Chaos zu denken, und darum liegen wir mit den wirklich wichtigen Vorhersagen wohl oft daneben.

Die Rationalisierung der Welt ist der Versuch, die Menschheit von Leid und Angst zu befreien. Die Vorstellung einer Weltenformel, die Illusion einer Zähmung und Optimierung der Natur auf Basis von Technik und Wissenschaft entfernen uns nur noch mehr vom Sinn einer allumfassenden Verbundenheit, unserer individuellen Berufung und unserer eigenen Intuition.

Größtenteils leben wir eine Mentalität, die uns suggeriert, dass wir uns einfach so lange einer wissenschaftlich fundierten Selbstoptimierung zu unterziehen bräuchten, bis schließlich keinerlei Lebensrisiko mehr bestünde. Im Umkehrschluss ergibt sich daraus, dass Misserfolge, Scheitern und Unglück einzig und allein auf die Entscheidung oder die Inkonsequenz des Einzelnen zurückzuführen sind: »Selbst schuld!« Eine solche Mentalität ist höchst problematisch für unsere Gesundheit und nicht sehr förderlich für den Zusammenhalt einer Gesellschaft.

Wir gehen nicht mehr spazieren, sondern zählen Schritte oder laufen Marathon. Wir verbringen kaum noch Zeit mit unseren Kindern, sondern fördern sie unentwegt. Ehepaare gehen nicht mehr arbeiten, um zu leben, sondern managen im Terminkalender die freien Kapazitäten für ihre vernachlässigte »Quality Time«.

Wir wappnen uns für alle Eventualitäten, bis über die Altersvorsorge hinaus. Die Vermessung des Ichs hat um sich gegriffen. Die Smart Watches sollen den in Zahlen gegossenen Beweis dafür liefern, welcher Wert und Erfolg dem Leben jedes Einzelnen zuzuordnen ist. Körpergefühl, Intuition, Reife, Erkenntnis, Kreativität, Liebe und Geduld entsprechen jedoch inneren Prozessen, die nicht materiell messbar und belegbar sind.

Leben Sie Ihren Gegenentwurf zum digitalen Ameisenstaat! Der Glaube und das kindliche Staunen waren seit jeher der Anfang jeder wissenschaftlichen Entdeckung. Der Archetyp des Wissenschaftlers in uns verbringt Wochen, Monate oder gar Jahre im Labor und brütet über seinen Ergebnissen. Der Geistesblitz der Genialität, der Kuss der Musen oder das fehlende Puzzlestück überkam die großen Geister aber immer im Abstand zum Schreibtisch – bei einem ausgedehnten Spaziergang, nachts im Schlaf oder beim Singen unter der Dusche.

Ich bin überzeugt davon, dass Wissenschaft und Glaube aus dem gleichen Holz geschnitzt sind und sich gegenseitig viel stärker bedingen und auch brauchen, als wir das bisher angenommen haben. In ihrer fruchtbaren und respektvollen Begegnung, im Dialog, im Fluss beider Pole, in der Versöhnung von Lehrmeister und Kind eröffnen sich viele Optionen und Perspektiven für eine nachhaltige Welt.

So gesehen könnten eine ganzheitliche und spirituelle Weltsicht und ein forschender, wissenschaftlicher Weltgeist Hand in Hand die Einzigartigkeit und Perfektion der Schöpfung offenbaren und unser aller Leben mit gegenseitigem Respekt befrieden und bereichern. Ja, Wir können immer wieder aufs Neue Erstaunliches voneinander lernen!

Die Schleier der Wirklichkeit - Vom »Ich« zum »Selbst«

»Wir müssen auf unsere Seelen hören,
wenn wir gesund werden wollen.
Letztlich sind wir hier,
weil es kein Entrinnen vor uns selbst gibt.
Solange der Mensch sich nicht selbst
in den Augen und im Herzen seiner Mitmenschen begegnet,
ist er auf der Flucht.
Solange er nicht zulässt,
dass seine Mitmenschen an seinem Innersten teilhaben,
gibt es keine Geborgenheit.
Solange er sich fürchtet, durchschaut zu werden,
kann er weder sich noch andere erkennen,
er wird allein sein.
Alles ist mit allem verbunden.«
Hildegard von Bingen

In den Worten der berühmten Heilerin wird uns einmal mehr verdeutlicht, was ein ganzheitlicher Weg, ein Pfad der sogenannten Erleuchtung, voraussetzt. Es geht um Demaskierung, um den Blick hinter den Schleier und das Eingeständnis, dass wir alle Teile unseres »Ich« auch in unserem Gegenüber wiedererkennen können, wenn wir nur wollen und es zulassen.

Der Begriff der »Erleuchtung« ist mit dem Wort »leicht« verwandt (wie auch im Englischen »light« für »leicht« und »Licht«). Dieses Buch soll weder ein Patentrezept zur Selbstheilung, eine Anleitung zur Therapie von Patienten noch Ratgeber für Lebensfragen sein. Dieses Buch soll Ihnen einen kleinen Einblick in die befreiende Leichtigkeit einer ganzheitlichen Lebenseinstellung bieten, Ihr Verlangen nach Entwicklung und Reifung befeuern und Ihre vergessenen, schlafenden Träume wecken. Es soll eine Renaturierung Ihres Lebens anstoßen und Ihnen aufzeigen, dass es auf die Perspektive Ihres Bewusstseins ankommt, ob sie künftig manche Dinge endlich auf die »leichtere Schulter« nehmen können.

Wie kann die Sicht eines Heilpraktikers Ihren ganz praktischen Alltag bereichern, ohne dass Sie den Weg der Natur, der Ganzheitlichkeit oder der Spiritualität bis in die letzte Konsequenz verfolgen müssen? Ein wichtiger Grundsatz spiritueller Lehren ist, dass die Fähigkeit zur Transzendenz in uns allen vorhanden ist. Menschen mögen sich vielleicht im Ausmaß ihrer Talente, ihrer Sensibilität und ihrer Empfänglichkeit für bestimmte Themen unterscheiden, dennoch wohnt allen der Funke des großen Ganzen inne, der, unabhängig von kognitiver Begabung, allein auf Vertrauen und Liebe beruht.

Im Praxisalltag stelle ich fest, dass nicht selten die Wurzel einer chronischen Erschöpfung oder einer Blockade bei der Umsetzung einer Lebensumstellung im geschwächten, ängstlichen und hilflosen »Ich« des Patienten verborgen liegt.

Um Neues zu wagen, geschweige denn sich der Vorstellung einer durch Selbstverantwortung und Selbstveränderung formbaren, ganzheitlichen Welt hinzugeben, braucht der Mensch zuerst ein starkes und gefestigtes »Ich«.

Die Basis ganzheitlichen Fortschritts ist – wie nicht anders zu erwarten – Vertrauen und Liebe. Nur unter optimalen Voraussetzungen, die größtenteils nicht in unserer Hand liegen, gelingt es, dass wir unser Potenzial und unsere Fähigkeiten von Kindesbeinen an entfalten dürfen. Tatsächlich werden wir aber durch Erziehung, Familie und ein soziales Umfeld sowie weitere äußere Einflüsse auf Umwege gezwungen und in Einbahnstraßen getrieben.

Der Wunsch, »normal« zu sein, ist tief in uns verankert und ist logischerweise auch eine erfolgreiche Überlebensstrategie. Nicht aufzufallen und mitzuschwimmen ergibt durchaus Sinn – macht aber nicht unbedingt frei.

Gemeinschaft setzt Anpassung, Regeln und Kooperation voraus. Diese Basics des sozialen Zusammenlebens ermöglichen ein friedliches Miteinander, eine erfolgreiche Jagd, eine sichere Familiengründung, das Management von Krisen, die Verteidigung gegen Feinde und die effiziente Arbeitsteilung in einer Gesellschaft. Diese Formen sozialer Anpassung sind in fast allen Kulturen zu beobachten. Doch sehr viele Programme unseres Kulturkreises sind nicht allgemeingültig und für Mitglieder fremder Kulturen nicht nachvollziehbar. Es reicht schon aus, mit den Essgewohnheiten eines fremden Landes konfrontiert zu sein, um an die Grenzen der eigenen Sozialisierung zu stoßen, und auch in der Definition von Geschlechterrollen scheiden sich unter den Kulturen die Geister.

Worauf will ich hinaus? Machen Sie sich bewusst, dass alles, was wir wahrnehmen, nur im Scheinwerfer unserer vergangenen Erfahrungen sichtbar wird. Die Programmierung, die wir während unserer Sozialisation erfahren, färbt die Brille, durch die wir unsere subjektive Wirklichkeit wahrnehmen.

Im Prozess der wissenschaftlichen Beobachtung steht der Wissenschaftler als Subjekt einer von ihm getrennten objektiven Welt gegenüber. Obwohl die Wissenschaft selbst erkannt hat, dass es dem Beobachter nicht möglich ist, sich vom beobachteten Objekt zu trennen, ist diese Illusion noch weit in der Bevölkerung verbreitet. Ziehen Sie daraus die Lehre, dass die Welt, die Ihnen begegnet, nicht »die eine Welt« ist, sondern »Ihre Welt«.

Beim Erstgespräch in meiner Praxis versuche ich, mir so weit wie möglich die fremde Welt meines Gegenübers zu erschließen. Um die Programme, die Überlebensmuster seiner Welt zu verstehen, muss ich einen großen Fragenkatalog abarbeiten. Vielen Patienten ist eine so ausführliche und differenzierte Gesprächskultur fremd. Auch fällt vielen Patienten die Identifizierung mit Fragen, die nicht unmittelbar mit ihren aktuellen Symptomen oder ihren schulmedizinischen Diagnosen in Zusammenhang zu stehen scheinen, manchmal schwer. In den unbeliebten Themenfeldern, hinter den Fragen, mit denen wir uns »schwertun«, liegen aber wichtige Knotenpunkte verborgen, die es zu lösen gilt. Dort finden wir wichtige Antworten!

Doch zwischen dem subjektiven »Ich«, dessen Blick auf die eigene Welt und dem im großen Ganzen beheimateten »Selbst« befinden sich Dutzende Schleier, die wir lüften müssen.

Da sind also, wie bereits beschrieben, die Schleier der Erziehung, der Beschulung, die Schleier unserer Ängste und Sorgen, unserer Sozialisierung, unserer Kultur, unserer Beziehungen, unseres Selbstbildes und unserer Lebensbewältigungsstrategien. Es ist so, wie es Hildegard von Bingen bereits vor 900 Jahren beschrieben hat: »Solange er (der Mensch) sich fürchtet, durchschaut zu werden, kann er weder sich noch andere erkennen …« Wir müssen also hinsehen lernen, und daran führt kein Weg vorbei. Dazu aber später mehr.

Oft werde ich gefragt, wie es möglich ist, gesundheitliche Beschwerden mit sanften naturheilkundlichen Verfahren zu behandeln. Ganz nach dem Motto: »Übel müsse Übel vertreiben«, ist es gesellschaftlicher Konsens, dass Heilung immer mit Risiken, Schmerzen oder drastischen Maßnahmen verbunden sein muss. Ja, Operationen, schwere Eingriffe, starke Medikationen sind manchmal dringend notwendig und unumgänglich. Setzt man mit der Präventionsarbeit aber früh genug an, lassen sich manche Schicksale wenden.

Bei der naturheilkundlichen Behandlung geht es meist um ein unspezifisches Einwirken auf Körper, Geist und Seele. Das oft zitierte »Gleichgewicht« beschreibe ich meinen Patienten bildhaft als einen Kaffeefilter im eigenen Körper. Stellen Sie sich vor, dass die Filter im Inneren der Menschen in ihrem Fassungsvermögen und ihrer Durchlässigkeit variieren – das entspräche dann der Ebene der individuellen Veranlagungen. Wenn Sie über einen sehr großen, grobporigen Filter verfügen, sind Sie in der Lage, die Überlastung Ihres Systems sehr lange zu kompensieren. Das mag vorerst von Vorteil sein, doch führt es auch dazu, dass sich ungesunde, selbstschädigende Angewohnheiten festfahren und schnell die Überzeugung vorherrscht, am eigenen Körper Raubbau betreiben zu können, ohne etwaige Konsequenzen fürchten zu müssen.

Täglich erhöht sich der Füllstand unseres Filters. Stresshormone, Umweltgifte, fettige und nährstoffarme Ernährung, Genuss- und Aufputschmittel, Medikamente, psychische Belastung, sozialer Druck, ständige Erreichbarkeit, Existenzängste, zu wenig Bewegung, fehlender Sinn und fehlende Lebensfreude, zu wenig Schlaf und vieles mehr »verstopfen die Poren unseres Filters« und sind ebenfalls Schleier, die uns daran hindern, die Dinge und die Welt um uns ganzheitlich zu betrachten.

Sie wissen, was Stresshormone oder Unausgeschlafensein aus Menschen machen kann. Wenn alles zu viel wird, droht das »Fass Mensch« überzulaufen. Dann werden plötzlich Herz-Kreislauf-Erkrankungen, Burn-out, Krebs, Autoimmunerkrankungen oder Essstörungen zum Druckventil eines brodelnden Dampfkessels. Hier setzt die ganzheitliche Naturheilkunde als unspezifische Begleitung zur Schulmedizin an.

Ungeachtet der Symptome der einzelnen Erkrankung müssen, im übertragenen Sinne, der Füllstand des Filters gesenkt und die verstopften Poren gereinigt werden. Um Gleichgewicht und ungehinderten Fluss zu gewährleisten, müssen körperliche, geistige und seelische Stressoren und Störfelder identifiziert, unterbunden und gelöst werden. Das findet je nach Bereitschaft und Erkenntnisstand des Patienten mit verschiedensten Methoden statt.

Wenn wir das eigene Stresslevel, das uns blockiert und unflexibel macht, senken und die eigene Selbstverurteilung beenden, stattdessen Selbstliebe, Vertrauen und Hoffnung entwickeln, dann reduzieren wir den Druck auf all unsere Systeme und regulieren auch unseren so gern zitierten »Kampf- und Fluchtmodus«. Ganz selbstverständlich wirkt sich das auf die gesamte Befindlichkeit des Patienten aus.

Wenn also der letzte Tropfen das Fass zum Überlaufen gebracht hat, zwingt uns der eigene Körper zum Innehalten, zur Geschwindigkeitsreduktion.

Die Idee der naturheilkundlichen Medizin fußt auf dem uralten Prinzip der Erlösung. Einem Sich-Lösen von überholten Programmen und Verhaltensmustern, an denen das kleine, ängstliche »Ich« auf dem Weg zur Auflösung in ein erwachsenes, selbstständiges, an Zielen und Visionen orientiertes »Selbst« verzweifelt festzuhalten versucht.

Dieses neue Selbst- und Weltbild wird verhindern, dass Sie erneut Öl ins Feuer gießen, dass Sie eine weitere Schmerztablette schlucken, um den Raubbau am Körper, trotz Schmerz, voranzutreiben. Es wird Ihnen auch die innere Gelassenheit ermöglichen, die es braucht, dass Sie den Streit mit Ihrem Kollegen nicht auch noch mit einer verbalen Retourkutsche befeuern. Wenn Sie dann allmählich zu der Minderheit in unserer Gesellschaft gehören, deren Filtersieb nicht bis Anschlag gefüllt und undurchlässig ist, wird sich wie von Zauberhand vieles in Ihrem Leben relativieren.

Diesen Vorgang nennt die Lernforscherin Vera F. Birkenbihl das »Relativitätsprinzip der Psyche«. Dieses Prinzip drückt nichts anderes aus, als dass die Einbettung in einen größeren Kontext als den des eigenen kleinen Egos, gepaart mit der erstaunlichen Kraft neuer motivierender Lebensziele, viele bisherige Lebenshemmnisse recht rasch verschwindend gering erscheinen lässt.

Lüften Sie also Stück für Stück die Schleier! Durchforsten Sie das Dickicht! Halten Sie an! Kehren Sie um! Gehen Sie weiter und werden Sie unerschrocken neugierig! Wenn wir einer solchen Lebensphilosophie folgen, wird uns das nicht immer von Leid, Schmerz oder Traurigkeit befreien, aber es macht uns stabiler, stärker, weitsichtiger und manchmal auch aus Elefanten wieder Mücken.

Bei der Entwicklung vom »Ich« zum »Selbst« befreien wir uns aus dem Gefängnis unseres Egos. Während sich das

»Ich« nach Anerkennung und Selbstbestätigung im Außen sehnt, sich in der Euphorie der Selbsterhöhung badet oder sich in Verstrickungen vorgetäuschter Erwartungen flüchtet, vollzieht sich der Erkenntnisgewinn des »Selbst« still im Inneren.

Wenn ich Menschen beobachte, sehe ich deren Überlastung und Stress. Viele sind auf der Suche nach mehr Balance zwischen Arbeit und Privatleben, und die Sehnsucht nach Ruhe und Rückzug ist omnipräsent. Dass auch die Nachfrage nach regionalen Produkten in bestimmten Nischenmärkten steigt und »Do-it-yourself-Praktiken« im Trend liegen, verwundert mich also nicht. Wir erleben, dass immer mehr Menschen von einem einfachen, geerdeten und unmittelbaren Leben träumen! Aber erfüllt sich in einem bewussteren, reduzierteren und einfacheren Leben tatsächlich die Sehnsucht nach einem Mehr an Durchblick, Ruhe, Gelassenheit und Sinn?

Zunehmend überfordert meine Patienten die Komplexität ihres Alltags, oder sie fühlen sich entfremdet von sich und der Welt. Überreizt von Informationen und überrannt von der Geschwindigkeit einer digitalen Welt sehnen sich viele, oft auch nur unbewusst, vor allem nach einer Reduzierung von Wahlmöglichkeiten.

Mit der Abnahme von Wahlmöglichkeiten schwindet die Angst davor, eine vielleicht nicht ganz optimale bestmögliche Auswahl zu treffen. Die Natur ist uns diesbezüglich ein guter Lehrer, denn sie bietet uns größtmögliche Vielfalt, ohne uns dabei jemals zu überfordern. Vereinfachung bedeutet, dass man überflüssigen Ballast abwirft.

Der Rückzug auf ein überschaubares Gebiet stiftet Freiheit und Kontrolle über das eigene Leben. Während die Erfahrung, dass das eigene Handeln einen gestalterischen Mehrwert für das eigene Leben hat, im Berufsalltag der meisten Menschen komplett verloren gegangen ist, bietet unser Leben im privaten Kontext eine wunderbare Fülle an Möglichkeiten, um sich selbst als aktiv, gestalterisch und lebenslang lernend zu erleben.

Bei diesem Prozess helfe ich meinen Patienten als Freund, Geburtshelfer, Fährtenleser und vor allem als Zuhörer. Wenn wir die Schleier der Wirklichkeit nacheinander lüften, schälen wir Stück für Stück den wahren Wesenskern unserer Seele frei. Denn die Wirklichkeit ist das göttliche Prinzip, das hinter all dem, was uns in der Welt begegnet, »wirkt«. Wenn wir erkennen, dass wir selbst die Auslöser dieser vielen »Wirk-mechanismen« in unserer Welt sind, können wir urplötzlich an der immer fortwährenden göttlichen Schöpferkraft aktiv teilhaben.

Im Garten - Zwischen Kultur und Natur

»Willst du ein Leben lang glücklich sein,
dann lege einen Garten an.«
Unbekannt

Mit den ersten Frühlingsvorboten beginnt die tägliche Arbeit im Garten. Die Pflege eines eigenen Gartens war für mich schon immer ein großes Privileg und ein wichtiger Teil der Selbstwerdung. Der Kontakt zur Erde beruhigt und entspannt mich. Im Garten werde ich zum Gestalter und Bewahrer der Schöpfung. Alles, was mir dort begegnet, nährt meinen Körper, meinen Geist und meine Seele.

Sobald die ersten Sonnenstrahlen auf dem Tau der Gräser glitzern, gehe ich jeden Morgen, barfuß und mit einer Tasse Kaffee oder Tee, durch meinen Garten. Die morgendlichen Stunden sind erfüllt von einer stillen, aber überschäumenden Lebenskraft. In dieser Ruhe verspüre ich ein tiefes Vertrauen in die Vollkommenheit der Natur.

Die Morgenröte verkörpert die Hoffnung und alle in mir vorhandenen Möglichkeiten. Im Christentum steht der Morgen für die Wiederkunft und für spirituelles Erwachen. In der Esoterik verkörpert er das Element Luft und in der Naturheilkunde den Sanguiniker, also den heiteren, lebhaften und teils leichtsinnigen Menschen.

In meinem Garten pflanze und züchte ich Obst, Gemüse, Kräuter, Beeren und Heilpflanzen, aber auch Zierpflanzen, Blumen und Stauden für die Bienen dürfen nicht fehlen. Lebensmittel, die wir nicht selbst erzeugen können, werden uns vom Bauernhof aus der Region in einer nachhaltigen Öko-Kiste geliefert. Insektenhäuser, Vogeltränken und schattige Rastplätze machen meinen Garten zu einem Zuhause der puren Geborgenheit. Ganz besonders schön ist es, wenn man die sensiblen Stunden der Verwandlung von der Nacht zum Tag oder vom Tag hin zur Nacht im Garten beobachtet. Wenn sich vom einen zum anderen Augenblick das Licht wandelt, die Geräusche sich verändern und die Temperatur der Luft zu- oder abnimmt, dann spüren wir den Puls der Natur. Diese Sinnesreize kennen wir aus den hell erleuchteten, klimatisierten Innenräumen unserer Büros leider nicht mehr.

Seit jeher stellt der Garten einen heiligen Bereich dar. Er ist ein Ort der Initiation, der sich ganz entscheidend von der modernen Welt abgrenzt. Spätestens seit der Epoche der Romantik (eine Epoche der Kunst-, Musik- und Literaturgeschichte, die vom Ende des 18. bis ins späte 19. Jahrhundert reicht) verkörpert der Garten einen geheimen Ort, der oft mit einer Mauer oder einem Zaun von der Außenwelt abgegrenzt und geschützt wird. Der Garten fungiert somit als ein Ort, der die Entfremdung des Menschen von seiner ursprünglichen Einheit mit der Natur quasi rückgängig machen soll oder zumindest die Sehnsucht nach dieser Einheit sichtbar macht.

In einer Vielzahl von Romanen des 19. Jahrhunderts begegnen wir überwiegend weiblichen Protagonistinnen, die im Garten einen Ort der Selbsterneuerung, der Hei-

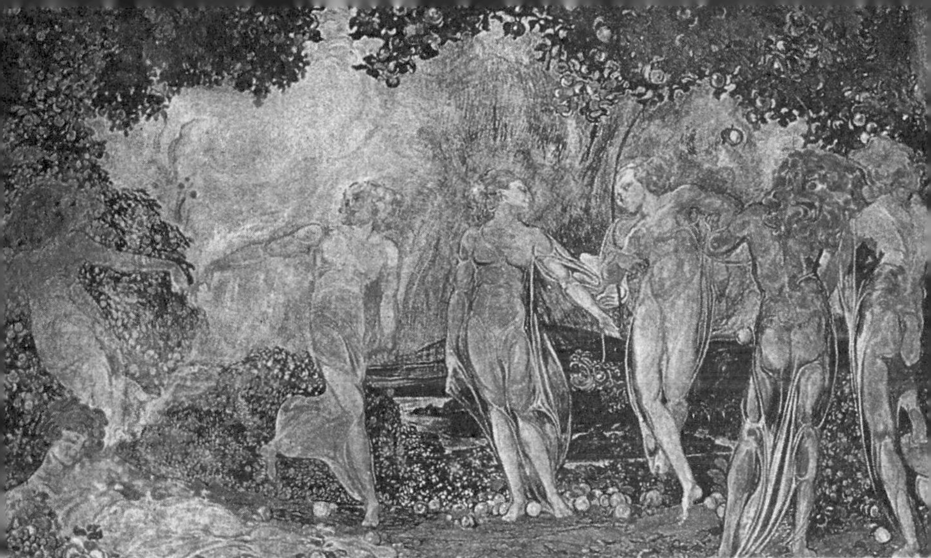

Néstor Martín-Fernández de la Torre - Der Garten der Hesperiden

lung oder des inneren Friedens finden. In antiker Tradition werden Gärten von höheren Wesen oder Engeln bewacht. Denken wir nur an den Garten der Hesperiden. Sie hüteten einen traumhaft schönen Garten, in dem sich ein Baum mit goldenen Äpfeln befand. Dieser Baum war ein Hochzeitsgeschenk der Göttin Gaia an Hera und Zeus. Die goldenen Äpfel schenkten den Göttern ewige Jugend.

Und fürwahr, auch mein Garten ist eine Kraftquelle. Seine aufwendige Pflege hindert mich daran, kostbare Zeit mit Medien oder stumpfsinniger Unterhaltung zu verbringen. Ein ertragreicher und gepflegter Garten fordert viel Aufmerksamkeit und bringt mich körperlich und geistig in Bewegung – aber auch an Grenzen.

Einen Garten zu kultivieren ist dem Schaffen eines Künstlers sehr ähnlich. So war der Garten auch aus historischer Sicht schon immer ein Ort der Künste, der Malerei, der Musik und der Lektüre. Anfangs, wenn man noch kein geübter Gärtner ist, gehört das Scheitern zum Prozess. Allmählich lernt man aus den Fehlern, die man im Vorjahr gemacht hat. Man entwickelt ein instinktives Gespür für den richtigen Zeitpunkt des Rückschnitts, der Ernte oder den passenden Standort für neue Pflanzen. Probiert man Neues aus, weiß man nicht, was passiert. Das Scheitern ist Teil der Erfahrung.

Wenn ich nach Antworten und neuen Ideen suche, gehe ich in den Garten. Wenn ich auf Knien in der kühlen Erde grabe, Pflanzen setze, Samen aussäe, singe, schwitze und tief und langsam atme, dann finde ich oft ganz beiläufig die Antwort auf eine lang gewendete Frage.

In der Kunst ist das ähnlich. Man muss sich zu hundert Prozent dem Werk verschreiben. Wenn man als Künstler alles gegeben hat, seine ganze Energie für eine Vision bereitgestellt hat, dann ist es Zeit loszulassen und zu akzeptieren, dass das Werk beendet ist. Der Rest ergibt sich von selbst. So ist es im Garten, so ist es in der Kunst, und so ist es im Leben.

Ich säe, stutze, stütze, schütze, hege und pflege meine Pflanzen mit größter Hingabe, doch die Ernte ist immer auch von vielen unbeeinflussbaren Faktoren, wie zum Beispiel dem Wetter oder dem Insektenbefall, abhängig. Im Laufe der Jahre habe ich gelernt, die Unvorhersehbarkeiten der Natur anzunehmen und mich flexibel und vorausschauend darauf einzulassen. Mein Garten hat mich die nötige Gelassenheit und Geduld dem Leben gegenüber gelehrt. Er hat mich dafür sensibilisiert, wie viel Arbeit, Zeit und Energie in einer einzelnen Frucht steckt und wie schützenswert unsere Natur ist.

Im Zentrum meines Gartens habe ich als Hausbaum einen Ahorn gepflanzt. Der Ahorn vereint Gegensätze, wirkt beruhigend auf Körper und Geist und erheiternd auf die Seele. In der traditionellen Naturheilkunde werden seine jungen Blätter in der Küche verwendet oder dienen als Heilmittel bei Entzündungen und Fieber.

Der Baum im Zentrum meines Gartens soll uns an die Erzählung in der Genesis und die uns damit übertragende Verantwortung erinnern.

Die heutige Einfriedung unserer Gärten betont ihre Bedeutung als Grenzbereiche, denn im Garten begegnen sich Natur und Kultur. Im Gegensatz zum dunklen Wald werden im Garten Triebe und Leidenschaften domestiziert und sublimiert. Im Laufe meiner spirituellen Entwicklung habe ich viele Dinge ausprobiert. Was sich stimmig anfühl-

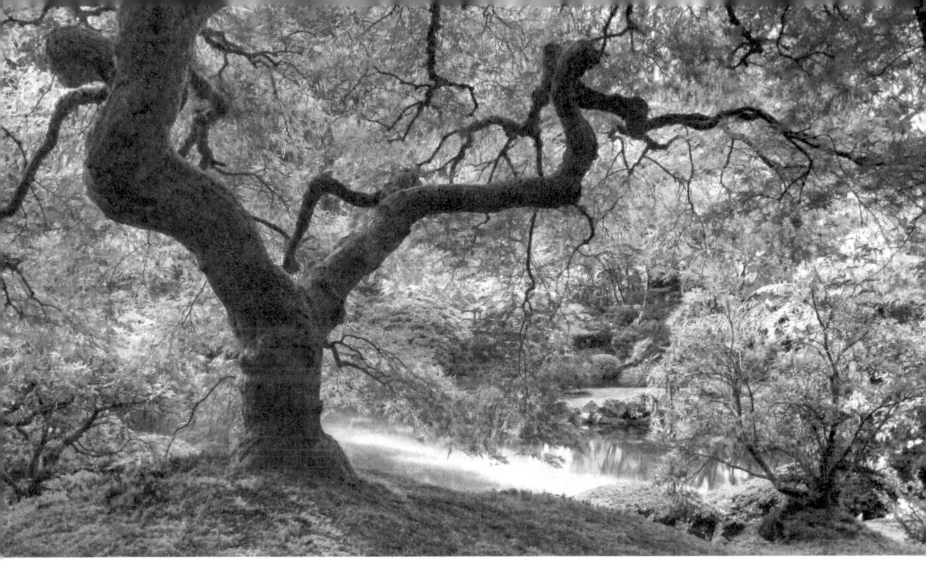

H. von Bingen verwendete warmes Ahornholz bei Gichtanfällen.

te, habe ich in mein Leben integriert. Gartenarbeit, Yoga, Kunst, Musik und das Wandern waren für mich genau das Richtige – und was fühlt sich für Sie stimmig an?

Wenn wir auf dem Weg in ein achtsameres Leben sind, sollten wir vermeiden, dass neue Zwänge und Regeln die alten ersetzen. Allzu oft stelle ich fest, dass Persönlichkeitsentwicklung zum Geschäft wird und der Suchende zum passiven Jünger einer Organisation oder eines vermeintlich allwissenden Gurus.

Ihre Beziehung zur Natur braucht nicht zwangsläufig ein Lehrbuch. Ihre fünf Sinne reichen dafür völlig aus! Immer wenn ich ganz bewusst eine neue Phase in meinem Leben willkommen heiße, ziehe ich mich in die Wildnis zurück. Als Jugendlicher habe ich das ganz instinktiv getan.

Ich erinnere mich an wunderschöne Nächte im Freien unter dem funkelnden Sternenhimmel. In einer Kuhle im hohen Gras haben wir es uns gemütlich gemacht und uns vom Rauschen des Baches in den Schlaf wiegen lassen. Als Erwachsene stehen wir oft in viel größerer Distanz zur Natur. Nicht nur weil wir es gewöhnt sind, alles auf Kosten und Nutzen zu hinterfragen, sondern auch, weil wir die Natur als etwas Fremdes oder gar Bedrohliches betrachten.

Während meiner Ausbildung zum Heilpraktiker habe ich eine sogenannte Initiation angetreten. Eine Initiation, eine Visionsreise oder auch Waldexerzitien genannt, sind Rituale, die uns dabei helfen, Lebensübergänge ganz bewusst zu erleben und zu gestalten.

In meinen Fall habe ich drei Tage und drei Nächte allein und fastend im Wald verbracht. Allein hinauszugehen, nur mit sich selbst zu sein und als gestärkte Persönlichkeit zurückzukehren ist ein uraltes Ritual. Es markiert den Übergang vom Kind zum Mann, vom Kranken zum Geheilten, vom Trauernden zu dem Gestärkten, der den Weg zurück ins Leben findet, vom Zweifelnden zum Glaubenden oder einfach von dem, der sucht und endlich findet.

Heute leben wir in einer kindlichen Welt, die das Erwachsenwerden verlernt hat. Nur allzu gern suchen wir den Ursprung unserer Selbsttäuschungen, unserer geplatzten Träume und versäumten Ziele überall, nur nicht bei und in uns selbst.

Egal ob kindliche Schönheitsideale, das Streben nach ewiger Jugend, die Anhäufung von Gütern und Besitz, deutscher Versicherungswahn, aber auch die Verbannung von Alter, Tod und Mühsal aus der Gesellschaft sind Ausdruck unseres kollektiven »Peter-Pan-Komplexes«. Gehörten einst zum Erwachsenwerden des Gesellen noch die Wanderjahre, werden heute unbezahlte Praktika gesammelt, Lebens- und Familienplanung werden »aufgeschoben«, und Volljährige verharren, oft auch ungewollt, bis weit über dreißig im Haus der Eltern.

Einst zogen die Jungen hinaus ins Land, um als Drachentöter, als Ritter zurückzukehren – ohne Versicherung und Rückflugticket.

Auch die Kulturen indigener Völker kennen unzählige Zeremonien, die den jungen Menschen in seine gesellschaftliche und individuelle Verantwortung des Erwachsenenlebens geleiten und ihn den Herausforderungen des Lebens gegenüberstellen. Religiöse Gemeinschaften feiern und würdigen den Reifeprozess des Einzelnen in ihren symbolischen Weihungen, Sakramenten und Übergangsritualen.

Aber auch, wer Künstler, Akademiker oder Meister werden wollte, der zahlte demütig sein Lehrgeld und ging nicht nur in die Lehre, sondern diente den Meistern über sehr viele Jahre hinweg, um dann eines Tages würdig ihr Erbe anzutreten. Wenn man heute noch die Attraktivität von Reife, Weisheit und Alter zu würdigen weiß, gehört man also zu einer aussterbenden Art.

Nur mit dem Nötigsten ausgestattet zog ich also in den Wald. Jede Nacht suchte ich mir mit meinem Schlafsack unter einem anderen Baum einen Platz für die Nachtruhe. In den ersten beiden Nächten war es mir kaum möglich, Schlaf zu finden. Mein Kopf war voll mit all den gespenstischen Geschichten aus unserer Kindheit, den Fratzen von Wölfen, Wildschweinen und all den Axtmördern, die uns im Kino verfolgen. Die Nächte währten ewig, und in der tiefen Dunkelheit nahm ich die Geräusche des Waldes sehr viel intensiver wahr als am Tag. Beim Rascheln einer kleinen Maus stellten sich mir blitzartig die Nackenhaare auf. Das Rauschen der Bäume, das Scharren der Wildschweine und die Rufe des Uhus durchbohrten mich wie die Formeln uralter, beschwörender Zaubersprüche.

Dann, mit dem Anbruch der Dämmerung, verspürte ich eine nie da gewesene Erleichterung. Auf einer großen Waldlichtung konnte ich mich in der warmen Morgensonne baden. Die vielen kleinen Tautropfen schimmerten wie Abermillionen kleine Diamanten. Tagsüber wanderte ich, sammelte Kräuter für mein Herbarium, sang Lieder, betete, übte Yoga, machte mir Notizen oder las in einem der Bücher, die ich mitgenommen hatte. Die Tage waren zeitlos, und das beständige Wetter machte es mir nicht sonderlich schwer, meine Zeit im Wald zu genießen.

Am dritten Tag hatte ich mir als nächtlichen Unterschlupf am Waldrand einen wunderschönen alten Haselnussbusch ausgesucht.

Es war am späten Nachmittag, ich hatte gerade einen Eintrag in meinem Tagebuch beendet, als ich auf der Wiese vor mir eine Fähe mit ihren Welpen spielen sah. Sie schienen ganz und gar im Einklang mit ihrer Umwelt zu leben. Ihr liebevoller Umgang untereinander und das bedingungslose Vertrauen der Welpen zu ihrer Mutter rührte mich. Und so hatte sich mir die Füchsin genau im richtigen Moment gezeigt. Mir wurde bewusst, dass auch ich im Wald nichts zu befürchten hatte. Meine Sympathie den Füchsen gegenüber ließ mich wieder im Wald meiner Kindheit ankommen.

Ich sollte nicht mehr ängstlich sein, mich nicht mehr verkriechen und ständig in allen Richtungen nach Absicherung suchen. Die Essenz meiner Initiation im Wald war, dass ich Vertrauen in mich selbst, aber vor allem in meine Umwelt zurückgewinnen musste.

Ich sollte lernen, die Dinge in meinem Umfeld nicht ständig zu bewerten oder in ihre Einzelteile zu zerlegen. Während dieser Visionsreise wurde der Fuchs zu meinem Krafttier, und er schenkte mir das Vertrauen und die Anpassungsfähigkeit, die ich brauchte, um die Furcht vor der Nacht im Wald zu verlieren.

Die letzte Nacht im Wald war ein Fest der Sinne! Es eröffnete sich mir eine ganz andere Welt als in den Nächten zuvor. Ich bestaunte die unfassbare Schönheit der Sterne, legte im Schatten der alten Bäume Zeugnis ab – Zeugnis über meine Schwächen, meine Ängste, meine inneren Dämonen, aber auch über meine Hoffnungen, Träume und meinen Glauben. Danach lauschte ich friedlich ruhend dem nächtlichen Konzert der Frösche und den mächtigen, spätsommerlichen Bässen der Hirsche. Zuletzt fand ich tiefen und erholsamen Schlaf.

Ich fühlte mich ganz und gar zur richtigen Zeit am richtigen Ort. Die Tage in der Natur hatten mich zurück zur Kraftquelle meiner Kindheit geführt, und alles in mir füllte sich mit neuer Lebendigkeit.

Das Wissen um die allumfassende Verbundenheit und die Polarität aller Dinge hatte mich bis zum Kern meiner

Seele durchdrungen. Ich hatte mich gegen die Opferrolle, gegen die Angst und für das Licht entschieden!

Dem Ruf des Lebendigen zu folgen und den Menschen Schutzräume zu eröffnen, in denen sie Geborgenheit und neue Inspiration finden können, ist zu einem wichtigen Teil meiner Lebensvision geworden.

Ja, um uns dem Göttlichen zu nähern, müssen wir nicht unbedingt auf Pilgerreise gehen, einen Gottesdienst oder eine Kirche besuchen. Wir müssen auch nicht Theologie oder Philosophie studieren. Nein, wir müssen hinaus in die Natur gehen.

Sehr viele biblische Begegnungen mit Gott fanden in der Natur statt. Denken Sie an Moses und den Dornbusch! Oder an Abraham, der die Gegenwart Gottes am nächtlichen Firmament wahrnahm. Waldexerzitien waren nicht nur für die heidnischen Waldvölker oder die Ureinwohner Amerikas eine selbstverständliche Praxis der Bewusstseinserweiterung, auch christliche Mönche suchten regelmäßig in der Natur die Begegnung mit Gott.

In meinem Garten habe ich mir ein Umfeld geschaffen, das mir den Kontakt mit dieser Wildnis täglich in Erinnerung ruft. Mein Garten ist ein Mahnmal meiner Schatten und bestärkt mich darin, dass ich den Menschen, den Dingen und den Entwicklungen in meinem Leben Zeit, Geduld und vor allem Vertrauen schenken muss. Heute kann ich behaupten, dass ich an einem Punkt in meinem Leben angekommen bin, an dem das Licht der Morgensonne all meine Schattenthemen so erleuchtet hat, dass sie für mich keine Gefährdung mehr darstellen.

Im Vergleich zur Wildnis ist der Garten also eine gezähmte Reminiszenz an alte, urtümliche Zeiten. Er ist der Gegenentwurf zur Stadt.

Wir müssen alle gemeinsam den Menschen in der Stadt viel mehr gemeinschaftliche Grünflächen und offene Dachgärten zur Verfügung stellen. Wir brauchen grüne Orte der zwischenmenschlichen Begegnung, um Kreativität, Gesundheit und ein friedliches Miteinander zu fördern. Selbst der eigene kleine Balkon kann, gewusst wie, zum kleinen Garten Eden, zum individuellen Ashram oder zum stillen, kontemplativen Rückzugsort kultiviert werden.

Ich bin fest davon überzeugt, dass eine intensive Begegnung mit Mutter Erde die Menschen verändert, schwingungsfähiger und empathischer macht. Mitfühlen zu können, ohne zu urteilen, eröffnet uns Souveränität in Körper, Geist und Seele, die uns für das Wohl der Schöpfung und der Gesellschaft einstehen lässt – worauf warten Sie?

Verzicht macht frei – Vom Schattenspiel zum Sonnentanz

»Freiwilliger Verzicht ist vielleicht die schönste und dauerndste Form des Besitzes.«
Isolde Kurz

Menschen sind »Gewohnheitstiere« und schon aus evolutionsbiologischer Sicht darauf angelegt, möglichst wenig Energie zu verbrauchen. Die Überwindung von Routine kostet Kraft und Energie.

Glaubenssätze, Ängste und alltägliche Verhaltensweisen sind durch ständiges unbewusstes Wiederholen tief in uns verankert. Darum braucht es für die meisten Menschen ein sogenanntes Schlüsselerlebnis, um aus dem Teufelskreis der Gewohnheit ausbrechen zu können. In solchen Schlüsselmomenten liegt die Chance, dass sich einer der vielen Schleier zwischen dem »Ich« und dem »Selbst« lüftet.

In einem nächsten Schritt können wir uns den Effekt der Wiederholung und der Routine, im positiven Sinne, für unsere ganzheitliche Entwicklung zunutze machen. Indem wir Fähigkeiten und Talente ausbilden, gewinnen wir ein großes Maß an Freiheit zurück. Mit der Bereitschaft zum Üben erringen wir immer neue Erfolge. Wir entdecken ein selbstbelohnendes System jenseits des Konsums.

Im Alltag wird uns suggeriert, dass wir keine Zeit mehr hätten, um praktische Fertigkeiten zu trainieren. Eine ganzheitliche und nachhaltige Lebensführung setzt aber den Willen voraus, den Dingen in der eigenen Umwelt Aufmerksamkeit, Fürsorge und Achtung zu schenken – ihnen sprichwörtlich »auf den Grund zu gehen«.

Um unseren Planeten auch künftig für menschliches Leben zu erhalten, müssen wir beispielsweise auch die Reparatur von Gebrauchsgegenständen neu kultivieren. Man kann aber nur Dinge reparieren, deren Funktion man durchschaut hat – das liegt in der Natur der Sache. Sie sehen also, wie eng das Thema Selbsterkenntnis mit den scheinbar banalen Themen des Alltags verknüpft ist? Der Weg der Selbsterkenntnis führt uns nicht über abstrakte, utopische Pfade in ein weltfremdes Elysium, nein, er führt mitten ins Leben hinein.

Viele Strömungen der nachhaltigen und spirituellen Lebensführung behaupten, dass Verzicht das Leben schöner mache und Nachhaltigkeit ein Naturprinzip sei. Aber liegt Nachhaltigkeit tatsächlich in der Natur des Menschen, oder ist das nur grüner Weltverbesserungsglaube? Meiner Erfahrung nach sorgt bewusster Verzicht für einen kontrastreicheren Blick auf die Welt. Dinge zu konsumieren, nur weil wir die Möglichkeit dazu haben, macht uns weder glücklicher noch werden wir uns des Wertes unserer Ressourcen wirklich bewusst.

Verzicht, als ein Aspekt auf dem Weg der Selbsterkenntnis, muss irdisch spürbare Effekte haben und darf seinen

Ansporn nicht aus einem jenseitigen Bonuspunktesystem schöpfen. Im ganzheitlichen Weltbild sind die Sphären der geistigen und seelischen Welt eng mit den Erfahrungen im körperlichen, terrestrischen Dasein verflochten. Verzicht ist kein weltabgewandter, grünideologischer Fortschrittskiller, sondern sichert Flexibilität und Wachstum in einer Welt, die momentan mehr Ressourcen verbraucht, als ihr dauerhaft zur Verfügung stehen.

Natürlich müssen Sie nicht auf Ihre Waschmaschine, Ihren Geschirrspüler oder Ihr Notebook verzichten. Es geht darum zu hinterfragen, welchen nachhaltigen Mehrwert Ihre Technik oder Ihr Konsum bieten. Nutze ich die durch Technik hinzugewonnene Zeit zur Erholung, zur Entwicklung und Umsetzung meiner Träume und zur Fokussierung meiner Ziele? Oder macht mich der Einsatz von Digitalisierung und Technik manipulierbar, abhängig und unfrei?

Der Weg der Spiritualität ist ein Weg der Unabhängigkeit und der Eigenverantwortung und ja, dann kann uns Verzicht tatsächlich glücklicher machen. Er ist sogar heilsam – heilsam, nicht nur für Körper, Geist und Seele, sondern auch für unseren Planeten.

Auf sehr anschauliche und individuelle Weise bringt der Naturphilosoph Henry David Thoreau (1817–1862) die Chancen eines naturbewussten Lebens auf den Punkt: »Ich ging in die Wälder, weil ich bewusst leben wollte. Ich wollte das Dasein auskosten. Ich wollte das Mark des Lebens einsaugen! Und alles fortwerfen, das kein Leben barg, um nicht an meinem Todestag innezuwerden, daß ich nie gelebt hatte.«

Meine Patienten sind in der Regel alle süchtig. Süchtig nach den unterschiedlichsten Dingen. Abhängig von Zigaretten und Kaffee, süchtig nach Unterhaltung, Sex, Alkohol und Medikamenten oder süchtig nach Streit und Bestätigung von außen. Die wenigsten sind sich darüber im Klaren.

Wenn uns ein ganzheitliches und nachhaltiges Leben zu einem »Mit« und weg von einem »Gegen« die Natur führt, es den Menschen nicht getrennt von der Natur gibt und Natur Schöpfung ist, dann führt der Weg der Erlösung über die »Freiheit durch Verzicht«.

Verzicht ist kein beliebtes Wort. Es steht für Abstinenz (aus dem Lateinischen von »abstinere« für »sich enthalten«). Zu verzichten wird von der überwiegenden Mehrheit als Einschränkung empfunden. Wenn wir uns im Verzicht üben, befreien wir uns von der manipulativen konsumfixierten Gesellschaft und entdecken wieder das wahre Wesen der Dinge. Im nicht enden wollenden Strom von Massenmedien, von Nachrichten, Werbeslogans und Produktneuheiten haben wir schon lange den Blick für das Wesentliche verloren.

In der Begegnung mit meinen Patienten stelle ich fest, dass viele Menschen verlernt haben, sinnvolle Prioritäten zu setzen. Die Reizüberflutung, der sie sich ausgeliefert haben, bestimmt ihren Lebensrhythmus - raubt ihnen ihre kostbare Lebenszeit. Die ungeliebte Arbeit, die banale Fernsehsendung am Abend, der Einkauf im Discounter, der stundenlange Zeitvertreib in sozialen Medien oder auf Youtube führen dazu, dass wir vergessen, auf die wahren Bedürfnisse unserer Seele zu hören.

Hin und wieder hebt sich in seltenen Momenten der Rührung, Ruhe oder Einkehr einer der Schleier, dann wenn wir ein Lied aus unserer Jugend hören, einen alten Freund treffen, uns verlieben, im Urlaub zum nächtlichen Sternenhimmel staunen. Aber warum? Weil uns mit diesen kostbaren Erfahrungen der Kern, das Wesen des Menschseins, begegnet.

Während die Romantiker des 19. Jahrhunderts diese Augenblicke zu einem Labor der Selbsterkenntnis kultivierten, versucht der moderne Bürger von heute seine Empfindsamkeit zu unterdrücken. Es gilt als schwach, naiv und realitätsscheu, wenn man den intuitiven und empfindsamen Pol der eigenen Seele auslebt - insbesondere trifft das auf Männer zu. Gefühl, Empathie und Intuition unterwandern männliche Rollenbilder, so die Meinung vieler.

Wir verschlingen unsere letzten Ressourcen, leben auf Pump und argumentieren angesichts der Zukunft unserer Kinder und Enkel, dass ein Einzelner eh nichts ausrichten könne. Erinnern Sie sich? Die Welt verändert und verbessert sich nicht im Außen, sondern im Inneren jedes Einzelnen.

Begonnen hat der Prozess der Naturzerstörung aber schon in der Antike, als Platon sein berühmtes Höhlengleichnis schuf. Für Platon persönlich war es noch eine Selbstverständlichkeit, dass wir Menschen Teil der Schöpfung, Teil der Natur und Teil eines großen Ganzen sind. Erkenntnis und Zufriedenheit sind für ihn nicht von äußerlichen, physischen Dingen abhängig. Platon fordert Sie dazu auf, nicht die verzerrten Schatten einer vorgegaukelten Wirklichkeit zum Rahmen ihres Lebens zu machen. Stehen Sie auf – auch wenn es schwierig ist! Ergründen Sie Ihr Leben und Ihre Umwelt.

In seinem berühmten Höhlengleichnis beschreibt er eine unterirdische Behausung, von der ein steiler Korridor nach oben an die Erdoberfläche führt. In dieser Höhle leben Menschen, die dort ihr ganzes Leben als Gefangene verbracht haben. Sitzend sind sie so gefesselt, dass sie immer nur nach vorn auf die Höhlenwand blicken können. Es ist ihnen nicht möglich, ihre Köpfe zu drehen. Folglich können sie den Ausgang hinter sich weder sehen noch wissen sie von seiner Existenz. Ihre Behausung wird aber durch ein Feuer, das hinter ihnen lodert, erhellt.

Die Quelle dieses Lichts ist ihnen verborgen, sie sehen nur dessen Widerschein an der Innenwand der Höhle. Zwischen dem Inneren der Höhle und dem Feuer befindet sich eine Mauer, die gerade nur so hoch ist, dass sie das direkte Licht des Feuers abschirmt, während andere Menschen entlang der Mauer unterschiedliche Dinge hin- und herbewegen. Diese Nachbildungen ragen über die Mauer hinaus und werfen ihre Schatten auf die Höhlenwand – ähnlich einem Schattenspiel. Die gefesselten Höhlenbewohner sehen nur diese Schatten und hören die Echos der Stimmen an der Wand – von den Trägern ahnen sie nichts. Sie interpretieren die Schatten als sprechende Lebewesen und deuten alle Ereignisse als deren Handlungen.

Das Schattenspiel an der Höhlenwand ist ihre Wirklichkeit.

Platon bittet seine Zuhörer, sich nun vorzustellen, dass einer der Gefesselten befreit und genötigt würde, sich umzudrehen. Zuerst wäre diese Person schmerzhaft vom Licht geblendet und würde die ihr ins Blickfeld gekommenen echten Objekte als weniger real ansehen als die ihr vertrauten Schatten an der Höhlenwand. Instinktiv hätte die Person das Bedürfnis, sich wieder der Höhlenwand zuzuwenden, in der Überzeugung, nur dort die Wirklichkeit zu finden. Kommt Ihnen das bekannt vor?

Führte man den Befreiten mit Gewalt an die Oberfläche, würde er sich wehren und sträuben und um Hilfe schreien. Ganz langsam müsste er sich an all die neuen Erscheinungen gewöhnen.

Erst wäre er in der Lage, Schatten, dann Spiegelbilder im Wasser, dann reale Menschen und Objekte zu erkennen. Blickte er in den Himmel, würde er erst den Nachthimmel und später das Tageslicht verstehen. Zuletzt, dass die Sonne mit ihrem Licht Schatten erzeugt.

Nach diesem Erkenntnisprozess hätte der Befreite kein Bedürfnis mehr, in die Höhle zurückzukehren, um sich nur auf eine Welt im Schatten zu limitieren. Aber angenommen, er würde doch zurück in die Höhle kehren, um auch die anderen zu befreien, würden seine Erzählungen über die wahre Beschaffenheit der Welt für die anderen nur wenig schlüssig erscheinen. Möglicherweise würden die verbliebenen Höhlenbewohner denken, er habe sich dort oben die Augen verletzt, und so würden sie sich in ihrer Annahme bestätigt fühlen, dass das Verlassen der Höhle gefährlich sei und sich nicht lohne. Bei jedem weiteren Befreiungsversuch durch fremde Eindringlinge würden sich die Höhlenbewohner bis auf den Tod zur Wehr setzen.

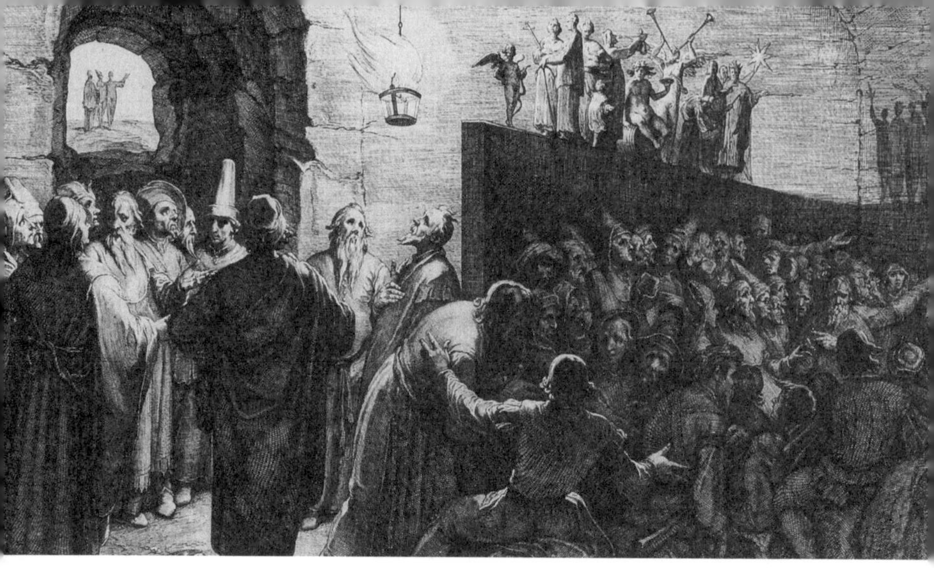

Jan Saenredam – Die platonische Höhle

Was lehrt uns nun diese uralte Geschichte der Höhle in Bezug auf Freiheit, Erleuchtung und Verzicht?

Meiner Meinung nach ist man zu Beginn ein Ahnender. Das heißt, es begegnet uns der Schatten einer Idee. Das Wagnis, hinaus ins Licht zu gehen, bedeutet dann, sich selbst zu demaskieren. Schon das Gewahrsein darüber, dass wir Menschen von der Wirklichkeit immer nur den Schatten unserer Sinneswahrnehmungen oder die Spektren unserer technischen Apparaturen erhaschen, ist eine wichtige Mahnung im Prozess der persönlichen Entwicklung. Diese Demaskierung ist täglich ein abenteuerlicher Sprung ins Ungewisse – davor haben wir oft Angst. Diese Angst macht sich die Konsumwirtschaft geschickt zunutze. Werbung und Produktneuheiten gaukeln uns allerhand Versprechungen vor. Sie werben mit mehr Erfolg, mehr Schönheit, mit Glück, Befriedigung, Sicherheit und Gesundheit. Hinter all den schattenhaften Verzerrungen der Konsumwirtschaft verbirgt sich eine Sehnsucht, die viel tiefer in uns wurzelt, als dass irgendein Produkt auf dieser Welt sie stillen könnte. Die Antwort auf individuelle Sinnfragen und auf die Sehnsucht nach Einheit ist ein fortdauernder Prozess, der uns immer wieder zweifeln und mit uns selbst ringen lässt. So bleibt immer der Weg das Ziel – schon deshalb, weil sich Ziele ändern dürfen, können und manchmal müssen.

Es stellt sich die Frage, kann man sich dabei verirren oder auf dem Weg verlieren? Oft bekomme ich in religiösen oder esoterischen Kreisen zu hören, man könne als Mensch, als Seele oder Geist nicht verloren gehen! Nicht nur in der Tätigkeit als Heilpraktiker, sondern auch als Privatperson, was sich ja letztlich nicht trennen lässt, bin ich aber schon vielen Menschen begegnet, die verloren gegangen sind.

Ja, ich finde man kann verloren gehen, indem man sich selbst und andere unentwegt belügt, indem man im Sinne und Interesse des eigenen Egos andere missbraucht und gar alles verneint, was an innerer, spiritueller Ahnung in uns aufzukeimen versucht.

Bei den meisten dauert es seine Zeit, ehe sie den ersten Schritt in die neue Freiheit riskieren, den Weg an die Oberfläche wagen, und das ist in Ordnung. Ich selbst habe zwei Jahrzehnte gebraucht, um das nötige Vertrauen zu entwickeln, und ein weiteres Jahrzehnt, um auch einen größeren Sprung zu wagen. Heute schreibe ich darüber und weiß, dass ich bis an das Ende meines Lebens ein Lernender bleiben werde.

Ein wunderbarer Nebeneffekt dieses Lernens ist, dass sich im Prozess einer ganzheitlichen Lebensführung immer neue Interessenfelder bilden. Das Wort »Zeitvertreib« verschwindet ganz allmählich aus Ihrem Wortschatz. Wenn Sie nur noch am »Wesen-tlichen« interessiert sind, stirbt in Ihnen das Bedürfnis nach kurzweiliger Unterhaltung und banalen Vergnügungen. Dann haben wir uns emanzipiert – vom Schattenspieler zum Sonnentänzer.

Die Industrie und die Macht und die Politik haben die Mechanismen der menschlichen Psyche längst durchschaut. Besuchen wir einen Supermarkt oder ein Kaufhaus, sind wir ganz plötzlich wieder die Gefangenen einer Höhle und begegnen den verlockenden Verzerrungen unserer ursprünglichen Bedürfnisse. »Ich kaufe, also bin ich«, ist das Credo der globalisierten Welt.

Durch unser Konsumverhalten präsentieren wir unseren sozialen Status oder zumindest die Position, an der wir uns in der Gesellschaft sehen wollen. Durch unsere Kaufentscheidung grenzen wir uns von anderen ab und fühlen uns einer bestimmten Gruppe besonders zugehörig. Marketingprofis wissen, dass wir konsumieren, um Ängste oder schlechte Laune zu unterdrücken und Glücksgefühle zu forcieren. Die Selbstbelohnung beim Shopping führt zur Ausschüttung des Hormons Dopamin. Aus biochemischer Sicht kann Einkaufen tatsächlich mit dem Konsum von Drogen verglichen werden. Schon in Kindern wird der Wocheneinkauf mit Belohnung und Glücksgefühlen verknüpft und wehe, das Kleingeld reicht nicht mehr für die Süßwaren am Kassenband!

Evolutionsbiologisch gesehen, ist der Mensch noch immer ein Jäger und Sammler. Über Jahrtausende hinweg waren wir darauf angewiesen, Vorräte anzulegen und vorausschauend anzuhäufen.

Heute ist das anders – wir sind Sammler unnützer Dinge und gierige Schnäppchenjäger von billigen, umweltzerstörerischen Produkten geworden.

Noch vor 180 Jahren war der Großteil der Bevölkerung arm, und erst im Zuge der Industrialisierung konnten sich auch Arbeiterfamilien mehr Wohlstand leisten. Mit wachsenden Einkünften im städtischen Raum stieg die Nachfrage nach massenhaft produzierten Verbrauchsgütern. Damals sollte der Konsum zu einer Art Freiheitserlebnis aller Bevölkerungsschichten werden.

Nach den Weltkriegen und der Weltwirtschaftskrise entstand dann jene Art des Konsums, die wir heute kennen: Massenkonsum. Fernseher, Auto und Italienurlaub wurden zum Statussymbol und sind es noch heute. Wir täuschen uns, wenn wir meinen, durch den Kauf von Gütern unsere Ziele leichter erreichen zu können. Doch macht uns der Besitz einer großen Küche nicht zu einem guten Koch, ein voller Bücherschrank nicht zwangsläufig weise, ein Klavier nicht zwingend zu einem guten Musiker und auch teure

Kleidung nicht unbedingt stilvoll. Die Fähigkeit, Objekte sinnvoll zu nutzen und ihren Kaufwert fruchtbar zu machen, liegt heute wie schon in der Vergangenheit im Einsatz von Fleiß, leidenschaftlicher Auseinandersetzung und der Investition von Zeit verborgen – trotz aller Digitalisierung, Technisierung und medialer Verführung.

Wir besitzen immer mehr, aber nutzen die Ressourcen und Potenziale unseres Besitzes kaum. Paradoxerweise verlieren wir durch den steigenden Konsum und die daraus resultierende Reizüberflutung die Zeit und Muße, uns den einzelnen Dingen gebührend zu widmen.

Früher haben wir für den Erwerb eines Musikalbums oder eines neuen Buches unser Taschengeld gespart und uns durch längeres Abwägen für das eine oder das andere entschieden. Wir haben uns mit dem Produkt unserer Wahl auseinandergesetzt, es mehrfach gelesen, angehört und uns auch, gezwungenermaßen, mit Inhalten beschäftigt, die nicht unsere erste Wahl waren, und haben dabei gelernt, auch bisher unbekannten Dingen etwas Bereicherndes abgewinnen zu können. Bücher, Kunst, Musik und Hobbys wurden zelebriert und bekamen Zeit und Aufmerksamkeit zu ihrer Entfaltung. Der beliebige und schnelle Download von einzelnen Musiktiteln, E-Books und Hörbüchern oder der blitzschnelle Onlinekauf von Mode führt zwar zu einer erhöhten Kaufbereitschaft, aber nicht dazu, dass tatsächlich mehr Bücher gelesen, Musik verstanden oder Kleidung getragen wird. Nein, das meiste landet im Schrank oder gar bald wieder im Müll – vor allem Kleidung und Lebensmittel.

Als Lehrer fällt mir auf, dass immer weniger Kinder und Jugendliche ein Instrument beherrschen, gut zeichnen oder malen können, geschweige denn fehlerfrei lesen und das, obwohl doch heute die meisten Kinder über alle nötigen Utensilien, Instrumente und Hightech-Geräte verfügen, die es zur Ausbildung von Fähigkeiten und Kompetenzen braucht. Während die Anzahl der Dinge exponentiell steigt, schwinden unsere Zeitressourcen, um all diese Güter sinnvoll zu verbrauchen.

Oft genug höre ich von Patienten und Schülern, dass sie im Alltag einfach keine Zeit zum Kochen, für Sport, zum Lernen oder Üben, zum Ausruhen oder Spazieren, für Gespräche oder Bücher haben.

Ja, der Weg aus der Höhle ist anstrengend und manchmal auch einsam, er zwingt uns zum Verzicht und zur Bildung von Prioritäten, und es bringt uns vermutlich nicht weiter, wenn wir nur »die Industrie« oder »die Werbung« schuldig sprechen.

Fangen Sie an, den wahren Wert Ihres Besitzes zu hinterfragen und zu erforschen, in welche Dinge es sich lohnt, Zeit und finanzielle Mittel zu investieren. Haben Sie die Antworten darauf gefunden, werden Sie keine Zeit mehr haben, sich den üblichen Banalitäten zu widmen. In dieser Erkenntnis steckt bereits einer von vielen wichtigen Bausteinen für eine nachhaltigere Gesellschaft, und er formt sich nicht im »Außen«, sondern im »Innen«. Nicht im konsumierenden »Ich, Ich, Ich«, sondern im suchenden und entdeckenden »Selbst«.

Ich fordere Sie auf, konsumieren Sie weniger, dafür aber qualitativ hochwertig, länger und intensiver, und nutzen Sie den Mehrwert Ihrer Verbrauchsgüter. Holen Sie die verstaubte Gitarre von der Wand, Ihre ungelesenen Bücher aus dem Schrank, backen Sie wieder selbst Brot, schalten Sie den Fernseher aus und gehen Sie ins Theater oder lesen Sie mal wieder eine Zeitung. Der Wunsch nach »mehr« wird dann auf eine sinnlichere, nachhaltigere Art und Weise befriedigt.

Verfolgen Sie Ihre Güter, Lebensmittel und Hobbys zu deren Ursprung zurück. Setzen Sie sich mit Entstehungsprozessen von Lebensmitteln und Produkten auseinander und hinterfragen Sie, durch welche Arbeit, welche Energie, welche Ressourcen und welche Weltanschauung die Produkte, die Sie kaufen, ihren Weg in die Welt gefunden haben. Hören Sie hin, welche Geschichte Ihnen Ihr Einkaufszettel erzählt. Gefällt sie Ihnen wirklich?

Aus Sicht eines ganzheitlichen Weltbildes ist aber nicht nur das Hinterfragen des eigenen Konsums wichtig.

In meiner Heilpraxis begleite ich auch Menschen, die aus gesundheitlichen Gründen den Verzicht suchen. Diese Form des körperlichen Verzichts auf Nahrung nennt sich Fasten.

Meist braucht es einen langen Leidensweg, bis das Fasten, also der Entschluss zum Verzicht auf Nahrung, für den durchschnittlichen Patienten diskussionsfähig wird. Der Schauspieler Gustav Knuth (1901–1987) sagte einst den sehr wahren Satz: »Morgen nennt man den Tag, an dem die meisten Fastenkuren beginnen.«

Leider muss ich an dieser Stelle erklären, dass Naturheilkunde eigentlich nie die letzte Option eines leidenden Menschen sein sollte, sondern immer die erste im Rahmen einer »Medizin der Prävention«, die leider noch nicht etabliert ist. Und mit der zunehmenden Kritik und Verunglimpfung sanfter Komplementärmedizin durch gesellschaftlich hochrangige Funktionäre, Medienbetreiber und Ärztekammern, werden präventive, humane und ganzheitliche Aspekte in der Medizin sogar noch weiter abnehmen. Dieser Prozess ist aus meiner Sicht ein zutiefst undemokratischer, da er den überwiegenden Wunsch der Bevölkerung nach einem integrativen Gesundheitssystem, das sowohl Schulmedizin als auch die mannigfaltigen Facetten der Naturheilkunde respektvoll fördert, fordert, kontrolliert und vor Privatisierung und Kapitalisierung schützt, völlig ignoriert.

Essen am Tage und Fasten während der Nacht gehören ganz selbstverständlich zu unserem Lebensrhythmus. Wenn wir zu spät am Abend noch große Mengen essen, fällt uns am nächsten Morgen auf, dass uns der Appetit auf ein Frühstück fehlt. Unser Körper sendet uns damit das Zeichen, dass das für ihn notwendige nahrungsfreie Zeitintervall noch nicht beendet ist. Aus diesem Umstand leitet sich auch das englische Wort »breakfast«, das »Fastenbrechen«, ab. Wer also nachts nicht fastet, braucht auch kein »breakfast«. Bei der

Therapie der weitverbreiteten, nicht alkoholischen Fettleber, der Behandlung von Verdauungsbeschwerden oder der Regulierung von Übergewicht muss ich meinen Patienten immer wieder aufs Neue erklären, wie wichtig es ist, die nächtliche Fastenperiode einzuhalten.

Unserem Körper bleiben nur zehn bis zwölf Stunden während der nächtlichen Ruhe, um den Stoffwechsel zu regulieren, Zellen und Gewebe zu reparieren oder um Heilungs- bzw. Umbauprozesse in Gang zu bringen. Die dafür notwendige Energie holt er sich aus seinen Depots. So wie sich Geist und Seele während der nächtlichen Ruhe mit der Verarbeitung von individuellen Erlebnissen und Erfahrungen beschäftigen, so widmet sich unser Körper nachts der Regeneration unserer elementarsten Körperbausteine – den Zellen und Mitochondrien.

Wir kennen alle den Spruch, dass Schlaf die beste Medizin sei. Darin liegt viel Wahrheit. Jede Medizin, ob Schulmedizin oder Naturheilkunde, wird nahezu wirkungslos, wenn der Mensch seines Schlafes beraubt wird. Ruhe, Geborgenheit, Dunkelheit und Wärme sind wichtige Voraussetzungen für guten Schlaf und erfolgreiches Fasten. Wenn wir das Verhalten Kranker studieren, dann beobachten wir, dass das fiebernde Kind, der kranke Hund und nahezu alle erkrankten Lebewesen instinktiv Nahrung ablehnen. Zur Genesung braucht der kranke Körper viel Ruhe und Zeit. Diesem Prinzip stünde eine üppige Nahrungsaufnahme logischerweise entgegen, es wäre kontraproduktiv.

Fasten spart Energie. Nahezu 30 Prozent unseres gesamten Energieverbrauchs gehen auf Kosten der Verdauung. In modernen Laborversuchen zeigte sich, dass Mäuse, die an Krebs erkrankt waren und eine Chemotherapie erhielten, bei einer gleichzeitigen Fastenkur weniger Nebenwirkungen und höhere Therapieerfolge aufwiesen. Der Grund für dieses Ergebnis wird in der veränderten Stoffwechsellage während des Fastens vermutet. Während für gewöhnlich Zucker (zum Beispiel aus Kohlenhydraten) als Energielieferant für die Körper- aber auch Tumorzellen von Lebewesen dient, fehlt diese Zuckerzufuhr beim Fasten. Stattdessen werden sogenannte Ketonkörper aus den Fettdepots unseres Körpers frei. Während gesunde Zellen in der Lage sind, diese Ketonkörper bestens zu verstoffwechseln, sind sie für Krebszellen kaum verwertbar.

Durch gezieltes Fasten werden also Krebszellen geschwächt. Studien am Menschen zeigten, dass Fasten die Lebensqualität von Patienten während einer Chemotherapie steigern kann. Für weitere schulmedizinisch nachweisbare Aussagen muss jedoch noch viel Forschung betrieben werden.

Einen großen Nutzen kann Fasten vor allem für Patienten mit chronischen Leiden haben. Das Geheimnis liegt im uralten Programm unserer Zellen verborgen – der Autophagie. Durch unseren unnatürlichen Lebensstil lagern sich in den Zellen unseres Körpers vermehrt Eiweißabfallprodukte an. Ähnliche Prozesse beobachte ich in meiner Praxis seit Jahren bei der Blutuntersuchung unter dem Dunkelfeldmikroskop. Wenn nun beim Fasten neue Nahrungszufuhr gestoppt wird, werden die zellinternen Eiweißablagerungen neu verdaut, beziehungsweise effizient recycelt und in frische Zellstrukturen umgewandelt. Dieser Mechanismus dient als Verjüngungskur für die ganze Zelle.

In meiner Praxis empfehle ich ein professionell begleitetes Fasten für eine Vielzahl von Erkrankungen. Zum Beispiel bei Arthrose, Diabetes, Darmerkrankungen und verschiedenen Stoffwechselentgleisungen. Fasten birgt darüber hinaus viele positive Effekte für die mentale Befindlichkeit meiner Patienten, für die das begleitete Fasten zugleich ein motivierender Start in eine gesündere Lebensführung ist. Unser Körper ist auf den Verzicht ausgerichtet. Der Überfluss, in dem wir heute schwelgen, ist für die uralten Programme unseres Körpers noch fremd und krank machend. Fasten oder ein Mindestabstand zweier Mahlzeiten von acht Stunden ermöglicht die gesunde Regulierung unseres Hormonhaushaltes.

Ich plädiere für eine artgerechte Ernährung abseits aller aktueller Trends. Ich erlebe immer wieder, dass sich nicht nur chronische Erkrankungen durch eine individuelle Ernährungsumstellung oder eine Fastenkur beeinflussen lassen, sondern dass auch unklare Beschwerden oder Krankheiten plötzlich verschwinden.

Eine Ernährungsumstellung hat immer einen ganzheitlichen Effekt. Wie wir einkaufen, essen und kochen, wirkt sich auch auf unsere restliche Lebensweise aus. Eine bewusste Ernährung bietet die Möglichkeit, die eigene Gesundheit aktiv mitzugestalten. Trotz individuell stark variierender Empfehlungen lassen sich im Normalfall folgende Faustregeln festhalten: Je mehr pflanzliche Lebensmittel und je weniger tierische Sie essen, desto länger und gesünder verläuft Ihr Leben. Alterungsprozesse werden dadurch erheblich verlangsamt.

Viele unserer Körperzellen sind mit sogenannten Omega-3-Empfangsstellen ausgerüstet. Sobald Omega-3-Fettsäuren sich an eine solche Zelle anheften, wird ein Prozess in Gang gesetzt, der verschiedenste Gene aktiviert oder lahmlegt. So werden Entzündungsprozesse gedrosselt und Alterungsvorgänge verlangsamt.

Kurz gefasst: Gemüse und gesunde Eiweiße sind die Hauptkomponenten einer gesunden Ernährung. Diese Komponenten machen satt und belasten den Blutzuckerspiegel kaum. Die im Gemüse zahlreich vorhandenen Ballaststoffe verhindern Hämorrhoiden, Darmkrebs, Divertikel und schützen Ihre Darmflora.

Doch auch wer sich gesund ernährt und hin und wieder fastet, kann nicht auf Bewegung verzichten. Unzählige Studien belegen, dass richtige Bewegung den Verlauf von Arthrose, Krebs, Diabetes, Rückenschmerzen, Müdigkeit, Osteoporose oder Herzinfarkt zum Besseren wenden kann. Bewegung hält unseren Stoffwechsel aktiv und gesund und erfrischt den Geist. Mehr als fünf Stunden Sport pro Woche haben jedoch keinen gesundheitlichen Effekt mehr, sondern können auch Nachteile mit sich bringen. Es geht immer um die richtige Balance.

Aus diesem kleinen Überblick wird deutlich, dass Verzicht unter vielen Gesichtspunkten nicht nur unabhängiger und gesünder macht, sondern auch neue Wege zur Versöhnung mit unserer Umwelt und unseren Mitmenschen bereithält.

Symptom Klimawandel - Eine Bilanz

»Suchst du das Höchste, das Größte? Die Pflanze kann es dich lehren: Was sie willenlos ist, sei du es wollend - das ist's!«
Friedrich Schiller

In meiner Praxis werde ich mit unzähligen Lebensentwürfen und Ernährungsphilosophien konfrontiert. Da ist es nicht nur für den Laien schwer, den Überblick zu behalten.

Weil Ernährung aber ein essenzieller Bestandteil bei der Behandlung von Krankheiten ist und unsere individuelle Ernährungsweise direkten Einfluss auf das Schicksal von Lebewesen hat, die Arbeits- und Lebensverhältnisse unserer Mitmenschen beeinflusst und starke Auswirkungen auf die Natur im Allgemeinen hat, spielt das Thema Ernährung auf allen Ebenen der ganzheitlichen Lebensführung eine wichtige Rolle. Mit der Wahl unserer Lebensmittel identifizieren wir uns unweigerlich mit bestimmten Machtstrukturen. Unser Kassenzettel definiert den Wert von Lebewesen und beeinflusst unsere Gesundheit. Wussten Sie, dass der überwiegende Teil an Umweltgiften, die wir über unsere Nahrung zu uns nehmen, nachweislich aus Tierprodukten stammt?

Wenn ich das Blut meiner Patienten unter dem Dunkelfeldmikroskop untersuche, kann ich anhand der Reaktionen ihres Immunsystems bestens erkennen, wer zum Beispiel unter den Folgen einer überhöhten tiereiweißreichen Ernährung leidet. Ja, sogar die Weltgesundheitsorganisation (WHO) hat den Verzehr von Fleisch als krebsfördernd eingestuft. Auch angesichts der dramatischen Folgen für Umwelt und Weltklima stellt sich also die Frage: Warum lassen wir diesen Fleischkonsum und die massenhafte Tötung von Tieren nicht endlich sein? Aus einem Verzicht auf Fleischprodukte ergäben sich verblüffende Konsequenzen, die ich im Kleinen bei meinen Patienten immer wieder staunend feststelle. Man macht sich mit der Kritik am deutschen Fleischkonsum keine Freunde, und selbst naturliebende Patienten, die ihren Weg in meine Naturheilpraxis finden, verlieren bei diesem Thema gern die Fassung. Aus Verpflichtung und Liebe der eigenen Gesundheit gegenüber und angesichts der globalen ökologischen Herausforderungen kommen wir aber um dieses Thema nicht herum.

Stellen wir uns den Fakten. Während in den westlichen Industrieländern, allen voran Deutschland, Abermillionen von Nutztieren gezüchtet und aufgezogen werden, müssen deren Futtermittel überwiegend in Entwicklungsländern produziert werden. Damit zerstören wir in diesen Ländern aber die Möglichkeit zum Anbau von Nahrungsmitteln oder fördern gar die Brandrodung von Urwäldern. Wir kaufen den allerärmsten Ländern wertvolle Kohlenhydrate in Form von Futtermitteln ab. Nahezu 90 Prozent dieser Energie gehen aber nicht, wie man denken würde, in die Produktion von Fleisch, sondern führen zu einer massiven Ansammlung von Kot und Gülle, deren Entsorgung mittlerweile unsere Böden überlastet. Da die Ausscheidungen von Tieren keinen Weg in die Kanalisation und somit in eine Aufbereitung finden, entstehen seit Neuestem Gegenden wie der sogenannte »norddeutsche Güllegürtel«.

Wir fördern und unterstützen diesen Irrsinn in Form unseres Wocheneinkaufs, während eine Milliarde Menschen, überwiegend in den Ländern, in denen unsere Tierfuttermittel angebaut werden, Hunger leidet. Tausende Kinder sterben weltweit täglich an Unterernährung, während wir über ein Recht auf Billigfleisch und Massentierhaltung diskutieren.

Als Heilpraktiker versuche ich, den Menschen zu erklären, dass Fleisch kein Grundnahrungsmittel, sondern eine seltene und wertvolle Delikatesse, ein Genussmittel ist. Ich betone noch mal, wer ganzheitlich leben möchte, sollte sich diesen Fakten nicht entziehen. Unser Umgang mit Nutztieren ist ein Spiegel, den wir uns endlich vorhalten müssen! Er zeigt, wie paradox unser aller Einstellung zur Natur geworden ist, denn mit viel Liebe und Fürsorge widmen wir uns unseren Haustieren. Hunde, Delfine und Pferde machen wir zu Kinostars, aber beim täglichen, viel zu fetten und salzigen Wurstbrot gehen wir über Leichen, roden ganze Wälder und schaden zudem noch unserem Körper.

Ich persönlich habe nichts dagegen, wenn Patienten in Maßen Fleisch verzehren. Aus innerer Überzeugung frage ich aber dann schon nach, ob sie bereit dazu wären, ihr Suppenhuhn selbst zu schlachten oder zu fairen Bedingungen zu erwerben. Wer dazu nicht bereit ist, hat noch einen langen Weg der Bewusstwerdung vor sich. Ganzheitliches Wachstum ist nun mal kein Rosinenpicken.

Gern wird erzählt, dass man durchaus darauf achte, woher man sein Fleisch beziehe, und dass es ganz schrecklich sei, wie sehr die Natur unter uns Menschen zu leiden hätte. Die Verkaufszahlen der Massenzucht sprechen dann doch wieder ganz andere Zahlen. Der überwiegende Teil der Bevölkerung kauft fleißig weiter ein und belügt sich täglich selbst.

Weil uns der Kontakt zum Natürlichen, zum Lebendigen fehlt, fällt es uns so leicht, den Massenmord an Tieren und die Schändung von Mutter Erde zu verdrängen.

Kein Urlaub, kein Auto, kein Smartphone und auch keine anderen Güter dürften uns so wichtig sein wie der Erhalt unserer einzigen Heimat – der Natur.

Wenn ich versuche, meine Patienten davon zu überzeugen, weniger Fleisch, aber mehr Gemüse und Obst zu essen, stelle ich fest, dass humanitäre Argumente dabei am wenigsten ausrichten. Dass die Abgase der Tierzucht einen größeren Beitrag zur Klimaerwärmung leisten als der weltweite Verkehr von Autos, Flugzeugen und Schiffen, wollen nur wenige akzeptieren. Wie wir aber bisher festgestellt haben, basiert Gesundheit auf einer natürlichen Balance, auf einem ganzheitlichen Zusammenwirken aller uns umgebenden Faktoren. Neben den humanitären und ökologischen Gründen gibt es auch aus medizinischer Sicht entscheidende Argumente, auf Fleisch zu verzichten.

Der enge Kontakt zwischen Tier und Mensch führt dazu, dass immer mehr sogenannte Zoonosen ausbrechen. Das sind Infektionskrankheiten, die vom Tier auf den Menschen und umgekehrt übertragbar sind. Während in der Tierzucht tonnenweise Antibiotika und sogar Reserveantibiotika (Antibiotika für besondere Notfälle) verfüttert werden, wird die Antibiotikaresistenz von Bakterien immer akuter und zu einer globalen Bedrohung für die Menschheit.

Doch auch durch die Zerstörung natürlicher Lebensräume, wie der Verdichtung, der Ausbreitung und der Versiegelung von Flächen und dem daraus resultierenden, immer engeren Zusammenleben von Wildtier und Menschen, steigt die Gefahr, dass auch vermehrt Viren aus dem Tierreich auf den Menschen übergehen.

In der Massenzucht begegnen sich Profitgier und menschliche Bequemlichkeit in Hochform. Während der ungezügelte Fleischkonsum bei meinen Patienten zu Bluthochdruck, stark erhöhten Cholesterinwerten, chronischen Entzündungen, Aufstoßen, Übersäuerung, Leber-Gallen-Beschwerden, verstopften Gefäßen und Mangelerscheinungen führt, lassen sich die wenigen negativen Folgen einer vegetarischen Kost leicht mit der Gabe von biologischen Vitamin-B-Komplexen oder eisenhaltigen Heilkräutern ausgleichen.

Kritiker von Nahrungsergänzungsmitteln möchte ich an dieser Stelle erklären, dass es heute üblich ist, dass Tiere in Mastbetrieben mit Nahrungsergänzungsmitteln zugefüttert werden, da aufgrund der heutigen Stallhaltung und der unnatürlichen Fütterungsmethoden eine Nahrungsergänzung unumgänglich ist. Schlussendlich ist die Substitution von Vitamin B12 bei vegetarisch lebenden Personen immer noch sinnvoller und natürlicher, als den eigenen Bedarf an B12 indirekt durch den Verzehr von aufwendig hergestellten und chemisch gemästeten Tieren zu decken. Wenn Sie sich nun doch entscheiden möchten, Ihre Ernährung umzustellen, empfehle ich Ihnen, sich dabei professionell beraten zu lassen.

Doch tierische Lebensmittel fördern nicht nur die Zerstörung von Wäldern, die Entwicklung von Superkeimen und die Verunreinigung von Grundwasser – nein, sie verschlingen in ihrer Produktion Unmengen an wertvollem Trinkwasser, und dieses Wasser wird zunehmend auch in den einst gemäßigten Breiten knapp.

Für die Erzeugung von einem Kilogramm Rindfleisch werden bis zu sieben Kilo Futtermittel und 15.300 Liter Wasser benötigt. Unter Einberechnung von Trinkwasser für die Rinder und Wasser für die Reinigung der Ställe ergibt sich daraus die irrsinnige Summe von bis zu 15.500 Liter Wasser. Zum Vergleich: Mit dieser Menge Wasser könnten Sie sich ein gesamtes Jahr über duschen, 22 Kilogramm Äpfel, 75 Kilogramm Kartoffeln oder 141 Kilogramm Tomaten ernten.

Es wird immer heißer, und wenn es regnet, sind die dürren Böden nicht mehr in der Lage, die herabstürzenden Regenmassen abzufangen. Es drohen Überschwemmungen, Missernten und die unwiederbringliche Zerstörung geschlossener und fruchtbarer Ökosysteme. Der Frühling 2020 galt als der trockenste seit der Wetteraufzeichnung, und es bahnte sich in vielen Regionen weltweit ein drittes Dürrejahr in Folge an. Um den vielerorts nahezu aufgebrauchten Grundwasserspeicher aufzufüllen, bräuchte es theoretisch viele verregnete Sommer in Folge. Unsere Wälder, die Lungen unseres Planeten, verdursten, und die Trockenheit macht eine Wiederaufforstung nahezu unmöglich.

Bei anhaltender Entwicklung wird es in Deutschland wohl in zwanzig Jahren keine Nadelbäume mehr geben. Der Wald wird so, wie wir ihn kennen, nicht mehr existieren. Kranke, trockene Bäume und Monokulturen sind ein gefundenes Fressen für die vielen Schädlinge – und unserer Landwirtschaft wird von staatlicher Seite, aber auch vonseiten der Verbraucher, die aktive und notwendige Unterstützung zur Umstrukturierung versagt.

Die sterbenden Wälder machen unsere Siedlungen und Landschaften anfälliger für Stürme, ohne Wälder erodieren Böden, und es wird prinzipiell auch bei Regen weniger Wasser gespeichert. Aber nicht nur Wälder, sondern auch die Wiesen mit ihren Blumen und Wildkräutern waren wichtige Naturspeicher für Wasser und Pollen. Ohne ihre Existenz verlieren Insekten und Bestäuber ihre Lebensgrundlage und Vögel ihre Futterquelle. In den buschartigen Wäldern unserer Zukunft werden Vögel keine hoch gelegenen Nistplätze mehr finden können und somit zur gefährdeten Art.

Es steht uns schon jetzt eine ganze Latte an Herausforderungen bevor, die mich als Heilpraktiker wenig optimistisch stimmen. Halten wir noch mal fest: Die Bestäubung und die Bewässerung unserer Nutzpflanzen straucheln schon jetzt, Hunger und Missernten werden auch in Europa wieder akut werden, bedrohliche Wetterphänomene nehmen zu, die Verbreitung unbeherrschbarer Keime und Viren wird zur Normalität, politische Unruhen und klimaassoziierte Fluchtbewegungen haben begonnen, die ungewisse Bedrohung durch neuartige Strahlung, Luft- und Wasserverschmutzung wird uns krank machen, das Aussterben von Korallen und Phytoplankton wird uns die Luft zum Atmen rauben, und so gäbe es noch viele weitere lebensbedrohliche Entwicklungen zu nennen.

Doch Angst führt dazu, dass Menschen vor Bedrohungen fliehen, sich von Krisen abwenden, anstatt sie zu lösen. Meiner Meinung nach haben wir nur eine Möglichkeit, den klimatischen, ökologischen und humanitären Herausforderungen unserer Zeit zu begegnen – wir müssen bei uns selbst im Kleinen beginnen. Wenn wir uns selbst verändern, dann verändert sich die Welt.

Wir sehen also, dass der unbestreitbare Klimawandel nur ein einzelnes Symptom eines komplexen Syndroms ist, dessen Ursache im Weltbild jedes Einzelnen liegt. Ja, die sukzessive menschengemachte Erderwärmung ist nur eines der vielen Symptome unseres Sinnverlustes. Weil der Durst unserer Seelen nicht mit künstlichen Ersatzbefriedigungen zu stillen ist, beuten wir im Rausch der Völlerei und des Hochmuts den Planeten und die Tierwelt unaufhaltsam aus.

Wir sollten uns aber davor hüten, mit erhobenem Zeigefinger andere zu belehren. Sie kennen den Spruch: Wer ohne Fehler ist, werfe den ersten Stein! Unsere Aufgabe muss sein, den Menschen wieder Lust auf die Begegnung mit der Natur zu machen und ihnen die Augen für deren Schönheit und Reichtum zu öffnen. Wenn wir es schaffen, dass Kinder und Erwachsene wacher und im Umgang mit sich selbst bewusster, liebevoller, präventiver und nachhaltiger leben, dann helfen wir auch der Natur, dem Klima und dem Planeten.

Helfen Sie Ihren Mitmenschen bei der Selbstfürsorge, denn Liebe und Zuwendung sind wahre Türöffner, und es sind immer die Liebe und die Begeisterung, die den Verzicht interessant und erstrebenswert machen.

Erinnern Sie sich daran, als Sie zum ersten Mal verliebt waren? Im Liebesrausch war alles andere unwichtig. Denn die wirklich wichtigen Entscheidungen in unserem Leben sind geprägt von einer Reduktion auf einige wenige Sachen, auf eine überschaubare Menge von Prioritäten.

Nehmen Sie das Beispiel der Ehe, des Berufs, des Hobbys, der Religion, der Heimat. All diese stark emotional besetzten Themen sind Ergebnisse einer bewussten Reduktion auf eine bestimmte Überzeugung, eine Auswahl an Leidenschaft, einen Partner und so weiter. Begegnen Sie dem Klimawandel nicht mit Verboten und Gesetzen. Stecken Sie Ihre Mitmenschen mit Ihrer Begeisterung für regionale Lebensmittel und regionalen Urlaub, Ihrem Händchen für einen grünen Balkon, mit der Schönheit Ihres Selbstversorger-Gartens, mit Ihren selbst zubereiteten biologischen Gerichten, Ihrer inneren Gelassenheit, dem alten Wissen der Naturheilkunde, Ihrem Mut, Ihrer Begeisterung, Ihrer Zuversicht und Hoffnung und Ihrem Vertrauen in den Menschen an.

Ja, werden Sie ein Vorbild! Die moderne Verhaltenspsychologie hat erkannt, dass Angst ansteckend wirkt – Liebe und Zuversicht aber auch. Täglich erlebe ich in meiner Praxis, welch großartige Entwicklungen und Wege der Heilung Menschen durchlaufen, wenn sie sich einer ganzheitlichen Lebensweise zuwenden, und das erfüllt mich mit Zuversicht und Freude. Sicherlich wird ein Mehr an Technik durchaus hilfreich sein, um einige akute Probleme des Klimawandels zu lösen, langfristig gedacht kann uns aber nur die wiederentdeckte Beziehung zwischen Mensch und Natur retten.

Natur als reine Event-Erfahrung, als Sportarena oder bloßes Naherholungsvergnügen zu verstehen, trägt hingegen sicherlich nicht zu einer Verhaltensänderung bei.

Die Gesetze der Ganzheitlichkeit - Du bist die Welt!

»Dieser Atman (das menschliche Wesen), den ich in meinem Herzen habe, ist kleiner als ein Reissamen, kleiner als eine Gerste, kleiner als ein Senfkörnchen (…). Dieser Atman, den ich in meinem Herzen habe, ist größer als der Erdball, größer als der Luftraum, größer als der Himmel, größer als alle Weltenräume. In ihm sind alle Taten, alle Wünsche, alle Gerüche, alle Geschmäcker enthalten, er umfasst alles, er spricht nicht und sorgt um nichts. Dieser Atman, den ich in meinem Herzen habe, das ist dieser Brahman. Mit ihm werde ich eins, wenn ich aus diesem Leben scheide. Wer diese Erkenntnis erreicht hat, für den gibt es wahrlich keine Zweifel mehr.«

Aus den Upanishaden

Das winzige Samenkorn besteht aus Schale, Nährstoffen und Keimling. Es symbolisiert unsere Träume und Potenziale. Das Heranreifen der Saat verkörpert all die Herausforderungen, die uns im Leben begegnen. Herausforderungen locken uns aus unserer Komfortzone, aus unseren einstudierten Gewohnheiten.

Unser ganzes Leben hindurch werden wir vor bestimmte Herausforderungen gestellt, deren Hintergrund notwendige Erfahrungen zur Erfüllung unseres Seelenplans darstellen. Wenn wir uns einer Öffnung gegenüber bestimmten Erfahrungen verweigern, werden wir feststellen, dass uns bestimmte Ereignisse wie ein Déjà-vu wieder und immer wieder einholen.

Stellen Sie sich also die Frage, warum Sie bisher so oft enttäuscht wurden. Sind wirklich immer andere Menschen dafür verantwortlich, dass sich Ihre eigenen Täuschungen gelüftet haben, oder müssen Sie nicht auch Ihre eigenen Erwartungen und Ihren Blickwinkel überprüfen? Fragen Sie sich, warum Sie immer wieder belogen, vertröstet oder übersehen werden? Möglich, dass es an Ihnen liegt? Die Welt ist voller Probleme, voller Hass, voller Konkurrenten, voller Hindernisse? Nein, das Entscheidende ist immer, wie Sie selbst in die Welt hineinschauen.

Das Prinzip der Ganzheitlichkeit hat uns an dieser Stelle bereits gelehrt, dass die Welt nichts anderes ist als Ihr eigener persönlicher Spiegel. Sie sehen immer nur sich selbst.

Formulieren wir es einmal anders: Die Welt ist voller Möglichkeiten, Aufforderungen zur Entwicklung, schöner Dinge, neuer Wege, interessanter Menschen, voller Freuden? Das klingt doch um einiges besser – doch fordert diese Sichtweise, dass Sie selbst aktiv und tätig werden.

Dieses Prinzip nennt sich in der ganzheitlichen Lehre das Gesetz der Mentalität. Es besagt, dass alles seinem Ursprung nach geistig ist. Alles basiert auf Energie und ist an energetische Abläufe gebunden. Das für uns sinnlich wahrnehmbare materielle Universum und die unterschiedlichen Erscheinungsformen des Lebens entsprechen lediglich den Wirkungen von geistigen Ursachen.

Das Gesetz der Mentalität führt uns vor Augen, dass Glück, Liebe, Freiheit oder innere Zufriedenheit nicht im Materiellen zu finden sind. Sie entstehen in uns und werden dann vom Geist erschaffen. Sie kennen das Gesetz der Geistigkeit vielleicht unter dem Begriff der »selbsterfüllenden Prophezeiung« des Soziologen Robert K. Merton (1910–2003). Ähnlich wie sich Wünsche, Triebe und Gedanken in unseren Träumen zeigen, so manifestieren sie sich auch in unserem physischen Leben, nur etwas schleppender. Möchten Sie also, dass sich bestimmte Dinge in Ihrer Welt verändern, dann beginnen Sie am Anfang der Schöpfung – im Geist, in der Idee. Das Äußere wird dem Geist folgen, so, wie es Ihr Spiegelbild tut. Wenn die Welt unser Spiegel ist, dann zeigt sich das Kleine im Großen und das Große im Kleinen – wie am Beispiel des Samenkorns. Zufriedenheit und Entwicklung sind also keine Zufälle. Sie bestimmen die Entwicklung Ihrer körperlichen, geistigen und seelischen Anlagen – Sie sind das Samenkorn.

Opferrollen machen unser Leben überschaubar, schieben anderen den Schwarzen Peter zu und gaukeln uns paradoxerweise Sicherheit vor. Ja, ein Käfig kann uns schützen. Er reduziert die Komplexität der Welt. Wenn wir den Zustand größtmöglicher Sicherheit anstreben, werden wir uns aber selbst als klein und passiv erleben.

In meiner Praxis widme ich meinen Patienten viel Zeit, um sie beim Abriss alter Grenzmauern und Käfigstäbe zu unterstützen. Bevor jedoch eine dieser alten Mauern eingerissen werden kann, muss sie durch eine neue sinnstiftende Alternative ersetzt werden.

Wie wollen Sie den Rest Ihres Lebens verbringen? Wollen Sie sich weiterhin über all das beklagen, was in Ihren Augen nicht gut läuft? Oder wollen Sie nach vorn sehen und sich eingestehen, dass Sie das Vergangene nicht mehr ändern können? Entscheiden Sie sich heute und jeden neuen Tag dafür, die Vergangenheit ruhen zu lassen, um das anzugehen, was nun vor Ihnen liegt.

Der Großteil der Menschen in unserer Gesellschaft scheint auf den ersten Blick zufrieden zu sein, sie gehen zur Arbeit, treffen Bekannte, fahren in den Urlaub und lächeln uns an, wenn wir sie treffen. Die meisten davon sagen sich, dass alles in Ordnung ist. Doch eigentlich existieren sie nur – sie leben aber nicht.

In meiner Praxis sehe ich es zuhauf, dass Menschen ganz und gar in ihrer Vergangenheit verhaftet sind. Meiner Meinung nach scheitern hier regelmäßig die Konzepte der modernen Psychotherapie. Vielen Patienten ist erst geholfen, wenn sie einen neuen Bezug zur Natur sowie Glaube, Hoffnung und eine Verbindung zum Hier und Jetzt entwickeln.

Eine Analyse der eigenen Biografie und eine Verhaltenstherapie sind natürlich sinnvoll und hilfreich, doch fehlt diesem Ansatz noch eine sinngebende spirituelle Komponente, die den Menschen auch in neuen Krisen trägt und in ein großes Ganzes einzubetten vermag. Viel zu schnell gewöhnen wir uns an Situationen, ertragen sie und hören auf, uns ihnen zu stellen, sie aufzuarbeiten und als Samenkorn zu betrachten, dessen Entwicklung noch vor uns liegt.

Mir fällt sehr oft auf, dass sich Patienten nicht trösten lassen wollen. Wir sind es gewöhnt, unsere Trauer überspielen zu müssen, wir geben ihr nicht den gebührenden Raum, glauben, keinen Halt zu finden, denken, dass offene Trauer ein Zeichen von Schwäche sei. Und so kommt es, dass sich viele unserer Mitmenschen mit ihren schmerzhaften Erlebnissen im Unbewussten allzu sehr identifizieren. Die Enttäuschung wird zum Teil ihrer Persönlichkeit. Am Ende begegnen uns dann gebrochene, verpanzerte Menschen.

Wir können die Zeit nicht zurückdrehen oder immer das bekommen, was wir uns wünschen, doch jeder Tag kann der Anfang eines neuen Lebens werden, und wer vermag zu behaupten, dass das, was dann auf uns wartet, nicht sogar besser wird als gedacht?

Nein, man kann gescheiterte Beziehungen nicht unbedingt kitten, man kann Verletzungen natürlich nicht ungeschehen machen, wir können unsere Eltern nicht nachträglich dazu bringen, uns zu lieben.

Wichtig ist, dass der daraus resultierende Ärger und die Wut nicht verdrängt werden.

Meine Beobachtung ist, dass sich Zorn immer ein Ventil sucht und irgendjemand auf irgendeine Weise meist zu Unrecht Opfer dieser Wut wird. Verdrängen und Weglaufen ist keine Lösung. Auch Dinge auf die lange Bank zu schieben ist eine Form der Flucht vor Problemen.

Erinnern Sie sich, im Samenkorn liegen alle Antworten auf die Widrigkeiten des Lebens verborgen. In Wüstenregionen bringen Samen oft Jahre damit zu, im Staub zu warten, bis der kostbare Regen den Startschuss zum Keimen gibt. Der Keimling blickt nicht zurück, sondern nutzt jetzt die neue Chance, jeden Sonnenstrahl und jeden einzelnen Wassertropfen, um zu wachsen, zu gedeihen und möglicherweise irgendwann zu blühen. Ich frage Sie also erneut – was haben Sie mit dem Rest Ihres Lebens vor?

Das göttliche Prinzip kennt nur eine Richtung – und zwar vorwärts. Beginnen Sie damit heute und nicht morgen! An dieser Stelle muss ich an eine Bibelstelle aus Lukas 9,59 denken. Dort steht geschrieben: »Zu einem anderen sagte er: Folge mir nach! Der erwiderte: Lass mich zuerst weggehen und meinen Vater begraben. Jesus sagte zu ihm: Lass die Toten ihre Toten begraben.«

In diesem Vers geht es natürlich nicht darum, dass wir unsere Liebsten im Tode nicht ehren sollen, sondern darum, dass es keinen Grund dafür gibt, einen Neuanfang aufzuschieben. Dass eine bessere Zukunft nicht allein vom Himmel fällt und man auf Möglichkeiten nicht wartet, sondern sie ergreift! Hören Sie auf, Kraft und Zeit in Dinge zu investieren, die Sie nicht ändern können. Lösen Sie sich von Dingen, die Stillstand bringen. Widmen Sie sich dem Leben, solange Sie lebendig sind!

Natürlich wird dann nicht alles einfach. Jede Wachstumsphase fordert ihre Entbehrungen. Während der Samen den Regen ersehnt, fürchtet die Blüte den Frost, der Sprössling den Fressfeind und der junge Baum die Stürme im Herbst. Doch mit viel Geduld, Ausdauer und Zuversicht geht es weiter in Richtung Licht.

Geduld ist eine der wichtigsten Lektionen in der ganzheitlichen Lebensführung. Geduld ist eine Frucht, die unter Druck reift. Schneller Erfolg hingegen ist selten nachhaltig.

Sich in Geduld zu üben schenkt uns Standhaftigkeit und bringt Gelassenheit mit sich. Geduld bremst unser Ego und stärkt unsere Fähigkeit zur Nächstenliebe. Geduld macht großzügig und weitet unsere Herzen und ist eine der wichtigsten Zutaten jeder Heilbehandlung. Sie lässt uns Prioritäten setzen, schärft unseren Blick für das Wesentliche und entlarvt kurzfristige Befriedigungen ohne Substanz.

Beweisen Sie sich selbst Ihre Fähigkeit zum Wachstum, indem Sie sich in Geduld üben und Ihre Ziele langfristig verfolgen. Entwickeln Sie in Ihrer Seele dicke Jahresringe und versöhnen Sie sich mit sich selbst durch Taten statt durch Schönrederei.

Ersetzen Sie das überhöhte Ego unserer Zeit durch die Idee der Ganzheitlichkeit. Werden Sie zu einem kleinen, aber wertvollen Teil von etwas Ganzem und nicht zum Nabel der Welt.

»Keiner, der die Hand an den Pflug gelegt hat und nochmals zurückblickt, taugt für das Reich Gottes.« Lukas 9,62 erklärt uns bildhaft, dass der Schlüssel zu einer besseren Welt im hingebungsvollen, nach vorn gewandten Handeln liegt.

Kehren Sie um, denn Umkehren bedeutet nicht, in alte Muster zu verfallen, sondern Verirrungen und Misserfolge anzuerkennen, um dann vertrauensvoll und konsequent neue Wege zu beschreiten.

Halten Sie auch nicht ausschließlich an schönen Erinnerungen fest, denn auch alte Erfolge können Ihnen künftig im Wege stehen, denn sie schmälern unsere Erwartungen. Auch wenn Sie denken, dass es gar nicht besser werden kann, so sollten Sie sich die Option offenlassen, dass da noch viel mehr auf Sie wartet. Jeder Tag kann besser werden als alles, was gestern war, denn das Gestrige ist ohne Leben.

Erinnern Sie sich an Lots Frau aus der Erzählung von der Zerstörung von Sodom und Gomorra? Gott gab jedem in Lots Familie die Anweisung, »sieh dich nicht um und bleib im ganzen Umkreis nicht stehen« (Genesis 19,17). Doch Lots Frau blickte zurück und wurde in eine Salzsäule verwandelt.

Was will uns diese Geschichte vermitteln? Richtig, das Verharren in alten Mustern und Erinnerungen lässt uns erstarren, verhindert Wachstum und Heilung. Das sprichwörtliche Erstarren von Patienten ist mittlerweile ein Massenphänomen. Ich glaube zu erkennen, dass die steigende Zahl an Schmerz- und Burn-out-Patienten zu einem Großteil der geistigen und seelischen Erstarrung unserer modernen Lebensführung geschuldet ist. An diesem Beispiel können wir beobachten, wie sich ein Zeitgeist auch körperlich manifestiert.

Zurück zum Wunder des Samenkorns. In unserem Leben durchlaufen wir wie ein Samenkorn verschiedene Phasen der Verwandlung. Was wir in der Natur als Jahreszeiten oder das Keimen, Sprießen, Wachsen, Verzweigen, Blühen, Vermehren, Reifen und Sterben beobachten, können wir auch an uns selbst wahrnehmen.

Aus alter spiritueller Sicht ergeben sich für den Menschen zehn sogenannte »Lebensjahrsiebte« in denen sich unsere Entwicklung systematisch darstellen lässt. Im Praxisalltag hat sich dieses Modell bestens bewährt (es hilft mir immer wieder bei der Analyse von Seelenplänen meiner Patienten). Diese Theorie orientiert sich in den ersten drei Stufen an natürlichen Grundlagen. Mit 7 Jahren der Zahnwechsel; mit 14 die Pubertät; mit 21 der Bartwuchs; mit 28 die stärkste körperliche Kraft; mit 35 die Zeit zum Heiraten und Kinderzeugen; mit 42 der volle Abschluss des Charakters; mit 49 der Lebenshöhepunkt; mit 56 reife Entwicklung von Verstand und Rede; mit 63 ein Rückgang darin; mit 70 das Lebensende. Somit bildete sich der Makrokosmos der Natur und des Kosmos im Mikrokosmos des einzelnen Menschen ab.

Aus Sicht der meisten spirituellen Lehren unterliegt alles Seiende dem sogenannten Analogieprinzip, nach dem die Erde ein Abbild des Kosmos ist. Alles, was sich auf Erden abspielt, hat seine Parallelen, seine Entsprechungen im Kosmos. Wie bereits erwähnt – das Kleine spiegelt sich im Großen und das Große im Kleinsten.

In Analogien zu denken war für die alten Völker ganz und gar normal. Noch im 17. Jahrhundert preist der Jesuit und Universalgelehrte Athanasius Kircher (1602–1680) die Lehre der Analogie als einen fabelhaften Leitfaden, um den Wundern der Natur und des Lebens nachzuspüren. Anhand des Analogie-Modells ist es uns möglich, den kosmischen Plan im menschlichen Leben zu studieren.

Wichtig ist, dass kosmische Ereignisse im Rahmen des Analogiemodelles nicht als spezifische Auslöser irdischer

Phänomene verstanden werden. Gestirne, Pflanzen, Symmetrien und Verkettungen sind keine Verursacher, sondern Symbole, Metaphern und Abbilder universalgültiger Zusammenhänge, die auch in uns wirksam sind. Ähnlich wie im Studium der Archetypen begegnet uns im Modell der Analogie ein praktisches Werkzeug zur ganzheitlichen Selbstreflexion.

Wenn meine Patienten lernen, sich als Teil einer großen Analogie zu erkennen, und wenn sie lernen, sich im Gegenüber zu demaskieren und selbst anzunehmen, dann öffnet sich ihr Geist einer bisher ungeahnten Kraftquelle innerer Zufriedenheit. Das Denken in Analogien fördert wert- und urteilsfreie Begegnungen, beinhaltet die Idee der gelebten Nächstenliebe, und vor allem erinnert uns das Analogieprinzip daran, dass sich der Mensch weder in seiner physischen noch in seiner feinstofflichen Struktur von der Natur und dem Rest des Kosmos unterscheidet. So erkennt sich der sensible, achtsame Mensch als Teil eines unendlichen kosmischen Weltenreigens.

Dieses uralte Weltbild stammt aus der Frühzeit der menschlichen Entwicklungsgeschichte, in der die meisten heute gültigen Naturgesetze noch unbekannt waren. Aus dem Analogieprinzip heraus ergibt sich dann die bereits mehrfach erwähnte Konsequenz, dass sich die Welt verändert, wenn Sie sich verändern.

Mit diesem Gesetz der Entsprechung (Analogie) ist ein weiteres Prinzip der Ganzheitlichkeit eng verwoben – das Gesetz der Schwingung. Es besagt, dass jeder Gedanke, jede Emotion und jede Handlung ihre eigene Schwingung besitzt. Ähnlich den Tönen in der Musik oder den Farben eines Prismas. Treffen ähnliche oder harmonische Schwingungen aufeinander, entsteht positive Resonanz. Das Gleiche gilt für unser Bewusstsein. Wir entscheiden selbst darüber, welchen Ton wir aussenden und welche Frequenzen beziehungsweise welche Schwingungen wir empfangen. Diese Weisheit hat sich im Volksmund vereinfacht als der

Spruch »Wie man in den Wald hineinruft, schallt es zurück« durchgesetzt. Dass unsere Welt eine polare Welt ist, haben wir bereits besprochen.

Das Gesetz der Polarität beschreibt, dass nichts ohne ein entsprechendes Gegenteil existiert. Polarität verweist aber nicht ausschließlich auf Gegensätzlichkeit, sondern lehrt uns, dass die scheinbaren Gegensätze in ihrem Ursprung ein und dasselbe sind. Sie unterscheiden sich also nur im Grad ihrer Erscheinung. Zum Beispiel sind Hitze und Kälte nur zwei subjektive Empfindungen ein und desselben – der Wärme. Es ist schwer zu definieren, wo Hitze und wo Kälte beginnen – sie gehen ineinander über. Folglich sind die eigenen Wahrnehmungen, Meinungen und Sichtweisen immer nur ein Teil des Ganzen. Nichts ist von Natur aus einer bestimmten Eigenschaft untergeordnet. Die Kunst der ganzheitlichen Lebensführung besteht darin, dass wir die Art und Weise (die eigene Schwingung), wie wir einem polaren Phänomen begegnen, so anpassen, dass es unserer Entwicklung und der unserer Nächsten dienlich ist.

Aus der Polarität, also dem Fluss zwischen den Dingen, ergibt sich das Prinzip des Rhythmus, dem wir in allen Kreisläufen des Lebens und der Natur begegnen. Dieses Gesetz zeigt sich im Entstehen und Vergehen von Kulturen, Nationen und ganzen Reichen, im Leben und Sterben von Pflanzen, Tieren und Menschen, im Wandel der Jahreszeiten und in Form von Ebbe und Flut. Aus ganzheitlicher Sicht begegnen wir diesen Rhythmen auch in unserem menschlichen Leben. Kurz, es geht bergauf und bergab. Die Gewissheit, dass nichts ewig währt und alles seine Zeit hat, spendet in der Trauer Trost, und in der Freude erinnert es uns an die Tugend der Wertschätzung.

Die Elemente, Qualitäten und Temperamente in der Heilkunst

»Alle Charaktere sind aus denselben Elementen zusammengesetzt; nur die Proportionen machen den Unterschied aus.«
Théodore Simon Jouffroy

In der Naturheilkunde unterscheiden wir zwischen den vier Urqualitäten und den vier Elementen, die wir bereits aus dem Konzept der Viersäftelehre (siehe Seite 33) kennen. In ihnen begegnen uns alle zuvor beschriebenen Gesetze der Ganzheitlichkeit.

Zu den vier Urqualitäten gehören warm, kalt, feucht und trocken. »Warm« verkörpert ein aktives Prinzip, das der Bewegung und Anziehung. Wärme dehnt sich aus und entspricht einer erhöhten Tätigkeit und einer Selbstbetonung. Wärme wird mit Freiheitsliebe, Lebensfreude und Arbeitskraft, dem Herz, dem Frühling und dem Sommer assoziiert.

»Kalt« hingegen wirkt zusammenziehend, tendiert also nach innen. Kälte mindert die organische Kraft, führt zur Erstarrung und symbolisiert die Konzentration, die Vertiefung, die Beschaulichkeit, den Verstand und den Winter.

Die Urqualität des »Feuchten« entspricht einer passiven, ausgleichenden und formgebenden Qualität. Sie fördert die Verteilung der Leben spendenden Kräfte und bringt Beweglichkeit, Entspannung und Erweichung. Feuchtigkeit macht sentimental, anpassungsfähig und locker.

Hingegen stellt »Trocken« das Prinzip der Unterdrückung, Spannung und Verhärtung dar. Trockenheit symbolisiert eine nach innen gerichtete Form der Bewegung. Dazu zählen wir Egoismus, rücksichtslose Selbstbehauptung und starre Unbeugsamkeit.

Zu den Urqualitäten gesellen sich nun die vier Elemente (Feuer, Erde, Wasser, Luft). Sie stellen Grundformen von

Sonnenzeichenuhr am Markusplatz, Venedig

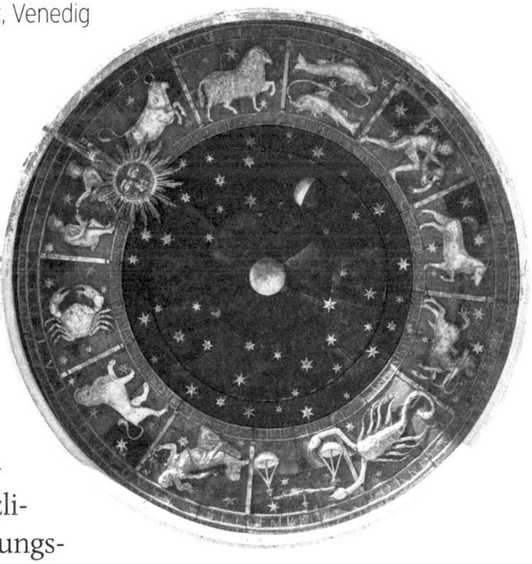

Energie und Bewusstsein dar. Jedes der vier Elemente speist sich aus einer Vermischung zweier Urqualitäten. Zusätzlich präsentiert sich jedes Element, basierend auf einem unterschiedlichen Mischverhältnis, in drei Stadien, wobei das dritte Stadium jeweils mit einer zusätzlichen Urqualität als Überleitungsprinzip zu einem anderen Element ausgerüstet ist. Die Elemente und Urqualitäten begegnen uns auch im sogenannten Zodiakus, einem symbolischen Rad, auf dem die Tierkreiszeichen angeordnet sind. Der Tierkreis wird in zwölf gleiche Abschnitte unterteilt, die den zwölf Monaten und zugleich den bedeutendsten Sternenbildern entsprechen (in der Epoche der Renaissance wurde der Zodiakus als eine philosophische Morallehre verstanden).

Feuer verkörpert die Urqualitäten »Warm« und »Trocken« mit einem Überwiegen der Wärme. Das Feuer manifestiert sich in unserem Leben als die Energie schlechthin. Es schenkt uns Kraft, Kühnheit, Mut, Ehrgeiz, Zuversicht, Selbstvertrauen, Idealismus, Leidenschaft, starke Emotionen, aber auch Zorn, Ungeduld und Herrschaft. Aus dem Element Feuer ergibt sich das cholerische Temperament. Der Choleriker zeichnet sich durch schnelle und starke Reaktionen aus und neigt zu impulsiven Handlungen. Der feurige Choleriker neigt zu Entzündungsprozessen, Fieber, Organüberfunktionen, Rasereien und Störungen im Leber-Galle-System. Das Feuer entspricht im Kontext der Säftelehre der gelben Galle (cholé = griechisch für »Galle«).

Dem Element Erde entsprechen die Qualitäten »Kalt« und »Trocken«. Dieses Element wirkt zusammenziehend und führt daher zu dichten und festen Manifestationen. Hier überwiegen eine größere Bindung und Anpassung an das Materielle, an das selbstbezogene Fühlen und Wollen. Erde symbolisiert Stetigkeit, Fleiß, Geduld, Ausdauer, Klugheit, Verstand, Konzentration, Hartnäckigkeit, Strenge, Zähigkeit, aber auch Fanatismus, starken Kritizismus und Genusssucht. Aus dem Element Erde resultiert das melancholisch-kritisch-pessimistische, aber sehr realistische Temperament des Melancholikers. Typisch sind für ihn die Prinzipientreue, seine Verlässlichkeit, sein Tiefsinn, aber auch seine Introvertiertheit und sein Einsiedlertum. Er leidet oft unter Ängsten und ist voller Sorgen. Er leidet still und untröstlich und erholt sich von Krankheiten nur langsam und schwer. Menschen mit einer Überbetonung dieses Temperaments weisen oftmals eine Fehlfunktion und Erkrankungen der Milz und der lymphatischen Organe auf. Ihm wird der Saft der schwarzen Galle zugeordnet (schwarze Galle = griechisch »mélaina cholé«).

Im Element Luft treffen die Qualitäten »Warm« und »Feucht« aufeinander. Der starke Energiefaktor der Wärme wird durch die Anpassungsfähigkeit des Feuchten gebremst. Luft ermöglicht Teilbarkeit, Vervielfältigung, Schnelligkeit und Anpassungsfähigkeit. Die Luft macht Empfindungen und Emotionen lebhafter, unseren Geist flexibler und schärft unsere Aufmerksamkeit. Interessen und Neigungen werden beflügelt, aber es besteht auch die Gefahr, sich zu verzetteln. Der Luft entspricht das Temperament des Sanguinikers. Diese Personen zeichnen sich durch eine schnelle Aufnahmebereitschaft, eine ausgleichende, balancierende oder theoretisierende Art aus. Sie sind die Denker unter uns. Wir kennen den Sanguiniker als freundlich, geistreich, begeisterungsfähig mit einem Hang zur Hysterie und zur Oberflächlichkeit. Seine Schwachstelle sind das nervöse Herz und der Blutkreislauf. Der Luft wird bezüglich der Viersäftelehre das Blut (lateinisch »sanguis«) zugeordnet.

Das Element Wasser vereint die Qualitäten »Kalt« und »Feucht« mit einer Dominanz von »Feucht«. Wasser verkörpert wellenartige Bewegungen und hat starken Einfluss auf unser Gemüt und unsere Gefühlswelt. Es verlockt uns zu rührseligen Zuständen, zu Träumereien, spendet uns Ruhe, Stille, macht uns aber auch bequem. Der Faktor Wasser sorgt für Erweichung, macht beeinflussbar und sorgt für Stimmungswechsel. Das dem Wasser zugeordnete Temperament ist der Phlegmatiker. Dieser ist ein liebevoller und fürsorglicher Mensch, der die Harmonie liebt. Er zeichnet sich durch seine mitfühlende, anpassungsfähige und besänftigende Art aus. Sein Handeln ist wohl überlegt, bedächtig und vorsichtig. Leider fühlt er sich oft einsam. Er geht fordernden Situationen aus dem Weg und neigt zur Faulheit bis zum Stillstand. Er ist oft unentschlossen, badet im Selbstmitleid, ist aber ein guter Beobachter. Seine Schwachstelle ist die Psyche. Der ihm zugeordnete Saft ist der Schleim (griechisch »plégma« = Schleim).

Aus diesem ganzheitlichen Konzept der Humoralpathologie (Säftelehre) lässt sich Gesundheit als eine stets dynamische Ausgewogenheit der Elemente definieren. Folglich entspricht Krankheit einem andauernden Übermaß oder Mangel an einem Element. Gemäß dem Gesetz der Polarität kann Krankheit auch aus dem Übersteigen der Kompensationsfähigkeit durch das entgegengesetzte Element resultieren. Dann zeigt sich Krankheit als Überfülle eines Elementes oder als Mangel an seinem Gegenpol. Die Kunst besteht nun darin, dem Patienten auf körperlicher, geistiger und seelischer Ebene dabei zu helfen, zurück in eine gesunde Ausgeglichenheit, also in die viel zitierte Balance zu finden.

Passende Arzneien können Heilkräuter, Pilze, Knospen, Gewürze, aber auch Ruhe, Bewegung, und/oder eine zusätzliche Ernährungsumstellung sein. Diese Art der Therapie dient zur akuten Linderung. Langfristig betrachtet lohnt sich der sogenannte Weg der sympathischen Heilung. Davon ausgehend, dass das Übermaß an einem Element der Ursprung

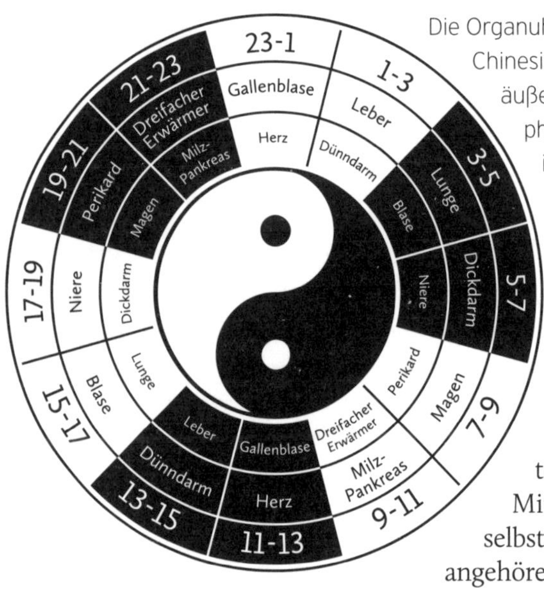

Die Organuhr aus der Traditionellen Chinesischen Medizin. Der äußere Ring zeigt die Hochphasen der Organe an, der innere die Ruhephasen.

einer Erkrankung ist und die Schwäche des behandelten Elementes nur die Folge, wird zum Beispiel die Überbetonung des Feuers mit Mitteln therapiert, die selbst dem Element Feuer angehören. Da dies mit grobstofflichen Arzneien nicht möglich ist (daraus würde eine weitere Stärkung des Feuers gefördert), muss die Qualität der Darreichung bezüglich Dosis und Art des Medikamentes verändert werden. Mittel der Wahl sind in diesem Fall homöopathische (Ähnliches wird mit Ähnlichem behandelt) Arzneimittel.

Es versteht sich von selbst, dass jeder Mensch stets alle vier Temperamente in sich vereint. In meiner Praxis stelle ich jedoch fest, dass meist eines der Temperamente überwiegt. Wir wissen bereits, dass auch das menschliche Leben zyklisch und nicht linear verläuft. Dieses Wirkprinzip hat sich innerhalb der Naturheilkunde auch in der sogenannten Organuhr manifestiert.

Die Organe unseres Körpers sind nicht zu jeder Tageszeit in gleicher Weise aktiv. Besonders deutlich wird dies bei der Aktivität unseres Gehirns, das uns täglich dazu bringt, einzuschlafen und wieder aufzustehen. Es gibt Intervalle der Aktivität und Phasen der Ruhe, Momente der Hochleistung und eine Zeit der Regeneration. Doch solche Rhythmen existieren auch bei allen anderen Organen. Ähnlich dem Lauf der Sonne hat jedes Organ seinen eigenen »Morgen«, einen Zeitraum, an dem seine Aktivität im großen Ganzen ansteigt, einen »Mittag«, wenn der Gipfel seiner Leistungsbereitschaft erreicht ist, und einen »Abend«, an dem die Aktivität schwindet, um in einer »Nacht« zu ruhen. Längst gilt als bestätigt, was Heilpraktiker schon seit Jahrhunderten wissen, dass etwa bestimmte Beschwerden immer zum selben Zeitpunkt auftreten.

Leberbeschwerden zum Beispiel in Form von nächtlicher Unruhe zwischen 1 und 3 Uhr oder Herzrhythmusstörungen sehr oft am Vormittag bzw. Mittag zwischen 11 und 13 Uhr.

Die Organuhr beinhaltet dieses alte Wissen und ist für die Naturheilkunde eine große Hilfe, um dem Patienten zurück in ein rhythmisches Gleichgewicht von Körper, Geist und Seele zu verhelfen. Die Lehre von den Elementen und den Rhythmen begegnet uns in allen großen Weltreligionen, in der Naturphilosophie, der Esoterik und der Astrologie.

In meiner Praxis verwende ich viele verschiedene ganzheitliche Methoden zur Selbstreflexion. Hierzu zählen Musik- und Kunsttherapie, Traumtagebücher, Naturcoaching, Gesprächstherapie, aber auch die Elementenlehre zum Beispiel im Rahmen der psychologischen Astrologie. Die Astrologie stellt die Summe aller psychologischen Erkenntnisse und Typenlehren der Antike dar und ist das Ergebnis einer sehr weisen und vielfach erprobten menschlichen Typenlehre. Sie beruht auf einem Weltbild zyklischer Zeitqualitäten. Das heißt, dass sich in dem, was in diesem Zeitmoment geboren oder geschaffen wird, der Zeitgeist und die Zeitqualität jenes spezifischen Augenblicks manifestieren. Der weltberühmte und anerkannte Psychoanalytiker und Schüler Sigmund Freuds (1856–1939) C. G. Jung war ein Wegbereiter für die psychologische Astrologie und beschrieb, in einem Brief von 1960, kurz vor seinem Tod, die Astrologie als die persönliche Einverleibung der Qualität des Jahres und der Jahreszeit, die uns zur Welt kommen sah. Aber auch der berühmte Astronom, Mathematiker und Protestant Johannes Kepler (1571–1630) war als beratender Astrologe tätig. Heute ist Kepler vor allem aufgrund des Ersten Keplerschen Gesetzes bekannt, das besagt, dass sich alle Planeten auf elliptischen Bahnen in einem ihrer Brennpunkte um die Sonne bewegen. Für Kepler beruht der Vorgang beim Verstehen der Natur sowie auch die Freude, die der Mensch beim Verstehen und Entwickeln neuer Erkenntnisse erfährt, auf einer Entsprechung, also einer Kongruenz von präexistenten Bildern der menschlichen Psyche mit äußeren Objekten und ihren Gesetzmäßigkeiten. Diese göttlichen Ideen seien in der menschlichen Seele als Abbild Gottes präexistent. Kepler bemerkt, dass die Relationen (Aspekte, Elemente, Qualitäten etc.) zwar nichts aus sich selbst heraus bewirken, sie aber stets in unseren Seelenregungen spürbar sind. Hier begegnet uns erneut, einige Hundert Jahre vor den Theorien Sigmund Freunds und C.G. Jungs, die Idee von den Archetypen und auch die Vorstellung von unbewussten Seelenanteilen des Menschen. Für den Wissenschaftler Johannes Kepler, der seine kräuterkundige Mutter Katharina Kepler als eine der wenigen mittelalterlichen Heilerinnen nur knapp vor dem Feuertod auf dem Scheiterhaufen erretten konnte, war die Astrologie kein detailliertes Prognoseverfahren menschlicher Schicksale, sondern eine weise, übergeordnete Typisierungslehre, die sich auf allgemeine, symbolhafte und metaphorische Weise auf den Menschen übertragen lasse. Himmlische Zahlenverhältnisse sollen also immer nur symbolisch und nicht buchstäblich auf irdische Gegebenheiten übertragen werden, und darin liegt auch ihre Stärke.

Die seriöse, philosophisch-psychologische Astrologie hat rein gar nichts mit dem Hokuspokus zu tun, den Sie aus Frauenzeitschriften oder obskuren TV-Sendungen kennen. Psychologische Astrologie befasst sich mit den menschli-

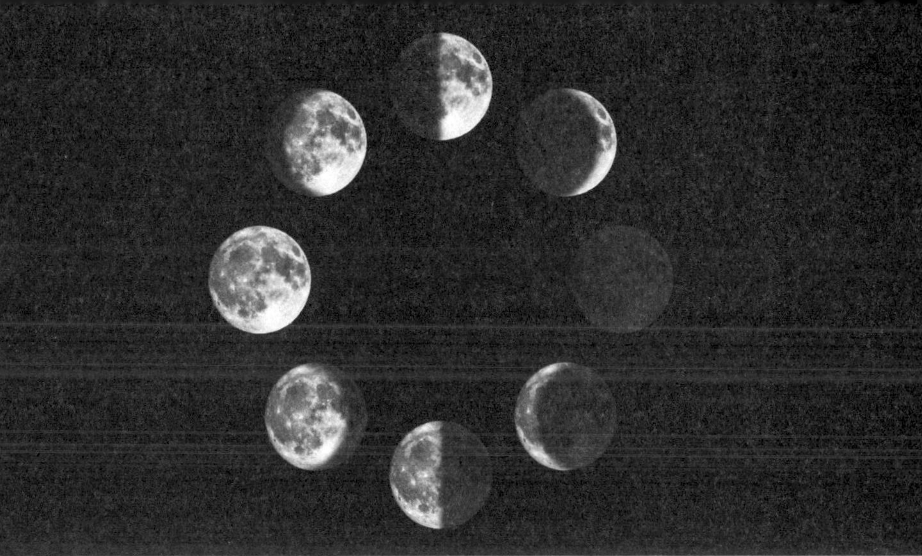

Der Mond kann unser Auge für das Schattenhafte schärfen.

chen Manifestationen der Elemente und den ganzheitlichen Wirkmechanismen (den bereits beschriebenen Gesetzen der Ganzheitlichkeit) des Lebens. Sie ist eine Bildsprache, die dem Suchenden einen Spiegel vorhält. Ja, die Astrologie hält viele Schätze für uns bereit. In der Arbeit mit Menschen wirkt sie als Katalysator zur Kommunikation und stößt Themen an, denen wir uns bisher erfolgreich verweigert haben. Im Grunde ist Astrologie nichts anderes als eine jahrtausendealte Menschheitsstudie, eine ganzheitliche Anthropologie. Sie bildet sich aus der Schnittmenge von Glauben, Naturwissenschaft, Menschheitsgeschichte, Charakterstudie, Psychologie, Mythos und Kunst. Sie kann uns bei der Erforschung unseres Unbewussten eine nützliche Begleiterin sein und uns unsere ungelebten Potenziale visualisieren.

Die Gestirne, Mond und Sonne sind für uns so lebensnotwendig, wie es die Elemente sind. Natürlich steuern die Sterne weder unser Schicksal noch beeinflussen Sie unsere Entscheidungen, aber sie spiegeln unsere Anlagen und verkörpern im Großen den Stoff, aus dem auch wir sind. Im zyklischen Voranschreiten, im Auf- und Untergehen der Gestirne, in den Phasen des Mondes und im Lauf der Sonne begegnet uns das uralte Symbol einer periodischen Erneuerung der Natur und der Geburt der materiellen wie geistigen Elemente. Während die Sonne als Tagesgestirn die Hauptquelle kosmischen Lebens verkörpert und, als aktives, männliches Prinzip interpretiert, in nahezu allen Kulturen kultisch verehrt wurde (selbst im Christentum bezeichnet sich Christus als »das Licht der Welt«), stellt der Mond das Werden im Kosmos dar.

Der Mond gilt überwiegend als weiblich und wird auch wegen seines 28-tägigen Zyklus mit dem Biorhythmus und den Fruchtbarkeitsphasen der Frau assoziiert. Die christliche Tradition übertrug die großen weisen Mondgöttinnen der Antike in die Figur der Maria. In der Astrologie und der Naturheilkunde dient der Mond als Rhythmusgeber therapeutischer Interventionen, als Sinnbild für das Unbewusste, als Quelle für die Fantasie und Sinnbild für das Gedächtnis.

Die Vorstellung, dass sich der menschliche Körper und das Universum in ihrem Bauplan entsprechen, war für die Medizin der Antike selbstverständlich. Heute nähern wir uns in der Quantenphysik und in Teilbereichen der Theologie einem solchen ganzheitlichen Verständnis wieder an. Auch in der Bibel lässt sich diese Weltanschauung in der Definition des Menschen als »Ebenbild Gottes« und »Maß der Schöpfung« finden. Auch die Naturmagie und die Alchemie der Renaissance basierten auf dem komplexen System der Entsprechung. Ihren Höhepunkt fand die Lehre vom Mikrokosmos Mensch in der Renaissance durch die Übersetzung, die Marsilio Ficino (1433–1499) von hermetischen Schriften anfertig-

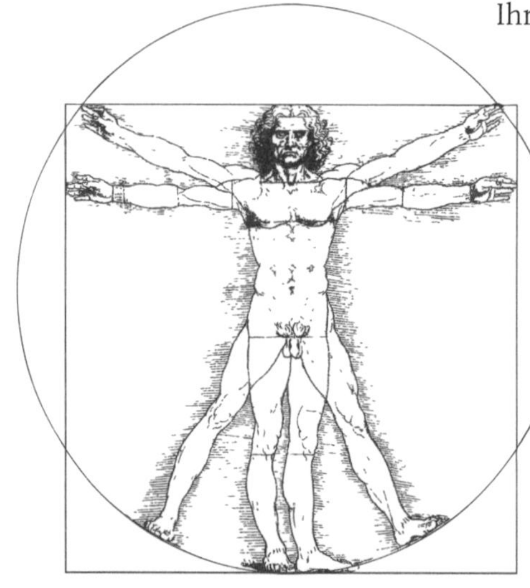

Leonardo da Vincis Vitruvianischer Mensch

te, und durch die Verbreitung von Vitruvs (um 84 v. Chr. – 27 v. Chr) Theorie der Proportionen.

Die Lehre der Elemente und die Idee einer Entsprechung von Makro- und Mikrokosmos manifestierten sich in der Architektur der italienischen Renaissance, in der Malerei von Leonardo da Vinci (1452–1519) und seiner weltberühmten Zeichnung des Vitruvianischen Menschen sowie in den Kunstwerken von Albrecht Dürer (1471–1528) und William Blake (1757–1827).

In ihrem »Liber divinorum operum« beschreibt Hildegard von Bingen, schon mehrere Jahrhunderte vor den Universalgelehrten der Renaissance, den Menschen im Plan der göttlichen Schöpfung. Gottvater ist in ihrem Konzept das höchste Gute und wird als »das den Kosmos erzeugende Prinzip der Liebe« beschrieben. Die zwölf Tierköpfe symbolisieren die Tugenden, die durch den göttlichen Hauch Einzug in die Seele des Menschen halten und heute als Zodiak oder Tierkreis bekannt sind.

Alle alten Kulturvölker der Erde – Sumerer, Ägypter, Babylonier, Perser, Phönizier, Germanen, Griechen, Chinesen, Inder, Peruaner, Mexikaner, Mayas und selbst die Mississippi-Indianer – waren mit dem Tierkreiswissen vertraut, natürlich immer gefärbt durch die Individualität ihres Volkes. Die Germanen widmeten ihren sogenannten Lebenskreis dem Gott Tyr und nannten ihn »Tyrkreis«, während für die Bewohner des Polarkreises vor allem die Sonne, als die »Lampe Gottes«, wenn sie nach langer Dunkelheit um den 21. März jeden Jahres wiederkehrte, das Zentrum ihrer Verehrung darstellte.

Grundlage des Tierkreises ist die Sonnenlaufbahn durch die sogenannte Ekliptik (Weg der Sonne). Der Kreis symbolisiert die Vollkommenheit und die Weisheit. Halbiert man diesen Kreis nun vertikal an den Punkten der Sonnenwenden, ergibt sich die Polarität von männlich und weiblich. Teilt man den Kreis nun auch horizontal an den Punkten der Tag- und Nachtgleiche, entstehen vier Quadranten, die den vier Elementen entsprechen.

Die vier Elemente ergeben sich wiederum aus den bereits beschriebenen vier Urqualitäten Warm, Kalt, Feucht und Trocken. Wird nun jeder der vier Quadranten nochmals gedrittelt, so entsteht der Kreislauf der Elemente. An der Quelle ist das Element immer am reinsten und intensivsten. Durch die Kombination der vier Elemente mit den drei Aggregatszuständen ergeben sich dann die zwölf Energiefelder oder auch Tierkreiszeichen. Der Tierkreis bildet in seiner Ganzheit aber immer den Lauf der Sonne ab.

Die Sonne durchwandert jedes Jahr alle zwölf Tierkreiszeichen. Für jedes dieser Zeichen benötigt sie 30 Grad. Im Monat März und April geht die Sonne durch das Zeichen des Widders, und darum können sich alle diejenigen, die in diesem Zeitraum geboren wurden, Widder nennen. Schließlich wird nun auch jedem Planeten ein Tierkreiszeichen zugeordnet, und zwar immer jenes, das seiner Natur mythologisch am ehesten entspricht.

Die Planeten sind im kosmischen Kreislauf die beweglichen Faktoren. Sie symbolisieren Lebensorgane, Wesenszüge, Lebenstriebe, Lebensaktivitäten, Gestaltungskräfte, Fähigkeiten und Eigenschaften. Diese Kräfte sind immer vorhanden, werden jedoch durch den Lauf der Gestirne bildhaft modifiziert.

Spätestens hier wird deutlich, welch abstrakte Philosophie, Psychologie und alte Weisheit in der ganzheitlichen Betrachtung des Kosmos und der Welt kumulieren. Die Bildsprache der Astrologie ist so grenzenlos tief und ursprünglich, dass sie uns ein Leben lang immer wieder bereichert und verblüfft.

Natur, Welt, Kosmos, die Lebewesen und der Mensch sind Hologramme derselben Energien. Egal ob Stein, Baum, Schmetterling oder Mensch, alles Seiende besteht aus den gleichen Elementen, den gleichen atomaren Bausteinen der Schöpfung, verbunden in einem ewigen Zyklus, für den

Zeit und Raum keine Rolle spielt. Und so begegnet uns das Gesetz der Analogie im Alltag zwischenmenschlicher Begegnungen ebenso wie in der Astrologie, der Psychologie, der Naturkunde oder der hochkomplexen Kunst der Arzneimittelfindung innerhalb der Homöopathie.

Zum Verinnerlichen

Der Kosmos, die Natur, das menschliche Leben und ganzheitliche Heilung unterliegen folgenden universellen Prinzipien: dem der Mentalität (alles ist Idee und Geist), der Analogie (die äußeren Erscheinungen spiegeln sich im Inneren und umgekehrt; somit haben auch Veränderungen im Mikrokosmos eine Auswirkung auf die Gesamtheit etc.), der Schwingung (es gibt keinen Stillstand, alles wandelt sich, fließt und ist in Bewegung), der Polarität (Gegensätze sind in ihrem Ursprung identisch, d. h. Dinge sind nur in ihrer Ausprägung verschieden), dem des Rhythmus (die Natur und das Leben funktionieren zyklisch und sind von einem Auf- und Abschwingen geprägt; natürliche Rhythmen wirken ausgleichend), der Kausalität (jede Ursache hat ihre Wirkung) und der Einheit (Geschlecht ist in allem, denn alles trägt weibliche und männliche Energien in sich).

In einer Schöpfung, in der alles miteinander verbunden ist, werden Makro- und Mikrokosmos zum Spiegelbild des Einzelnen. Ganzheitliches Wachstum nimmt uns also immer in die Pflicht, an der fortwährenden Schöpfung aktiv und gewissenhaft teilzunehmen. Über die Achtung dieser universellen Prinzipien und die Entdeckung der Natur in uns selbst gelangen wir zurück zu einem würdevollen und weisen Umgang mit Mutter Erde. Dann wird Heilung möglich, und wir erreichen inneren Frieden.

Der Mensch – Von Körper, Geist und Seele und dem Klang der Gestirne

»Alle himmlische Harmonie ist ein Spiegel der Göttlichkeit, und der Mensch ist ein Spiegel aller Wunder Gottes.«
Hildegard von Bingen

Jedes kleine, schläfrige Lichtlein muss nun zum Tag gute Nacht sagen, bevor es friedlich erlischt – in einem Meer aus Honig, einem Himmel aus Honig. Halte uns dicht an dein Herz, sodass wenn unsere Himmel sich dunkeln, wir in Kometen und Sternen fortleben.«

Diese von mir übersetzte kraftvolle Liedstrophe von Kate Bush aus *Sunset* begleitet mich seit über 15 Jahren durch mein Leben und hat bis heute nichts von ihrer Wirkung auf mich verloren. Gepaart mit dem weiten Melodiebogen und dem expressiven Klavierspiel der Künstlerin wird der beschriebene Sonnenuntergang zu einem in Ton gegossenen, friedlichen und hoffnungsvollen Lebensabend vieler einzelner Seelen.

Bushs Hommage an die Gestirne wurde zur Hymne meines Lebens. Ich erinnere mich noch, als wäre es gestern gewesen, als ich am 5. Dezember 2005 zum ersten Mal dieses Lied hörte und sich meine Art zu fühlen für immer veränderte. Ihre Kompositionen berührten mich tief in meiner Seele und triggerten den unstillbaren Sinnsucher, den naturverliebten Wanderer, den grübelnden, scharfen Beobachter, den kompromisslosen Forscher, den liebestrunkenen Künstler und den abenteuerlichen Matrosen in mir. Kurz nach meiner frisch entflammten Begeisterung für die Musik von Kate Bush und meiner neuen Vorliebe für mythologische und ganzheitliche Lyrik besorgte mir meine Tante ein kleines Teleskop, mit dem ich nächtelang den Sternenhimmel zu durchforsten begann – auf der Suche nach fernen, irrlichternen Zeugnissen fremder Welten.

Heute, fünfzehn Jahre später, werde ich immer wieder gefragt, wie es möglich sei, so viele verschiedene Professionen und Interessen in nur einem Leben zu vereinen. Die Antwort auf diese Frage ist mir nie schwergefallen, denn es sind die vielen lauten und stillen Fragen an das Leben selbst, die mich in die Arme der vielen verschiedenen Künste und Wissenschaften trieben.

Als Heilpraktiker studiere ich das Wunderwerk Mensch in all seinen vielen Facetten. Doch die wirklich großen und existenziellen Fragen des Lebens beantworten uns weder die Anatomie oder die Pathologie noch die Psychologie. Auf der ewigen Suche nach dem, was den Menschen im Innersten zusammenhält, stranden wir meist unweigerlich an den endlosen Ufern der Künste. Dort entdecken wir, wie einst Kolumbus, ein unbekanntes, weites Land voller neuer Ausdrucksformen und Perspektiven auf die Welt, auf Gott und den Menschen.

Dass Kunst, Musik und Worte unverzichtbare Bausteine meiner ganzheitlichen Arbeit als Heiler sein sollten, habe ich wohl schon in mir geahnt, bevor ich überhaupt Heilpraktiker wurde.

Heinriche Heine schrieb in seinem Text »Über die französische Bühne« von 1837: »Was ist Musik? Sie steht zwischen Gedanken und Erscheinung; als dämmernde Vermittlerin steht sie zwischen Geist und Materie; sie ist beiden verwandt und doch von beiden verschieden; sie ist Geist, aber Geist, welcher eines Zeitmaßes bedarf; sie ist Materie, aber Materie, die des Raumes entbehren kann.«

Seit jeher haben Kunst und Musik durch ihre unmittelbare Wirkung die Menschen in Staunen versetzt. Dieser Faszination sind im Laufe der Kulturgeschichte verschiedenste Mythen, Erklärungs- und Interpretationsansätze entsprungen, wie etwa der Mythos vom Gesang des Orpheus in der Unterwelt oder den Stimmen der verführerischen Sirenen in Homers Odyssee. Gleich ob Musik in der Liturgie als Lobpreisung der göttlichen Schöpfung oder als expressionistischer Ausdruck der individuellen menschlichen Seelenregung diente, so war sie in gewisser Weise immer eine Mittlerin zwischen Körper, Geist und Seele, zwischen sichtbarer und unsichtbarer Welt.

Musik wurde als die Abbildung einer größeren Ordnung hinter der menschlichen Wahrnehmung von Wirklichkeit verstanden. Im Rahmen der Kunst- und Musiktherapie wird die Kunst zum Psychoanalytiker, zum Seelenforscher, ja, das Kunstwerk wird zur Projektionsfläche des Patienten.

Der antike Philosoph Pythagoras von Samos (um 570 v. Chr. – 510 v. Chr.) entwickelte auf der Basis seiner Untersuchungen des Nachthimmels die Theorie von der Sphärenharmonie. Als Sphärenharmonie oder Sphärenmusik beschreibt man die Vorstellung, dass bei der Bewegung der Himmelskörper für das menschliche Gehör nicht wahrnehmbare Klänge entstehen. Die Tonhöhen der Himmelskörper definieren sich über deren Geschwindigkeit und Abstände, die sie zueinander einnehmen. Dahinter steckt also die Überzeugung, dass der Kosmos durch eine intelligente, göttliche, mathematische Proportion geordnet ist und sich daher in der Lehre der Gestirne dieselben Gesetzmäßigkeiten wie in der Musik oder auch in der Kunst vorfinden lassen.

Und so landen wir an dieser Stelle, wieder im Jahr 2005, als mich Kate Bushs Ode an den Nachthimmel für immer in die Welt der Kunst, der Astronomie und der Astrologie entrückte.

Ja, und so fügte sich ein Puzzlestück nach dem anderen zu meinem individuellen Erfahrungs- und Wissensnetz hinzu, das heute die Grundlage meiner Therapieansätze und meiner Arbeit als Lebensberater und »seelischer Geburtshelfer« bildet.

Während das nächtliche Firmament und das Wissen darüber, wie der Lauf der Gestirne zu deuten sei, für unsere Vorfahren noch überlebensnotwendig war, sehen wir heutzutage kaum noch eine Synchronizität zwischen der Existenz des Menschen und den kosmischen Vorgängen am Himmel. Haben Sie sich aber erst einmal auf die symbolhafte Sprache des Kosmos und seiner Erscheinungsformen eingelassen, eröffnet sich Ihnen ein Füllhorn neuer Ideen und Perspektiven auf die Welt und das menschliche Leben. Tun Sie es den alten Seefahrern gleich, entdecken Sie Ihren ganz persönlichen, individuellen Fixstern.

Man erzählt sich vom berühmten Feldherrn Napoleon Bonaparte (1769–1821) folgende Geschichte. Napoleon soll an einem regnerischen Tag von einem seiner Generäle wegen seiner Arroganz kritisiert worden sein. Daraufhin sei Napoleon zur Öffnung seines Lagerzeltes getreten, um die Vorhänge des Eingangs zu lüften. Dabei habe er zu seinem General gesagt: »Mein General, was sehen Sie dort draußen?« Der General blickte mürrisch hinaus und entgegnete: »Welche dumme Frage. Wolken, was sonst?« Napoleon soll erwidert haben: »Sehen Sie, und dahinter steht mein Stern, und ich weiß immer, dass er da ist.« Dieser Fixstern ist Ihr persönliches Lebensziel, Ihr Kompass, Ihr Anker und Ihr kosmischer Fahrplan durch ein Leben voller Unvorhersehbarkeiten, Erfolge und Niederlagen. Ein eigener Fixstern schenkt Ihnen Zuversicht, Gewissheit und Kraft, auch dann, wenn die Stürme des Lebens die See aufwühlen oder dicke Nebel die Sicht vorübergehend trüben mögen.

Wenn wir heute die Orientierungslosigkeit vieler Menschen beklagen, steht mir beim Gespräch mit meinen Patienten das alte Wissen der Astrologie (eigentlich der kosmischen Menschenkunde) zur Verfügung. Tauchen wir also ein wenig tiefer in die Prinzipien dieser antiken, kunstvollen Lehre vom Menschen ein.

Der Mensch ist ein beseeltes Wesen. Körper und Geist werden durch die Seele vereint. Der menschliche Körper entspricht in der Astrologie dem sogenannten Aszendenten (lateinisch »ascendere« für »aufsteigen«). Der Aszendent steht für das Erscheinungsbild einer Person, womöglich auch die Maske, die diese Person zum Schutz oder als Tarnung trägt. Der Aszendent kann auch als Konstitution und Auftreten bezeichnet werden. In ihrem Aszendenten spiegelt sich wider, wie eine Person auf Gegebenheiten und Umstände ihrer Umwelt reagiert.

Die Seele hingegen entspricht, astrologisch ganzheitlich betrachtet, dem Mond. Er symbolisiert das Gemüt, die Gefühlswelt, und zusammen mit dem Saturn versinnbildlicht er die irdische Persönlichkeit und die seelische Beschaffenheit eines Menschen.

Der menschliche Geist hingegen entspricht der Sonne. Sie symbolisiert den Wesenskern, die persönliche Vitalität, den individuellen Lebensantrieb, Anlagen, Grundhaltungen und den zentralen Ansatz des persönlichen Handelns. Bei sehr reifen Persönlichkeiten weicht hingegen die Sonne dem Uranusprinzip. Das Uranusprinzip steht für Bewusstheit, Freiheit, Weitblick und souveräne Selbstständigkeit. Durch einen fortgeschrittenen Zugang zur Intuition hat sich der Uranusmensch von alten Konditionierungen und moralischen Zwängen längst befreit. Die Kehrseite der Uranusenergie sind Exzentrik, Egoismus und Unberechenbarkeit. Uranus strebt zur spirituellen Entwicklung, bleibt ihm diese verwehrt, kommt es zu negativen Entwicklungen.

In meiner Praxis staune ich immer wieder darüber, wie deutlich sich der Zustand der geistigen Verfassung und der seelischen Entwicklung eines Patienten auch in dessen Körper manifestiert.

Die Analyse von Körpersprache, Wortwahl, Erscheinungsbild, Geruch, Händedruck, Blick der Augen, Bewegung, Kleidung, Geburtsdaten, Wohnumfeld, Freundes- und Familienkreis, Hobbys, Vorlieben, Interessen und Beruf verraten mir mehr als jedes ausführliche Gespräch. Das »Selbst« ist, wie bereits ausgeführt, die individuelle, vorurteils- und wertfreie Auflösung des kleinen egozentrischen »Ichs« im großen Ganzen.

Das »Ich« ist die wesentliche Instanz für die Bewältigung der materiellen Erscheinungen. Ihm entspricht also auch der merkurische Intellekt. Merkur ist, abgesehen vom Mond, der schnellste Planet unseres Sonnensystems. Er symbolisiert Beweglichkeit, Kommunikation und Austausch. Er erkennt logische Zusammenhänge, verknüpft und prüft. Das Merkurprinzip begegnet uns immer dort, wo es um Sprache, Wissensvermittlung, Kommunikation, Lehre, Mathematik und Informationsfluss geht. Ein schwacher Merkur hingegen ist nicht fähig zur Objektivität. Für ihn ist alles ein Mittel zum Zweck, und so ist der unreife Merkur manipulativ, ausbeuterisch, berechnend und besserwisserisch.

Mit Belangen, mit denen das »Ich«, der bewusste Teil unserer Persönlichkeit, überfordert ist, beschäftigt sich dann die Seele. Wenn jedoch auch die Seele über einen längeren Zeitraum überfordert und vernachlässigt wird, bleibt ihr keine andere Wahl, als den Körper als ihr Ventil zu nutzen. Wir werden krank, rast- und ratlos, verlieren den Zugang zu unserer Intuition, entwickeln Schmerzen oder leiden unter einem geschwächten Immunsystem. Mit Gerätemedizin kommt man hier nicht sehr weit, und recht rasch finden sich Patienten dann in einer monate- bis jahrelangen psychotherapeutischen Behandlung wieder. Es ist nicht verwunderlich, dass in einer Gesellschaft, die der Natur ihre Belebtheit größtenteils abspricht und eine Beseeltheit aller der Dinge ablehnt, sich zwangsläufig immer neue Facetten und steigende Zahlen psychosomatischer Krankheitsbilder entwickeln werden.

Zusammenfassend lässt sich festhalten: Aszendent, Mond und Sonne repräsentieren die drei Hauptfaktoren der menschlichen Existenz im ganzheitlichen Weltbild und entsprechen analog dem System von Körper, Seele und Geist. Die Planeten und ihre Aspekte ergänzen dieses Gefüge als mythologische Archetypen und differenzieren es bis ins kleinste Detail aus – ähnlich einem Fingerabdruck oder einer DNA. Aus naturheilkundlicher Sicht lassen sich die Prinzipien und die Temperamente der Planeten aber auch auf Organsysteme und deren ganzheitliche Funktionen übertragen. So verkörpert sich die Sonne in den Augen und dem Herz meiner Patienten. Sie ist das Feuer und der der Puls des menschlichen Körpers, während der emotionale und weise Mond den Rhythmus (Ebbe und Flut) unserer Körperflüssigkeiten steuert und sich in unseren Schleimhäuten niederschlägt.

Auf den luftigen, geistreichen Merkur treffen wir innerhalb unseres Nervensystems, dem Rückenmark unseres Wirbelsäulenkanals und natürlich in Form unserer Atmungsorgane, als den Ein- und Austrittspforten des Odems, der Luft – also des Geistes.

Die liebliche Venusenergie steuert unser Gleichgewicht, reguliert unsere Nieren und steht in enger Verbindung mit unserem Hautbild. Der aktive und entschlossene Mars regiert über unser Blut, unsere Arterien und Muskeln.

Jupiter, der antike Himmelsvater, findet seine analoge Entsprechung in den Eigenschaften unserer Leber und der alchemistischen Funktion unseres Stoffwechsels. Die Beständigkeit und Melancholie des Saturns zeigt sich wiederum im menschlichen Skelett, in unserem Gehör und den großen Gelenken unseres Körpers.

Der weise, aber exzentrische Uranus regiert unsere Nerven als Reizleiter, während der spirituelle, künstlerische und sehnsüchtige Neptun unsere Hypophyse versinnbildlicht.

Nicht zuletzt treffen wir in diesem kosmischen Reigen noch auf den kriegerischen, zähen, konzentrierten und psychoanalytischen Pluto als den Herrn über die Sexualorgane und den Dickdarm.

Die Vorstellung von der zyklischen Erneuerung der Natur begegnet uns im Traum, in der Kunst, der Religion, der Kultur und der Spiritualität oft als Baum, als Rad des Lebens bzw. als Kranz, Urquelle, Gewässer oder Ei. Wenn wir die Rhythmen der Natur genau beobachten und mit ihnen atmen, dann können wir uns ein sehr viel tieferes, weiseres, erlebtes Wissen über das Leben aneignen als durch jedes nur erdenkliche Studium.

Das hektische Leben, das wir in unseren Städten führen, ist linear in Minuten durchgetaktet. Vom Klingeln des Weckers bis zur gemeinsamen Zeit mit der Familie ist alles terminiert und verbucht. Durch Statistiken, Stundenpläne und Zeitangaben haben wir uns die Illusion einer vorhersehbaren sicheren Welt geschaffen. Lebensereignisse wie Geburt, Liebe, Krankheit und Tod reißen uns für kurze Zeit aus der Blase unserer Taktung und überschwemmen uns mit Gefühlen, die wir nicht vergessen, aber verdrängen. Die Überforderung vieler Patienten resultiert aber nicht aus der Übermacht ihrer Emotionen, sondern aus ihrer Unfähigkeit, diese zu leben und zu verarbeiten.

Sehr oft beobachte ich, dass Patienten den Zugang zu ihrer Intuition komplett verloren haben. Eine gesunde und ausgeprägte Intuition ist für die aktive und kreative Bewältigung von Lebenskrisen und für die Verwirklichung eines glücklichen Lebensweges aber von entscheidender Bedeutung. Um die eigene Intuition zu stärken, müssen wir Körper, Geist und Seele wieder in Einklang bringen und unsere Sinne zu feinste Antennen ausbilden.

Als Seelenwesen verfolgen wir einen Seelenplan, der weit über unsere materiellen Bedürfnisse hinausragt. Wir glauben, dass wir in der künstlichen Erweiterung unserer Sinne die Lösung unserer Probleme finden können – vielleicht auch einer Erlösung vom Menschsein –, doch auf unsere eigenen fünf Sinne zu hören und sie zu schärfen, ihnen zu vertrauen, das haben wir größtenteils verlernt.

Dank unserer fünf Sinne verfügen wir immer über mehrere Perspektiven auf die Welt. Wir haben also immer mehrere Beziehungen gleichzeitig zu dem, was uns umgibt. Dabei verarbeiten wir sehr viele untereinander verknüpfte Informationen, ohne dass uns das überfordert. Nein, ganz im Gegenteil, es fokussiert uns und erlaubt uns, die Welt im Hier und Jetzt zu erleben.

Als ich im ersten Semester meines musikpädagogischen Studiums mit der Kunst der Gehörbildung konfrontiert wurde, musste ich mir eingestehen, dass ich noch nicht über die nötige innere Ruhe verfügte, um sehr komplexe Gehördiktate schreiben zu können.

Man muss sich das so vorstellen, dass der Professor sich ans Klavier setzt und eine Abfolge von Melodien, Rhythmen und Harmonien spielt und die Studenten das Gehörte zügig, nahezu in Echtzeit, zu Papier bringen. Eine solche Aufgabe setzt mehr als nur musikalische Begabung, Kreativität oder einen scharfen Verstand voraus. Gehörbildung fordert Übung, Erfahrung, volle Konzentration und eine sehr ausgeprägte Achtsamkeit.

Ein ähnliches Phänomen begegnete mir im Rahmen meines Kunststudiums. Die Arbeit an einer Zeichnung und einem Gemälde uferte oft in eine mehrtägige Versunkenheit über dem jeweiligen Kunstgegenstand aus. Ich war so sehr im Moment verwurzelt, dass ich alles um mich herum vergaß. Spielend und intuitiv erledigte ich Aufgaben, die mir in meinem üblichen Bewusstseinszustand als unmöglich erschienen. Das Studium der Theologie und der Germanistik empfinde ich zwar nicht minder interessant, doch um einiges verkopfter und weniger fließend. Ja, trainiert man seine Sinne, dann fühlt man intensiver, wird achtsamer und ruhiger.

Meine Heilpraktikerausbildung hingegen brachte mich wieder mit meinem Tastsinn und vor allem meinem Geruchssinn in Kontakt. Ein Sinn, den ich lange Zeit sehr unterschätzt hatte. In der Differenzierung von Heilkräutern und dem therapeutischen Einsatz von ätherischen Ölen begegnete mir eine ganz neue sinnliche Welt der Düfte. Halten wir also fest: Unsere Sinne sind und bleiben unsere unmittelbarsten Zugänge zur Welt! Werden wir eines unserer Sinne beraubt, kompensieren wir den Verlust durch die Schärfung eines anderen. Hörstürze und Tinnitus sind als Zeichen unserer Zeit in jeder Heilpraxis zu finden. Das Pfeifen im Ohr erinnert uns dann daran, innezuhalten und in uns hineinzuhorchen.

Durch die Ablenkungen im Außen haben wir die Verbindung zu unserer Seele verloren. Bekanntlich geht das nur über einen gewissen Zeitraum gut, doch dann beginnt das Herzstolpern, die Magenschmerzen stechen, der steife Nacken wird immer schlimmer, Koliken plagen bei jeder kleinen Aufregung, es entwickelt sich eine kranke Leber, Schlaflosigkeit raubt uns den Verstand, Augen- und Muskelzucken werden zum Ventil unserer Anspannung, Bluthochdruck macht uns Angst, und Schweißausbrüche verdeutlichen unsere Unruhe. Die Symptome sind mannigfaltig, und die Überforderung kennt viele Gesichter. An diesem Punkt braucht es viel Geschick und gegenseitiges Vertrauen, um einem Patienten zu erklären, dass der Weg einer Heilung nicht allein über die Einnahme von Arzneimitteln, und seien es auch pflanzliche, verläuft.

Viele chronische Erkrankungen sind begleitet von einem starken Ungleichgewicht zwischen Körper, Geist und Seele. Damit ein Patient zurück in eine Position findet, von der aus ganzheitliche Genesung möglich wird, braucht es neben der naturheilkundlichen Therapie durch einen Arzt oder Heilpraktiker auch die aktive Auseinandersetzung mit dem eigenen Seelenplan und die Entwicklung einer nachhaltigen, individuellen Lebensführung – es braucht die Ausrichtung auf einen neuen Fixstern.

Schnelllebigkeit wird, ehe wir uns versehen, zur »Hektik«. Wenn Hektik unser Leben bestimmt, dann erkennen wir, dass wir unsere Seelenruhe als den natürlichen Zustand unseres Seins verloren haben. Natürlich ist es in Ordnung, wenn wir gelegentlich auch einmal in Eile den Bus erwischen wollen, doch wenn Stress und Hektik zum Dauerzustand werden, versetzen wir unseren Körper in hormonelle Panik. Panik verhindert Heilung und schürt nicht nur Konflikte, nein, sie fördert auf körperlicher Ebene sogar entzündliche Prozesse. Dann führen wir ein Leben im Flucht- und Kampfmodus, der uns zu unausstehlichen Zeitgenossen macht und Tür und Tor für Herz-Kreislauf-Probleme, Krebserkrankungen und Depressionen öffnet.

Die Schärfung unserer Sinne beherbergt somit ein großes Potenzial zur persönlichen Entschleunigung. Die Gehörbildung wurde für mich zu einer meiner wichtigsten Achtsamkeitsübungen. Als ich zum Beispiel erkannte, dass mir in der Angst vor meiner Heilpraktikerprüfung meine eigene Unfähigkeit zur inneren Ruhe begegnete, verstand ich, dass mein unstillbarer Forscherdrang auch eine Kehrseite hatte. Die Überfrachtung und Dauerbeschäftigung mit Aufgaben, Projekten und Fortbildungen war ein optimales Motiv, um vor Momenten der Stille zu flüchten. Stellen Sie sich in Bezug auf Ihre Ängste oder Symptome immer auch die Frage, welcher der vielen Archetypen in mir, welche Facette meiner Person zieht womöglich gar einen Nutzen aus der Angst oder der Erkrankung, die mich plagt? Nehmen wir diese Frage ernst, so werden wir meist recht rasch eine Antwort finden.

Ja, wenn alles um uns still ist, dann klopft unsere Seele an die Tür und fordert ihre Aufmerksamkeit. Oft geschieht dies nachts und ist der Grund für die vielen Formen der Schlaflosigkeit.

Wenn wir auch im fortgeschrittenen Alter noch keine Antworten auf die Fragen unserer Seele parat haben und wir unserer Seele die nötigen Erfahrungen zur Entwicklung schuldig bleiben, beginnt ein Teufelskreis der Verdrängung, den wir nun schon sehr oft aus verschiedensten Perspektiven beleuchtet haben.

Unsere Seele strebt immer nach Klarheit. Ein spirituelles Leben (in Balance von Körper, Geist und Seele) erscheint von außen oft anstrengend und entbehrungsreich, doch auf den zweiten Blick wird deutlich, dass sich die menschliche Seele am liebsten dem Direkten, dem Unmittelbaren, dem Einfachen zuwendet – wie ein Pflänzchen der Sonne.

Eine ganzheitliche Lebensführung soll nicht neue Verwirrung, Komplexität und Überforderung mit sich bringen, sondern der eigenen Seelenruhe dienen, uns stärken und resilient machen.

Ein schönes Beispiel für den Beginn einer spirituellen Lebensweise ist der alljährliche Frühjahrsputz. Wenn wir unsere Wohnung ausmisten, erscheint zu Anfang alles ein wenig chaotisch. Wir müssen verschiedene Häufchen mit den Dingen, die wir behalten wollen, und den Gegenständen, die wir entsorgen sollten, bilden. Dann müssen wir sortieren, reinigen und neuen Raum schaffen – und siehe da, allmählich entsteht ein überschaubares, sehr praktisches und im Alltag nützliches System von Ordnung und Übersicht. So ähnlich gestaltet sich auch der Prozess des Aufräumens im eigenen Leben.

Um einen seelischen Frühjahrsputz starten zu können, müssen wir wieder zurück zu den Schatten unserer Seele. Wir müssen alle Facetten unseres Seelenlebens ausbreiten, auch wenn es anstrengend ist. Es nützt nichts, aufräumen zu wollen und dann nach Lust und Laune Dreck unter den Teppich zu kehren, Gerümpel hinter einem Regal zu verstecken oder die schmutzigen Fenster mit Gardinen zu kaschieren. Erstaunlicherweise stelle ich fest, dass die Angst vor der Seelenschau in den allermeisten Fällen unberechtigt ist und sich die vermuteten Abgründe, sobald man sie mit Zuneigung, Optimismus, Aktivität und Nachsicht düngt, schnell in grüne Täler verwandeln, durch die ein letzter Spaziergang ganz und gar nicht dem gefürchteten Hochseilakt entspricht. Auch die Anwesenheit und Unterstützung durch einen Heilpraktiker, als Begleiter in dieser Lebensphase, gibt den nötigen Impuls, sich dieser Lebensaufgabe zu stellen, und vor allem durchzuhalten, bis sich erste Knospen und dann Früchte des Wandels erkennen lassen.

Der ganzheitliche Weg ist ein steter Fluss, und wenn wir selbst im Fluss sind, uns dem Wandel nicht mehr verwehren, dann fällt uns vieles zu, was zuvor schwerfällig erschien. Aber auch nach dem Aufräumen geht es weiter, denn Wachstum endet nicht, sondern ist fortwährend. Jeder Jahresring unterscheidet sich vom anderen. Mal fällt uns Entwicklung leichter, mal fordert sie all unsere Kräfte, und das ändert sich auch nicht mit zunehmender Erkenntnisfähigkeit. Was sich jedoch grundlegend ändert, ist unsere Sichtweise und unsere Fähigkeit, Herausforderungen und seelische Hausaufgaben einzuschätzen, anzugehen und zu bearbeiten. Eine der herausforderndsten Aufgaben im Leben meiner Patienten scheint es zu sein, neue Leidenschaften zu entwickeln beziehungsweise mir im Zwiegespräch zu schildern, was ihnen in ihrem Leben große Freude bereitet oder bereiten könnte.

Als Heilpraktiker ist es mir sehr wichtig, dass meine Patienten nicht nur ihre ganzheitlichen Hausaufgaben wie Atemübungen, Meditation, Ernährungsumstellung, Bewegung oder Ähnliches erledigen, sondern sich auch den schönen Dingen und den Freuden des Lebens neu zuwenden. Sobald ich meinem Gegenüber aber erkläre, dass der übliche Fernsehabend mit Freunden, der Konsum der Lieblingsserie oder der obligatorische Besuch im Fußballstadion nicht dazu zählt, kommen sie ins Straucheln und Grübeln. Ich fordere meine Patienten auf, sich eine Tätigkeit oder ein Hobby zu suchen, in dem sie selbst aktiv sind, selbst im Mittelpunkt des Geschehens stehen oder gar in irgendeiner Form schöpferisch tätig werden.

Die nächste Aufgabe, die meinen Patienten oft schwerfällt, aber essenziell für die eigene spirituelle Entwicklung ist, ist die Erfahrung von Stille und das Loslassen von Ablenkungen und Reizüberflutung. Ich rate dazu, täglich eine Stunde in völliger Ruhe ohne Radio, Fernsehen, Telefon, Computer oder sonstige Ablenkungen zu verbringen. Wir müssen lernen, allein sein zu können. Wenn wir, auf uns selbst zurückgeworfen, Zeit in Stille verbringen, dann sind wir gefordert, an unserer Selbstliebe zu arbeiten. Selbstliebe ist ein sehr inflationär verwendetes Wort, aber die Grundlage aller zwischenmenschlicher Aktion. Das einzelne menschliche Leben existiert und endet nicht an den Grenzen unseres physischen Körpers, weder bei unserer Haut noch vor unserer Haustür. Selbst unsere Gedanken und die Luft, die wir atmen, sind fremden Ursprungs. Keine Idee auf der Welt war nicht schon zuvor im kollektiven Unbewussten geboren, bevor sie sich in uns entfalten konnte. Und so werden auch unser Handeln, unser Scheitern und all unser Tun in letzter Instanz andere Wesen stärken, schwächen, heilen oder verletzen.

Um Selbstliebe kultivieren zu können, brauchen wir Zeit und Stille. Wir müssen uns selbst genug sein, Ablenkung und Sucht nach der Bestätigung durch andere ist für die Entwicklung unserer Selbstliebe nicht förderlich. Wenn wir zu uns selbst streng und verurteilend sind, dann sind wir auch zu unseren Mitmenschen streng und urteilen über sie. Wenn wir uns selbst vernachlässigen, uns nicht wertschätzen, dann werden wir auch den Menschen in unserem Umfeld keinen Respekt und keine Wertschätzung entgegenbringen. Beobachten Sie die Beziehungen, die Sie mit anderen führen. Wie liebevoll, ehrlich, verlässlich, fruchtbringend und gesund sind diese? In der Beschaffenheit unserer Beziehungen lernen wir sehr viel über die Einstellung zu uns selbst und über unser eigenes Maß an Selbstwert.

Natürlich ist der Mangel an seelischer Selbstfürsorge nicht nur ein Dilemma unserer Leistungsgesellschaft, denn auch das Credo innerhalb der spirituellen Bewegung kann uns dazu verleiten zu glauben, dass wir nie genug sind und immer mangelhaft bleiben. An dieser Stelle erinnere ich mich an eine Bibelstelle, die uns mahnt, dass der Bauer, wenn er auf perfekte Bedingungen wartet, seine Saat wohl nie ausbringen wird. Wer also nicht den Mut und den Willen hat, auch unter widrigen Bedingungen zu säen, wird auch nie ernten, also nicht dazulernen, nichts erfahren und sicherlich nicht daran wachsen.

Im Gespräch mit meinen Patienten spielt das Thema der Rückfälligkeit eine große Rolle. Viele Patienten sind enttäuscht, wenn sie Rückschläge erleiden, Jo-Jo-Effekte erleben, von alten Angewohnheiten, Ängsten und Verhaltensmustern eingeholt werden, die sie bereits überwunden glaubten. Meiner Ansicht nach gehören solche Ernüchterungen ebenfalls zum ganzheitlichen Weg.

Die allermeisten Menschen werden auf ihrem Weg wohl immer wieder durch unterschiedliche Situationen und Umstände getriggert, Rückwärtsschritte zu vollziehen. Das sollte uns jedoch keinen Anlass zum Zweifeln geben, sondern die Erkenntnis nähren, dass wir die ein oder andere Aufgabe, das ein oder andere Muster, noch nicht komplett durchschaut, aufgelöst, erkannt, versöhnt oder bearbeitet haben.

Unsere Gefühle und unser Handeln entsprechen komplexen Verästelungen eines Baumes. Der Weg an die Krone und ins Licht verläuft nicht linear und steil aufwärts, sondern führt uns über Einbahnstraßen und Labyrinthe ins Gewirr überwuchernder Misteln, in fremde Nester und zwingt uns immer wieder mal zum Abstieg.

Ganz nach dem Bergsteigerprinzip muss man auf dem Weg zum Gipfel auch mal einen sicheren Schritt zurück, zur Seite oder gar auch beiseite machen, um das große Ziel dann weiter verfolgen zu können. Dabei ist unser größter Feind das eigene Ego. Der weise Bergsteiger lebt in Demut vor dem Berg, der Narr klettert im Höhenrausch mit anderen um die Wette, denn sein Ziel ist Prestige und Bewunderung. Selbstverständlich ist ein gesundes Ich, ein gesundes Ego wichtig für unser Leben, doch im Rausch und im Taumel der Bestätigung offenbart sich selten die schlichte und stille Erscheinung der Erkenntnis.

Mit jeder erneuten Analyse unserer seelischen Triggerpunkte (Auslöser) gewinnen wir an Erfahrung hinzu, und so wird der erneute Aufstieg leichter, sicherer und schneller – wir sind eben wacher.

Meiner Meinung nach ist die Baumkrone kein Plateau der Erleuchtung. Der Begriff Erleuchtung wird heutzutage immer in Zusammenhang mit ganzheitlicher Entwicklung gebracht und ist meines Empfindens nach eher irreführend. Erleuchtet zu sein bedeutet für mich einfach nur, wach zu sein, um über die Routinen und Selbstverständlichkeiten des Alltags hinaussehen zu können.

Haben wir den Baum des Lebens erklommen, genießen wir einen weiten Ausblick und ein hoffentlich grünes Panorama, dass uns neue und größere Optionen bietet, als wir bisher geahnt hatten – aber das Lernen endet nicht. Versteht man Erleuchtung hingegen als Allwissenheit, so glaube ich, ist das ein Zustand, dem wir erst nach dem Ablegen unseres menschlichen Körpers begegnen. Im Grunde ist diese Frage aber nicht relevant für uns, denn als inkarnierte Seelen in einem menschlichen Körper ist die Erfahrung als Mensch auf Erden das Zentrum unserer selbst erwählten Aufgabe.

Glücklicherweise leben wir in einem Zeitalter, das es uns sehr einfach macht, unseren eigenen spirituellen Weg zu gehen. Generationen vor uns waren diesbezüglich nicht so frei. Natürlich sind ganzheitliche Lebensentwürfe davon geprägt, dass sie viele verschiedene Kulturen und Traditionen vereinen. Das mag mitunter auch ein Kritikpunkt etablierter Weltreligionen an einer ganzheitlichen Weltsicht sein, dennoch vereint der ganzheitliche Lebensweg, der uns in der Naturheilkunde begegnet, wichtige Prinzipien und

Werte, die wir an unserer demokratischen und pluralistischen Gesellschaft so schätzen – nämlich Vielfalt, Raum für Individualität und Toleranz.

Auf den zweiten Blick lässt sich historisch natürlich sehr deutlich herausschälen, dass auch die großen Weltreligionen und viele andere etablierte spirituelle Systeme über dicke Nahtstellen, Parallelen und Blaupausen anderer Glaubens- und Denkschulen verfügen oder sich gar die Traditionen fremder Kulturen einverleibt haben.

Aber zurück zum Leben und zur Selbstliebe. Der Weg der Selbstliebe ist nicht einfach, aber er ist für ein gesundes und glückliches Leben zwingend notwendig und eines der Zentren ganzheitlicher Lebensentwürfe. Vor vielen Jahren habe ich mich selbst ebenfalls auf diesen Weg begeben und gehe ihn noch heute und sehr wahrscheinlich so lange, bis ich meinen Körper hier auf Erden zurücklasse.

Trotz der unglaublichen Fürsorge und Liebe, die ich von meiner alleinerziehenden Mutter erfahren habe, war ich als Kind und Jugendlicher auch vom Alkoholismus meines Vaters betroffen. Als Kind eines Alkoholikers neigt man dazu, einen Kontrollzwang zu entwickeln, denn die emotionale Unberechenbarkeit des Trinkers und die eigene Erfahrung, sich auf Erwachsene nicht verlassen zu können, zwingt schon junge Kinder in eine übermäßige Eigenverantwortung.

Im spirituellen Prozess werden wir aber dazu aufgefordert, Angewohnheiten abzulegen, die uns daran hindern, uns selbst zu lieben.

In meinem Fall waren das ein strenger Perfektionismus und ein ständiges misstrauisches Kontrollieren meiner Umwelt. Ich war nachtragend, kleinlich und sehr schnell verletzt. Ich wollte allen gefallen und von allen gemocht werden – ein nicht zu bewältigendes Vorhaben.

Rückblickend war ganz deutlich erkennbar, dass mein Fleiß, mein Perfektionismus und meine selbst gewählte Überfrachtung mit Aufgaben eine kindliche Strategie gewesen ist, um die Aufmerksamkeit, Anerkennung und

Liebe eines Vaters zu forcieren, dessen Interessen und Lebensmittelpunkt aber andere Dinge waren. Mein Vater war Fußballfanatiker und kompensierte seinerseits das Defizit, das er selbst an väterlicher Zuwendung erfahren hatte, mit etlichen Affären, mit Alkohol und Karrieresucht.

Viele Jahre später, im Rahmen meiner Ausbildung zum Heilpraktiker, hatte ich dann verstanden, dass ich mir selbst mein bester Freund werden muss und dass das eigene »Ich« kein Produkt äußerer Ansprüche sein darf.

Meine Veränderung war ein langwieriger Prozess der schonungslosen Selbstbeobachtung. Ich habe mich gefragt: Warum verhalte ich mich in bestimmten Situationen so und nicht anders, und was verspreche ich mir von meinem Verhalten? Nützt mir mein Verhalten dauerhaft oder bremst es mich in meiner Entwicklung?

Bei dieser genauen Beobachtung hat sich immer gezeigt, dass es mir zum Beispiel überhaupt nichts bringt, schnell verletzt oder nachtragend zu sein. Im Gegenteil – nachtragend sein hat mich am Vorwärtsdenken gehindert.

Auch meine gesamte künstlerische Entwicklung war durch den Wunsch, immer gefallen zu wollen, immer das Richtige zu tun, sehr gefährdet und drohte aus Angst vor Verletzung zu stagnieren. Selbstmitleid war eine Angewohnheit, die ich dringend überwinden musste, denn sie macht uns passiv und verhindert, dass wir uns vom Objekt zum Subjekt emanzipieren. Mit dem Ende des Selbstmitleides durch aktive Auseinandersetzung mit meiner Geschichte, meinen Stärken und Schwächen, Verletzungen, Niederlagen und Siegen, Sehnsüchten und Wünschen habe ich neue Verantwortung übernommen und konnte ein Gefühl von Akzeptanz und Großzügigkeit gegenüber anderen und mir selbst entwickeln. Ich stand meiner persönlichen Entwicklung selbst im Weg. Ich machte es mir unnötig schwer, weil ich glaubte, einer gesellschaftlichen Schablone entsprechen zu müssen, um geliebt, gesehen und angenommen zu werden. Ich war mein kritischster Feind.

Doch wie wird man eigentlich sein eigener bester Freund?

Sie müssen wissen, dass unser Körper das wertvollste Instrument ist, das wir besitzen. Er ist auf dieser Erde das Zuhause unserer Seele. Unsere Beziehung zu uns selbst ist die intimste und dauerhafteste Beziehung unserer gesamten irdischen Existenz, und dieser Tatsache müssen wir auch Rechnung tragen. Unser Körper ist das Instrument, mit dem wir uns ausdrücken, mit dem wir uns der Welt präsentieren, mit dem wir unsere Umwelt erspüren, wahrnehmen und mit dem wir uns vor dem Außen schützen. Sehr oft scheitert Selbstliebe auch am persönlichen Selbstschutz. Daran, körperliche und geistige Grenzen zu setzen. Die wichtige Fähigkeit, Nein zu sagen, musste ich als einstmals ängstliche Persönlichkeit erst entwickeln.

Wir wollen alle geliebt werden, und weil wir uns nach der Anerkennung anderer sehnen, glauben viele von uns, immer Ja sagen zu müssen. Ganz besonders sind davon diejenigen Menschen betroffen, die in sozialen Berufen tätig sind oder deren spirituelle Entwicklung sich ausschließlich in bedingungsloser Nächstenliebe festgefahren hat.

Wir müssen verstehen lernen, dass die Umstände, in die wir geboren werden, kein Zufall sind und auch keine Ausweglosigkeit darstellen. Unsere Seele inkarniert sich bewusst in eine Familie, die uns den passenden Rahmen für unsere Lebensaufgabe bietet.

Ist beispielsweise Vergebung ein Thema, das meine Seele zu begreifen lernen möchte, so werde ich in eine Situation hineingeboren, in der das Thema Vergebung auf die ein oder andere Weise eine zentrale Rolle spielen wird. Als Kinder sind wir dann natürlich nicht in der Lage, uns aus den Umständen unserer Familie und unserer sozialen Umgebung zu befreien, nein wir entwickeln vorerst ganz individuell unsere eigenen Lebensbewältigungsstrategie. Umso wichtiger ist es, dass wir uns der Ängste und der Verletzungen unseres inneren Kindes annehmen und uns mit den Schatten unserer Vergangenheit versöhnen, um damit abzuschließen.

Meiner Ansicht nach ist der Weg der Seele ein Pfad zur Entwicklung von Mitgefühl. Je mitfühlender wir sind, desto großzügiger sind wir auch anderen Menschen gegenüber. Das kennen wir aus unserem Alltag. Dann wenn wir beruflich scheitern, krank werden oder einen geliebten Menschen verlieren, haben wir urplötzlich ein viel ausgeprägteres Verständnis für andere Arbeitsuchende, Kranke oder Trauernde. In diesem Sinne sind Selbstliebe, Nächstenliebe, Selbst- und Fremdfürsorge eng verknüpfte Themen, die sich gegenseitig bedingen und befruchten, und, wie könnte es anders sein: Begegnungen mit und in der Natur können uns dabei behilflich sein, für diese Bereiche des Lebens empfänglicher zu werden.

Als Kinder haben wir in der Natur gespielt, gelernt und sie uns Stück für Stück als natürlichen Lebensraum erobert, egal bei welchem Wetter. Unser inneres Kind wird sich auch auf dem Weg einer ganzheitlichen Lebensführung noch sehr oft in uns bemerkbar machen, um Aufmerksamkeit buhlen und nach Heilung verlangen. Als Erwachsener ist es unsere Aufgabe, dem inneren Kind verständnisvoll zu begegnen und es zu trösten, indem wir Versöhnung, Verständnis, Liebe, Zeit und Geduld für uns selbst aufwenden. Wollen wir unsere Intuition, die Stimme unserer Seele, am Leben erhalten, müssen wir uns unsere kindliche Neugier und Offenheit für das Wunderbare, das Mystische, das Unbekannte und Unvorhersehbare bewahren. Diese leise, zarte Stimme finden wir, wenn wir auf Bäume klettern, Berge besteigen, unsere Sinne schärfen, Wälder durchforsten, dunkle Höhlen mit Licht fluten, unseren Körper würdigen und uns selbst in Liebe begegnen – dann wird diese Stimme immer deutlicher, klarer und irgendwann unüberhörbar.

Beginnen Sie, von innen nach außen zu blicken, folgen Sie auch in dieser hektischen Welt Ihrem inneren Kompass, und norden Sie diesen immer wieder in Richtung Ihres Fixsternes (Ihre Berufung, Ihre Träume, Ihre wesentlichen Bedürfnisse und Visionen) ein – auch und ganz besonders in stürmischen Zeiten. Orientieren Sie sich dann am Natürlichen – die Natur, die Kreativität und gelebte Achtsamkeitsübungen sind fabelhafte Zugänge zu unseren Sinnen und zu unserer Intuition und bringen Körper, Geist und Seele in Balance.

Auf dieses ganzheitliche Menschenbild treffen wir in all seinen Facetten in der Naturheilkunde, der Homöopathie, der Akupunktur und der ganzheitlichen psychologischen Beratung. Um die individuelle Erkrankung eines Patienten nachhaltig zu lindern, muss neben der symptomatischen schulmedizinischen Behandlung auch Platz sein, um Körper, Geist und Seele des Patienten in bestmöglichen Einklang mit den Prinzipien des großen Ganzen zu bringen.

Gesundheit zeichnet sich nicht nur durch eine vorübergehende Symptomfreiheit aus, sondern auch durch Zufriedenheit, Schöpferkraft, Lebensfreude, Mut und einen nachhaltigen und respektvollen Umgang mit den eigenen körperlichen, geistigen und seelischen Ressourcen.

Ja, wir sind wie Bäume mit starken Wurzeln, wir sind die Melodien eines kosmischen Reigens und die Gebete einer fortwährenden Schöpfung. Diesen Wurzeln, diesen inneren Gesängen, diesen kraftvollen Funken der Hoffnung sollten wir folgen – auch ins Ungewisse, in die tiefe Erde ... bis in unsere Seelen.

Wunderwerk Körper - Unser bester Freund

»Ändert sich der Zustand der Seele, so ändert dies zugleich auch das Aussehen des Körpers und umgekehrt: Ändert sich das Aussehen des Körpers, so ändert dies zugleich auch den Zustand der Seele.«
Aristoteles

Schon als Kind war ich vom göttlichen Wunder der Evolution begeistert. Der wöchentliche Chemie- und Biologieunterricht gehörte für mich zu den spannendsten Augenblicken der Woche. Wenn wir mikroskopierten, Blätter benannten, den menschlichen Körper studierten oder etwas über die Tiere und Pflanzen unserer heimischen Natur lernten, war ich ganz und gar in meinem Element. Ich war von der Schönheit und dem Wunder des Lebens förmlich ergriffen. Alles, was mich umgab, wurde zum Zeugnis einer allumfassenden göttlichen Intelligenz.

Zum Beispiel zeugt die faszinierende Entwicklung vom menschlichen Embryo hin zum Neugeborenen auch von der Verbundenheit aller Lebewesen untereinander, und zugleich dient sie den Forschern und Wissenschaftlern als Spiegel der individuellen Stammesgeschichte einer jeden Art. Ob im Stamm der Fruchtfliegen oder dem der Fische, in einer bestimmten Phase der Entwicklung sind die Embryonen verschiedenster Tierarten innerhalb eines Stammes kaum voneinander zu unterscheiden. Alle menschlichen Embryonen haben anfangs ein Fell (Lanugohaar), Kiemenbögen, Schwimmhäute und ein Schwänzchen. Eine Vielzahl entstandener rudimentärer Muskeln bildet sich dann in den folgenden Schwangerschaftswochen wieder zurück, und allmählich nimmt jedes Wesen die für seine Art typische Gestalt an. Ein atemberaubender Prozess, der uns vor Augen führt, dass wir als Menschen immer nur ein Teil der Naturgesetze und der kosmischen Prinzipien sein können und sie weder um- noch neuschreiben können. Aus meiner Sicht beruht wahre und gelebte Individualität auf dem Respekt gegenüber all den Wesen, die mich umgeben, und zugleich auf der Erkenntnis, dass meine Individualität erst aus der Anerkennung und Akzeptanz unserer aller Ähnlichkeiten resultieren kann.

Als Heilpraktiker versetzt mich die Perfektion der menschlichen Anatomie immer wieder in eine große Demut vor der Schöpfung. Unser Körper ist unglaublich stark, intelligent, ausdauernd und kompensiert selbst die gröbsten Vernachlässigungen über eine sehr lange Zeit.

Stellen Sie sich vor, unser Herz pumpt pro Minute etwa sechs Liter Blut durch den gesamten Körper. An einem Tag sind das mehr als 7000 Liter, und diese Zahl summiert sich in einem Menschenleben auf die Summe von circa 250 Millionen Liter Blut. Diese Menge an Blut würde den größten Swimmingpool der Welt füllen (dieser Pool liegt südlich der Hauptstadt Santiago in Chile und ist so unfassbar groß, dass darauf Segelboote ihre Runden drehen).

Die Beziehung zwischen Körper, Geist und Seele wird am Beispiel des Herzens ganz besonders deutlich. In meiner Praxis sind Herz-Kreislauf-Erkrankungen eine der häufigsten Beschwerdebilder. Eine kardiologische und hausärztliche Abklärung ist meist schon erfolgt und wenn nicht, gebe ich diese immer umgehend in Auftrag. Die naturheilkundliche Behandlung solcher Beschwerden ist immer nur eine zusätzliche, eine ergänzende Begleitung zur Schulmedizin.

Mir liegt viel daran, dass Patienten sich darüber bewusst sind, dass ganzheitliche Verfahren oft Geduld und Zeit brauchen, bis sie ihre Wirkung entfalten – und dass bei akuten Fällen immer die Schulmedizin Vorrang hat. Sie würden einem Ertrinkenden auch nicht raten, noch schnell schwimmen zu lernen, sondern zu allererst muss er aus den Wellen errettet und möglicherweise wiederbelebt werden. Danach ist es aber umso wichtiger, die Umstände des Unglücks zu analysieren, präventiv in Aktion zu treten und schwimmen zu lernen.

Als Erster beschrieb William Harvey (1578–1657) den sogenannten großen Blutkreislauf und die wichtige Rolle des Herzens als Pumpe. Harvey behauptete, dass »der Schlag des Herzens eine fortgesetzte Kreislaufbewegung des Blutes« bewirke. Heute betrachten wir das als selbstverständlich. So recht glauben wollte der neuen Theorie damals aber niemand. Mithilfe einer neuen Erfindung, dem Mikroskop, bestätigte der aus Italien stammenden Naturforscher Marcello Malpighi (1628–1694) die Thesen von William Harvey. Unter dem Mikroskop konnte Malpighi sogenannte Kapillare (Brücken) zwischen Venen und Arterien sichtbar machen und damit die Theorie des Blutkreislaufs untermauern. Dass wir heute über eine lückenlose schulmedizinische Diagnostik des Herzens verfügen, ist ein Segen für die Menschheit.

Mit ihrer Hilfe können wir viele Erkrankungen und Notfälle verhindern und behandeln. Doch im Unterschied zur körperlichen Untersuchung und Behandlung können mit diesen Verfahren die tief greifenden Veränderungen, die Ursachen und Probleme des einzelnen Menschen nicht ausschließlich ergründet und therapiert werden.

Sicherlich kennen Sie die Redewendung, dass man »ein Herz und eine Seele sei«, oder den Ausspruch vom »herzensguten Menschen«. Sie haben wohl auch die Erfahrung gemacht, dass ein »Herz brechen kann«, dass man »mit dem Herzen entscheidet« und dass Sorgen oft auch »ein schweres Herz« machen.

Über viele Kapitel und Seiten hinweg habe ich Ihnen nun einen Einblick in die Denkweise, in die Bildsprache und in die Hintergründe eines ganzheitlichen Menschen- und

Weltbildes aufgezeigt. Es liegt nun auf der Hand, dass ich in meiner Praxis das Herz nicht einzig und allein als eine Pumpe betrachten und behandeln darf. Wenn wir uns ein leichtes Herz verschaffen wollen, dann müssen wir unser »Herz ausschütten dürfen« und es von Zeit zu Zeit auch »auf der Zunge tragen«.

Dass negative Emotionen, Stress und Sorgen unser Herz belasten können, ist seit jeher bekannt. Wenn wir ein Leben führen, in dem unser Herz nie höherschlägt oder wir nie erfahren, wie es ist, mit Herzblut einer Leidenschaft zu folgen, wir unseren Beruf nicht leiden können oder es uns ganz und gar an Herzlichkeit mangelt, dann werden wir krank – am Herzen.

Bisher ist mir kein einziger Herzinfarktpatient begegnet, der nicht auch unter besonders schweren Lebensumständen litt.

Selbst wenn Ernährung, Sport und medizinische Versorgung des Patienten den höchsten Ansprüchen standhalten, so reichen ein Schicksalsschlag, eine seelische Überforderung oder dauerhafter Stress aus, um einen Infarkt zu provozieren.

In Deutschland sind laut Statistischem Bundesamt Herz-Kreislauf-Erkrankungen mit circa 39 Prozent die häufigste Todesursache, gefolgt von Krebs. Gemäß den Aussagen der Weltgesundheitsorganisation sind Herz-Kreislauf-Erkrankungen sogar die häufigste Todesursache weltweit. Viele dieser Todesfälle könnten durch vorbeugende Maßnahmen vermieden werden.

Ich kann mich noch gut an eine Patientin erinnern, die mich mit chronischen stechenden Herzschmerzen aufsuchte. Sie war ebenfalls Lehrerin von Beruf und hatte eine Fehlgeburt hinter sich. Sie litt unter Schlaflosigkeit und starker Nervosität. Kardiologische und orthopädische Untersuchungen bestätigten ihr völlige Gesundheit, doch die täglichen Herzschmerzen und das Herzstolpern verunsicherten sie sehr, und sie befürchtete, in eine Arbeitsunfähigkeit zu schlittern.

Nach einer schulmedizinischen Erstanamnese machte ich mich gemeinsam und im engen Austausch mit der Patientin auf Ursachenforschung. In der Naturheilkunde ist das Symptom nicht unser Feind, sondern der Versuch des Organismus zur Selbstregulation. Als Heilpraktiker betrachte ich die Beschwerden meiner Patienten als Sprachrohr der Seele und umgekehrt.

Wir widmeten uns also der Frage, welchen systemischen Nutzen ihre Beschwerden haben könnten und welche Art der Selbstfürsorge und Selbstliebe es bräuchte, um einen Heilungsprozess anzustoßen.

Für meine Patienten nehme ich mir immer sehr viel Zeit, das ist ein wichtiger Faktor meines Erfolges. Des Weiteren fasse ich meine Patienten an, höre ihnen zu, frage ausgiebig nach und studiere ihr Blut unter dem Dunkelfeldmikroskop. Um einen nachhaltigen Heilungseffekt zu erzielen, sollten Patienten immer körperliche Zuwendung genießen und die Möglichkeit bekommen, den Prozess der Heilung auch geistig, also verständlich nachvollziehen zu können. Natürlich sollten Patienten aber auch seelisch, auf emotionaler Ebene überzeugt davon sein, dass ihnen die erarbeitete Strategie eine hilfreiche Option sein kann.

Im Fall der jungen Lehrerin führte der Verlust der eigenen Körperwahrnehmung aufgrund der Verdrängung ihres Verlustes zu einer starken Beklemmung im Brustwirbelbereich. Beruflich war sie es gewohnt, stets die Gebende zu sein, und das selbst in Zeiten eines so großen Verlustes.

In der Hälfte der Fälle sind die unterschiedlichsten Beschwerden auf eine falsche Ernährung zurückzuführen, auf eine aus dem Gleichgewicht geratene Lebensführung oder auf Mangelzustände im Blut. Interessant wird es für mich, wenn es zu erforschen gilt, welche Lebensmittel heilend und welche hemmend wirken, welche Heilpflanzen den Patienten ganzheitlich stärken und welche Arznei auf seelischer Ebene mit seinen Beschwerden korrespondiert.

Auf meine Empfehlung hin erlernte die junge Frau eine Vielzahl an Atemtechniken, die sie sogar in den Alltag mit ihren Schülern integrierte. Sie halfen ihr dabei, ein neues Körpergefühl zu entwickeln, und lösten die Verspannungen ihrer Atemhilfsmuskulatur.

Ihr Brustkorb öffnete und weitete sich zunehmend. Eine mehrwöchige Kunsttherapie sollte ihr helfen, einen Ausdruck für ihre unterdrückten Gefühle zu finden. Der Kaffee am Morgen wurde durch einen Heilkräutertee ersetzt, und die Einnahme von Passionsblume, Melisse, Linde, Hopfen, Baldrian, Johanniskraut, Weißdornblüten, -beeren und -blättern beruhigte ihr Herz.

Mit der Bitte, täglich vor der Arbeit oder am Abend einen Moment der völligen Stille im Garten oder bestenfalls im Wald zu verbringen, verschwanden die nervösen Beschwerden, und ihr Herzschmerz wich neuer Lebensfreude. Nach wenigen Monaten war die Patientin erneut schwanger.

Bei einer Nachuntersuchung brachte mir meine Patientin das Blatt eines Baumes mit. Sie erzählte mir, dass sie bei ihren täglichen Besuchen am Waldrand einen Lieblingsbaum hatte. Dort verspürte sie eine nie da gewesene Verbundenheit zur Natur und eine innere Ruhe, die ihr bisher fremd gewesen war.

Der Baum wurde ihr Freund und ihr persönlicher Rückzugsort von der Welt. Es war das Blatt einer Linde.

Ihre Geschichte überraschte mich nicht. Seit meiner Kindheit im Wald habe ich immer wieder erlebt, dass der Wald eine Antwort auf all unsere Fragen birgt. Wenn wir der Natur zuhören, dann zeigt sie uns genau das Heilmittel, das wir benötigen. Es ist nicht verwunderlich, dass wir auch im Tierreich eine solch natürliche Weisheit beobachten können. Schon seit Jahrhunderten wissen Hirten, wann ihre kranken Schafe vermehrt Schafgarbe fressen und sich damit heilen. Damit lässt sich auch der bevorzugte Standort der Schafgarbe erklären. Sie wächst überwiegend auf Wiesen, Wegen und Ackerrändern. Ihre Blüten sind im Hochsommer meist weiß bis zart-rosafarben.

Die Blätter der Linde sind hingegen herzförmig und fanden schon bei den Heilern der Antike regelmäßige Anwendung bei Schlafstörungen und bei erhöhtem Blutdruck unter Stress. Die Linde ist bekannt für ihre fiebersenkende Eigenschaft und ihre entspannende Wirkung auf unser Herz. Sie spendet uns Geborgenheit, stärkt den Milchfluss der Frau und löst angstvolle Verspannungen, wirkt beruhigend auf das Nervensystem und die Muskulatur. Wegen der Herzform ihrer Blätter wurde sie zu einer wichtigen Darstellerin in der Nibelungensage. Es ist ein Lindenblatt, das Schuld an Siegfrieds Tod trägt. Bei seinem Bad im Drachenblut, welches ihn unsterblich machen soll, legt sich ein Lindenblatt zwischen seine Schulterblätter. Diese Körperstelle wird später als einzige Stelle zu seinem wunden Punkt, wenn ein Speerstoß durch sein Herz sein Leben vorzeitig beendet.

Die Linde ist eine Analogie des menschlichen Herzens. Eine Vielzahl von Volksliedern rankt sich um diesen wertvollen Baum. Kapellen und Wegkreuze werden von Linden gesäumt. Ihr imposantes Erscheinungsbild und ihre fürsorgliche Anwendung als Heilpflanze haben die Linde im Rahmen der Christianisierung zum Baum der heiligen Maria werden lassen. Noch heute werden viele Statuen und Kreuze aus Lindenholz gefertigt. Ihr kostbares Holz wird im Handwerk als »lignum sacrum« (lateinisch für »heiliges Holz«) bezeichnet. Im Brauchtum der alten Germanen diente die Linde als Baum des Gerichts. Die uralte Weisheit der Linde, so glaubte man, brächte die Wahrheit ans Licht. Nicht zuletzt zieren Linden bis heute den Mittelpunkt von Dörfern und Städten. Sie dienten als Treffpunkt und Tanzbaum, und man sagte ihnen nach, dass sie Sorgen und Kummer von den Menschen fernhielten. So hat jede Generation, jede Konfession, jede Kultur und jeder Stamm intuitiv die Kräfte der Heilpflanzen für sich entdeckt. Weil unsere Vorfahren eine tiefe Verbindung zur Natur und zu ihrer Intuition hatten, war es ihnen möglich, die Sprache der Pflanzenwelt in die Sphäre des Menschen zu übersetzen.

Nichts anderes mache ich in meiner Arbeit als Heilpraktiker. Ich diene meinen Patienten als Übersetzer zwischen Körper und Seele und Seele und Körper.

Meine Patientin litt an einem gebrochenen Herzen. Dieses Syndrom ist in der Naturheilkunde ein uraltes und anerkanntes Leiden. Die Linde war in diesen schweren Zeiten ihre Seelenpflanze und spendete ihr die Kraft und Weisheit, die ihr Herz zur Heilung brauchte. Ja, ganz gleich, wohin wir in der Natur blicken – sie lässt uns immer wieder staunen.

Wussten Sie, dass die Blutgefäße des Menschen ausreichen, um unseren Erdball mehr als zweimal zu umrunden? Dieses unfassbare Bild nutze ich gern, um meinen Patienten zu veranschaulichen, von welch absolut wichtiger Bedeutung es ist, auch die feinsten Gefäße des Körpers zu pflegen und freizuhalten. In unserm Körper gibt es Blutgefäße, die so fein sind, dass sie für unser menschliches Auge unsichtbar sind. Unsere Blutkörperchen müssen also flexibel, gesund und geschmeidig sein, um auch natürliche Engstellen passieren und unseren Körper bis in den letzten Winkel mit Sauerstoff und Nährstoffen versorgen zu können, um Abfallprodukte des Stoffwechsels abzutransportieren und um unsere Immunzellen an den Ort des Geschehens zu transportieren. Welche unglaublichen Höchstleistungen unser Körper täglich vollbringt, ist uns meist gar nicht bewusst. Solange alles funktioniert, wie es soll, leben viele von uns ganz selbstverständlich und unachtsam in den Tag hinein. Unsere moderne Wissenschaft suggeriert uns, dass es für fast alle menschlichen Körperteile einen entsprechenden synthetischen Ersatz gibt. Ich will den Erfolg keineswegs schmälern, dass künstliche Gelenke oder Herzklappen ebenfalls ein Geniestreich der menschlichen Innovationskraft sind, doch möchte ich als präventiv arbeitender Heilpraktiker meine Patienten darüber aufklären, dass der Bauplan der Natur nur immer bruchstückhaft nachahmbar ist und nichts dem Original das Wasser reicht.

Wenn man sich im Erfolg der fortschreitenden Technik zu sicher wähnt, wird man schnell träge. Ähnlich wie wir Kindern die Benutzung eines Taschenrechners verweigern, damit sie die Fähigkeit des Kopfrechnens entwickeln, so sollten wir uns selbst ermahnen, dass der menschliche Körper nie folgenlos reparierbar ist. Oft bleiben nicht nur Narben zurück. Ein menschliches Organ besteht aus Millionen von hoch spezialisierten Zellen. Eine Zelle ist der kleinste lebende Bestandteil eines Organismus. Das Bestreben allen Lebens ist die Erhaltung des Lebens an sich. Jede Materie folgt ihrer ureigenen Bestimmung, und so werden Zellen ihrer Arbeit nicht müde. So kommt es, dass synthetische Materialien, die, ihrem ganzheitlichen Zweck entfremdet, einen Einsatz als Rohstoff erfahren, niemals dem Überlebensprinzip und der Berufung einer natürlichen Schöpfung entsprechen.

Waren Sie sich darüber im Klaren, dass unsere Nieren täglich 180 Liter des sogenannten Primärharns aus unserem Blut filtern? Nur rund ein Prozent wird dann als Urin ausgeschieden. Der menschliche Körper ist hocheffizient, er ist ein Profi in der sparsamen und nachhaltigen Verwertung von Rohstoffen – er kennt keine Verschwendung.

Wenn uns etwas »an die Nieren geht«, sind wir tief betroffen und geschwächt. Wir haben unsere Balance verloren und sind wortwörtlich »nicht mehr im Fluss«. Die Nieren und die ableitenden Harnwege symbolisieren das Wachstum, die Fähigkeit zur Veränderung, sie verkörpern Fruchtbarkeit und den freien Fluss der Emotionen.

In der Naturheilkunde ist der Mond der Herrscher über das Unbewusste und über die Wasser dieser Welt. Wenn wir bei abnehmendem Mond Aufgüsse oder Tinkturen aus Birkenblättern zu uns nehmen, stärkt und entlastet das unsere Nieren. Die durchspülende Kraft der Birke leitet sich ganzheitlich betrachtet von ihrer physischen Beschaffenheit ab. Die Birke ist bekannt dafür, dass sie sehr durstig ist. Sie ist extrem kälte-, wasser- und schneeresistent und eine

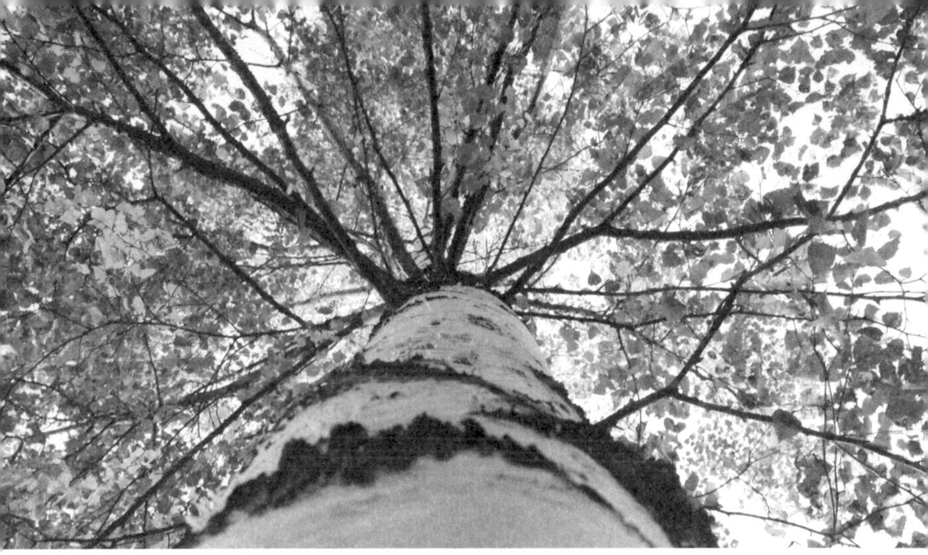

Die Blätter der Birke finden Anwendung bei Gicht und Rheuma.

der ersten Blüher im frühen April. Sie findet nicht nur bei Blasen- und Nierenleiden Anwendung, sondern auch bei mangelnder Abwehrkraft gegenüber Kälte bei Gelenkrheuma, einem geschwächten Immunsystem oder Gicht. Sie zieht das Wasser aus unserem Körper und durchspült unseren gesamten Organismus. Über Jahrhunderte hinweg war die Birke der Mondgöttin geweiht, deren silberner Schimmer sich auf der weißlichen Rinde dieses schönen Baumes reflektierte. Bei den Waldvölkern Zentraleuropas versinnbildlichte die Birke eine Mittlerin zwischen der Welt der Menschen und der Unterwelt, der Geister und Dämonen. Ihr Name leitet sich vom indogermanischen Wort »bhereg« ab und lässt sich am besten als »glänzend« übersetzen. Die Birke verkörpert das Erwachen des Frühlings aus dem Schoß der Mutter Natur und war bei den Germanen der Baum der Frühlingsgöttin Ostara, deren Wagen von einem Hasengespann gezogen wurde. Im christlichen Brauchtum werden noch heute in weiten Teilen Niederbayerns zu Pfingsten und parallel zum in voller Blüte stehenden Frühling Häuser, Kirchen und Domplätze mit jungen Birkenzweigen geschmückt – Auferstehen, die Wiedergeburt, das Pfingstwunder und der Neuanfang sind überall sichtbar und präsent. Der Mai strotzt vor Lebenskraft. Nutzen Sie das Potenzial dieser überschäumenden Wachstumsphase!

In den meisten Fällen sind die Beschwerden meiner Patienten multifaktorieller Natur. Das heißt, dass es nicht nur einen Grund für die Entwicklung der jeweiligen Leiden gibt, sondern eine Vielzahl von Faktoren, die das Fass zum Überlaufen brachten. Die Verbindung zwischen seelischen Verletzungen und körperlichen Symptomen sichtbar zu machen, das ist Teil meiner täglichen Arbeit.

Eines Tages besuchte mich ein Mann Mitte 30 in meiner Praxis, weil er in seinen noch jungen Jahren an Bluthochdruck litt. Er nahm auf Anordnung seines Hausarztes bereits eine beachtliche Dosis an Blutdrucksenkern. Keine der schulmedizinischen Untersuchungen konnten erklären, warum er mit Bluthochdruck, leichter Kurzatmigkeit und trotz einer unauffälligen Magenspiegelung mit Magenschmerzen zu kämpfen hatte. Bei der Austestung seiner muskulären Spannung spürte ich eine starke Verkrampfung im Zwerchfell.

Das Zwerchfell ist ein kuppelförmiger Muskel, der am Brustbein, Rippenbogen und Lendenwirbel befestigt ist. Er ist der wichtigste Atemmuskel und trennt den Brustraum vom Bauchraum ab. Auch grenzt das Zwerchfell die linke Lungenhälfte von Magen und Milz und die rechte Lungenhälfte von der Leber ab. Normalerweise sollte die sogenannte Zwerchfellatmung die Normalatmung sein. Solange wir entspannt sind und keiner übermäßigen Anstrengung ausgesetzt sind, atmen wir fast unwillkürlich mit dem Zwerchfell. Bei der Zwerchfellatmung bewegt sich der Bauch. Über die Zwerchfellatmung bekommen wir unsere Lebensenergie. Ist das Zwerchfell hingegen verkrampft, geraten wir aus unserer inneren Mitte, werden müde oder depressiv. Menschen, die viel Stress ausgesetzt sind, atmen oft nur noch mit den Lungenspitzen. Die Zwerchfellatmung ist aber sehr wichtig, um den Rückfluss des venösen Blutes zum Herzen hin zu gewährleisten. Viele wichtige Gefäße führen durch das Zwerchfell, und auch unsere Speiseröhre führt durch eine beschauliche Öffnung des Zwerchfelles direkt in den Magen. Eine chronische Verspannung in diesem Bereich blockiert unser Sonnengeflecht, unseren Lebensmut und sorgt für Stauungen im Fluss der Säfte.

Während ich versuchte, sein Brustbein durch eine sanfte Massage zu entspannen, fragte ich ihn, ob ihn seine Kurzatmigkeit und seine Magenschmerzen an Situationen in seinem Leben erinnern, die ihn seiner Luft zum Atmen beraubten – oder ob seine Magenschmerzen in Verbindung mit Schuldgefühlen sich selbst oder anderen gegenüber stünden. Als ich ihm mitteilte, dass mir bei der Berührung seines Sonnengeflechts das Bild eines schweren Lastenträgers vor mein inneres Auge trat, begannen urplötzlich Tränen zu fließen.

Er erzählte mir, dass er bis heute als das einzige Kind seiner Eltern unter den Schuldgefühlen leiden würde, Grund für die Unzufriedenheit und die depressive Verstimmung seiner Mutter zu sein. Mit Anfang 30 war er immer noch alleinstehend und ohne stabilen Freundeskreis. Die Vorwürfe seiner Mutter hatten ihn seine ganze Kindheit und Jugend hinweg emotional erpresst. Egal ob er für sein Studium, für einen Beruf oder eine Frau die Heimat verlassen wollte, seine Mutter erpresste ihn damit, dass sie eine Trennung körperlich und seelisch nicht überstehen würde. Jede Verschlechterung ihres Zustandes hatte der junge Mann auf sein eigenes Handeln projiziert. Er stand sprichwörtlich unter Druck, und bei jeder seiner Handlungen befürchtete er, andere Menschen zu enttäuschen. Er hatte sein ganzes Leben lang die Last der anderen getragen und seine eigenen Bedürfnisse verdrängt. Alles hatte sich in ihm angestaut. Ein individueller Lebensweg – Ausprobieren, Scheitern, Aufbrechen und Zurückkehren – wurde ihm durch den immensen emotionalen mütterlichen Druck verwehrt.

Schon als Kind musste er seiner Mutter als Partnerersatz, bester Freund, Arzt und Sündenbock der eigenen Machtlosigkeit dienen. Die vielen Ängste seiner Mutter

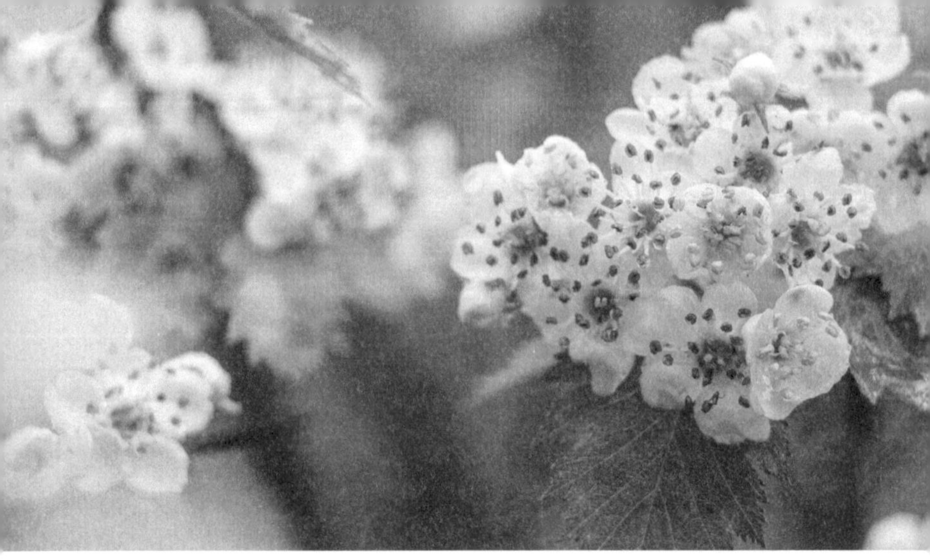

Der Weißdorn wirkt beruhigend und stärkt unser Herz.

hatten sich auf ihn übertragen und raubten ihm die Luft zum Atmen. Er hatte den Tag herbeibeschworen, an dem er auch für den Tod seiner Mutter verantwortlich sein würde, und zugleich sah er in seiner Mutter die einzige Möglichkeit, um selbst geliebt zu werden. Selbstliebe und Selbstannahme waren ihm aber nie möglich gewesen, und über die Jahre hinweg wichen die Angst und Ohnmacht einer für ihn bisher undefinierbaren, aber stetig wachsenden Wut. Seine Schuldgefühle entwickelten sich zu einem Zorn gegenüber dem Leben und der Welt. Dieser Zorn fand kein Ventil, staute sich an und wurde immer nur stillschweigend »geschluckt«. Die Passivität und der Rückzug seines Vaters machten die Situation nicht besser.

Für ein solch intimes Gespräch muss ein großes Vertrauen vonseiten der Patienten vorhanden sein. Ich empfahl dem Patienten eine professionelle Therapie bei einem Psychotherapeuten und begleitete ihn mit einer Osteopressur, um die Verspannungen in seiner Muskulatur zu lösen. Durch Atemübungen, eine Ernährungsumstellung und schleimbildende Heilpflanzen konnten wir seine Magenschmerzen reduzieren. Mehrmalige Aderlässe nach Hildegard von Bingen, die Einnahme des blutdruckregulierenden und angstlösenden Weißdorns, der Verzehr von Knoblauch, die Verschreibung der homöopathisch aufbereiteten Brechnuss und der eifrige Konsum von Sellerie und Roter Bete senkten seinen Blutdruck so nachhaltig, dass er nach Rücksprache mit seinem Hausarzt auf die weitere Einnahme seiner Blutdrucksenker verzichten konnte. Heute geht es dem Patienten besser, und er macht große Fortschritte darin, für seine eigenen Bedürfnisse und Wünsche einzustehen und diese auch einzufordern.

Ich hoffe, dass Sie an den Beispielen aus meiner Praxis erkannt haben, dass es sich bei der Arbeit von Heilpraktikern nicht um okkulte Beschwörungen oder Wunderheilung handelt. Meine Arbeit besteht darin, dass ich meinen Besuchern meine liebevolle, fürsorgliche und ganzheitliche Aufmerksamkeit entgegenbringe. Gegenseitiges Vertrauen ist hierfür essenziell. Meine Intuition, meine Wahrnehmung und mein Wissen speisen sich dabei aus meiner jahrelangen Ausbildung, meiner Beziehung zur Natur und meiner Selbsterfahrung.

Dass die eigene Gesundheit das wichtigste Gut ist, über das wir verfügen, hatte ich während meiner Prüfungsphase zum großen Heilpraktiker am eigenen Leib erfahren. Das Bestehen dieser sehr anspruchsvollen Prüfung war meinerseits über viele Jahre hinweg mit so vielen Emotionen, Träumen und Lebenswünschen verknüpft, dass ich mich zunehmend unter Druck setzte. Ein Versagen assoziierte ich zum damaligen Zeitpunkt mit dem Scheitern meiner Berufung.

Gleichzeitig fand diese Prüfung in einer Lebensphase statt, die aus ganzheitlicher Sicht als die Rückkehr des Saturns bezeichnet wird. Mit dem Ende des ersten vollständigen Saturn-Zyklus (mit 25–30 Jahren) ist der Übergang ins Erwachsenenalter erreicht.

Diese erste Rückkehr des Saturns ist mit ganzheitlichen Fragen des Lernens und Wachsens verknüpft. Sie stellt uns vor die Herausforderungen einer neuen Selbstständigkeit. Wir betreiben eine Rückschau, müssen den jungen Menschen in uns loslassen und die neue Rolle des Erwachsenen annehmen. Wir ziehen also die erste große Lebensbilanz. Die Wiederkehr des Saturns ist eine der entscheidendsten Phasen im Leben eines Menschen, auch wenn er dies währenddessen oft nicht erkennt. Meine Angst vor dieser neuartigen Verantwortung mir und der Welt gegenüber und meine Sorgen, den eigenen Ansprüchen nicht gerecht zu werden, ließen mich erstarren. Wochen vor meiner Heilpraktikerprüfung und Monate danach musste ich mich von dieser ganzheitlichen Herausforderung und der Vielzahl an körperlichen Symptomen für lange Zeit erholen. Erst mit der Akzeptanz und der friedvollen Annahme dieses neuen Lebenszyklus, einer neuen Ernährungsweise, der aktiven Arbeit an einem großzügigeren und weniger strengen Selbstbild und einer achtsameren, stilleren und spirituelleren Lebensführung ohne neue Leistungsansprüche sind meine Symptome, gleich dem Erwachen aus einem Traum, so urplötzlich verschwunden, wie sie gekommen waren.

Ich erinnere mich, als wäre es erst gestern gewesen, als ich wieder mit schlimmsten Gliederschmerzen zu Bett ging. Die Sehkraft meines linken Auges hatte kurzzeitig deutlich nachgelassen, und mein rechtes Bein war taub. In einem sehr intensiven Traum ist mir mein inneres Kind erschienen. Es führte mich durch ein großes Haus in eine weitläufige wunderschöne Küche. Die Küche steht in der ganzheitlichen Traumdeutung für den Ort der Geborgenheit, der Selbsterkenntnis, die zu einer neuen Wendung oder Erfahrung im Leben führen kann. Im übertragenen Sinne wird die Nahrungsumwandlung als Umwandlung der seelischen Energie betrachtet. Küchenträume habe somit sehr viel mit unserer seelischen »Verdauung« zu tun. In der Küche angekommen, brach über dem Spülbecken eine Quelle aus der Wand, deren Wasserfontänen dunkelgrüne Efeuranken wässerten, die sich wild blühend über die Wände des Raumes eifrig verzweigten. Der Efeu ist ein Symbol der Unsterblichkeit. Er symbolisiert Wachstum,

Dauerhaftigkeit und steht in der Traumdeutung für die Gedanken des Menschen.

Wie aus dem Nichts erschien nun ein großer blau gekleideter und wunderschöner Engel im Raum, dessen Anwesenheit eine unbeschreibliche Wärme und Erhabenheit ausstrahlte. Als dieser Engel dann einen alles übertönenden, lauten, aber harmonischen Schrei ausstieß, riss es mich aus dem Schlaf. Ich fühlte mich befreit wie selten zuvor in meinem Leben und fürchtete mich nicht! Aus der ganzheitlichen Lehre wissen wir, dass der Engel das Himmlische verkörpert. Engel überbringen uns Botschaften aus einer anderen Bewusstseinsebene. Wenn Sie von einem Engel träumen, so werden Sie dazu aufgefordert, sich für einen spirituelleren Lebensweg zu öffnen, oder Sie sind gar schon dabei, sich einer neuen Bewusstseinsebene hinzuwenden.

Dieser Traum war einer meiner letzten dieser Art und ging einher mit der abrupten Verbesserung meiner Beschwerden. Innerhalb weniger Tage durchlebte ich einen tiefen Wandel mit dem Resultat, dass ich mich entschloss, mich berufsbegleitend dem Studium der Theologie zu widmen, das ich heute mit großer Leidenschaft verfolge. Manchmal schickt uns unsere Seele einen Traum, damit wir endlich erwachen.

Blut - Kraftstoff des Lebens

»Die Mikrobe ist nichts, das Milieu ist alles.«
Louis Pasteur

Zu Beginn herrschte nur Dunkelheit. Hier und da ein kleines Blitzen über der weiten schwarzen Fläche vor mir. Dann, als sich meine Augen aber an die Dunkelheit gewöhnt hatten, begann ein feines Flimmern und Rauschen, das immer und immer stärker wurde. Von allen Seiten flirrte es, als ob Abermillionen kleiner Schneeflocken vom Himmel fielen. Ich kämpfte mich durch dieses stürmische Getose, und dann, ganz plötzlich, fand ich die richtige Einstellung, um in diesem kosmischen Gewitter klare Sicht zu erhaschen. Die Schneeflocken wurden zu feinen tänzelnden Staubpartikeln.

Im Trial-and-Error-Modus variierte ich erneut meine Systemeinstellung, und im nächsten Augenblick entdeckte ich wunderschöne grell scheinende und hell glitzernde Kristalle in allen erdenklichen Formen und Farben. Scharfkantige weiße Splitter, symmetrische kleine und große Würfel in Rot, Orange, Grün und Gelb. Strahlende Mondsicheln, ausgefranste, zackige Scheiben und glitzernde Wolkenschwaden entführten mich in einen mir bisher unerschlossenen Kosmos. Weiter rechts im Blickfeld stürzten sich klirrende schaumhafte Kreaturen wabernd auf all die kleinen Staubpartikel und verleibten sich diese erbarmungslos ein.

Und dann, wenn das Licht meiner kleinen Lampe von unten rechts in den kosmischen Dunst strahlte, zeigten sich Tausende kleiner Ringe, die, völlig unbeeindruckt vom Gewitter um sie herum, ihre Bahnen und Kreise im endlosen Schwarz dieser unwirklichen Sphären zogen.

Tief versunken bestaunte ich dieses Treiben, notierte und skizzierte mir alle meine Beobachtungen und verbrachte ganze Nächte damit, immer neue Geschöpfe und Gestalten im menschlichen Blutstrom zu entdecken und zu identifizieren. Erneut hatte sich mir ein neues exponentielles Lernfeld eröffnet, und ich fühlte mich zurückversetzt in meine Kindheit, als ich die in meinem Biologiebuch bevorstehenden Lektionen vorausbüffelte, um im Unterricht die richtigen Fragen stellen zu können. Es brannte mir wie Feuer unter den Fingernägeln, wenn ich ohne Antwort nach Hause gehen musste, nur weil der Stoff für mich noch neu gewesen war.

Ja, ich tauschte das Teleskop meiner Kindheit durch das Mikroskop eines Heilpraktikers, und so kam es, dass das Dunkelfeldmikroskop zum Attribut meiner grünen Naturheilpraxis wurde.

Natürlich gab und gibt es viele verschiedene Lehrbücher, Seminare und Ausbildungsformate zur Untersuchung des lebenden Blutes unter dem Dunkelfeldmikroskop, doch meiner Meinung nach ist die Fähigkeit zum Selbststudium der Natur eines der bedeutendsten Handwerkszeuge, das es für einen guten Therapeuten braucht.

Ganz gleich, wohin wir unseren Blick wenden, das Große begegnet uns im Kleinen und das Kleine im Großen. Der kosmische Bauplan war mir einmal mehr im Mikrokosmos Mensch begegnet, und zwar diesmal in einem winzigen Tropfen Blut auf dem Objektträger eines Dunkelfeldmikroskops.

Wie Sie nun wissen, folgt die Naturheilkunde dem Prinzip der Analogie, indem sie im menschlichen Körper unzählige Mikrosysteme (sogenannte Somatotopien) identifiziert hat, an deren Beschaffenheit sich der gesamte Organismus des Menschen und somit auch der Bauplan des Kosmos, widerspiegelt. Zu diesen Methoden zählen die traditionelle Akupunktur mit ihren Chakren und Leitbahnen, die Ohrakupunktur mit ihren verschiedenen Körperzonen, die

Antlitzdiagnose oder die Augen- bzw. Irisdiagnose, die uns differenzierte Rückschlüsse auf Anlageschwächen ermöglicht oder die regulierende und stimulierende Massage der Fußreflexzonen.

Die Naturheilkunde hat über die Jahrtausende hinweg eine Vielzahl von Körpersegmenten ausfindig gemacht, anhand derer sich Rückschlüsse auf den Gesundheitszustand der Patienten schließen lassen. Aktuell haben Wissenschaftler die Narben und Tätowierungen des weltberühmten Ötzi als frühe Form der Akupunktur entschlüsselt. Die Zeichnungen und Manipulationen auf seiner Haut sind deckungsgleich mit zahlreichen Akupunkturzonen aus der heutigen Schmerztherapie. Weitere Forschungen haben ergeben, dass dieser jungsteinzeitliche Jäger auf seiner letzten Reise auch pflanzliche Heilmittel bei sich trug. Vermutlich sollten Heilpilze und getrocknete Kräuter als Notfallmedizin bei eventuellen Verletzungen im Gelände dienen und die Schmerzen seiner Gelenke, die er sich durch Abnutzung auf seinen vielen beschwerlichen Wanderungen und den Borrelien-Befall seines Blutes zugezogen hatte, lindern.

Dass die Menschheit bei der Therapie ihrer körperlichen Beschwerden schon immer auch das kosmische Prinzip der Analogie zwischen Makro- und Mikrokosmos berücksichtigt hat, wird an der Mumie Ötzi bewiesen.

In der Traditionellen Chinesischen Medizin kann zum Beispiel auch das Erscheinungsbild der Zunge verraten, ob ein Patient an Leber-Gallen-Beschwerden leidet, an einem bakteriellen oder viralen Infekt erkrankt ist, mit einer Immunschwäche zu kämpfen hat oder beispielsweise herzkrank ist. Die Liste der vielen Mikrosysteme könnte ellenlang fortgeführt werden. Die Auswahl ist groß, und das Staunen und Lernen findet kein Ende.

In meiner Praxis habe ich mich vor allem auf die Untersuchung des lebenden Blutes spezialisiert. Schon ein einziger Blutstropfen ist in der Lage, den gesamten Menschen in seiner Verfassung abzubilden. Im Blutstropfen begegnet uns die gesamte Schau der Schöpfung, mit all ihren elementaren Bausteinen und Gesetzmäßigkeiten.

In unserem kostbaren Lebenssaft befinden sich die Mineralien der Gebirge, die Salze des Meeres, das Wasser der Flüsse, die Vitamine und Spurenelemente aus der Pflanzenwelt, Säuren, Kristalle, Fette und vieles mehr. Rudolf Steiner (1861–1925) betrachtete unser Blut als Informationsträger. Auf dem Weg durch unseren Körper nimmt unser Blut verschiedenste Eindrücke und Informationen auf, die im Zuge der Erneuerung und Erfrischung in unserer Lunge gelöscht werden.

Unser Blut beinhaltet wichtige Stoffwechselprodukte, transportiert Nährstoffe, Hormone und Sauerstoff zu allen Organen, Geweben und selbst zu den entlegensten Stellen unseres Körpers. Wie wir bereits gelernt haben, ist der menschliche Körper ein fantastisch funktionierendes System, in dem es keine isolierten Bereiche oder unabhängigen Einzelteile gibt. Alles bildet eine symbiontische Einheit.

Blut ist ein flüssiges Organ und hat seit jeher, über die Grenzen verschiedenster Völker hinweg, eine ganz besondere kulturelle und spirituelle Bedeutung. Nicht nur in den animistischen Riten der prähistorischen Jäger und Sammler, sondern auch im Weltbild des Juden- und Christentum ist das Blut der Sitz der Seele und das Vergießen oder Verzehren von Blut entweder ein spiritueller Akt der Bewusstseinserweiterung und Huldigung der Schöpfung oder ein mit Verboten, Regeln und Sünde belegter Akt. Durch die gesamte Literaturgeschichte können wir beobachten, dass Verträge und Pakte von außerordentlicher Bedeutung oder übersinnlicher Natur mit Blut unterzeichnet wurden.

So weiß auch der teuflische Mephisto in Goethes (1749–1832) Faust, dass das Blut ein ganz besonderer Saft ist. In Märchen und Mythen steht der einzelne Blutstropfen oft für das Ganze. Denken Sie an das Märchen von der Gänsemagd, dort verkörpert das Blut die Verbindung zur Mutter, zur eigenen Lebenswurzel und somit zum ureigenen

Lebenshintergrund. Als die Blutstropfen Schneewittchens in den frischen Schnee fallen, werden sie zum Symbol des Neuanfangs, zum Inbegriff eines neuen Lebens, dafür stehen auch der Winter und die Reinheit des Schnees. Eine Vielzahl von Sprichwörtern verdeutlicht uns die ganzheitliche Wirkung und Rolle des Blutes. Man spendet Blut, es verkörpert die initiale Frauwerdung des Mädchens, es gefriert uns in den Adern und es kocht vor Wut. Wenn wir blutleer sind, dann haben wir unser Mitgefühl, unser Feuer, unsere Lebenskraft eingebüßt. Ja, Blut ist dicker als Wasser. Und dann gibt es da noch die Blutsfreundschaft, den Blutsschwur, das Blut Christi, die vielen alten Mythen von Vampiren, die Blutschuld und Sühne verfeindeter Stämme und Familien. Blut ist wahrhaft eine einzigartige Flüssigkeit, deren Bedeutung für unsere Gesundheit noch immer unterschätzt wird.

Jedes Mal, wenn ich einen neuen Patienten in meiner Praxis empfange, untersuche ich dessen Blut unter dem Dunkelfeldmikroskop in bis zu 1.000-facher Vergrößerung. Die Dunkelfeld-Blutdiagnostik ist eine besondere Betrachtungsweise des lebendigen Blutes unter dem Mikroskop. Sie entspricht einer qualitativen Betrachtung. Die Dunkelfeldmikroskopie unterscheidet sich somit deutlich vom bekannten Blutbild, bei dem die Mengenverhältnisse der einzelnen Blutbestandteile den Fokus bilden. Eigentlich müsste eine schulmedizinische Blutuntersuchung Bluttabelle heißen, aber nicht Blutbild. Unter dem Dunkelfeldmikroskop entsteht ein tatsächliches Blutbild von ungemein schöner mikrokosmischer Gestalt. Die Dunkelfeld-Blutdiagnostik ermöglicht uns, schon frühzeitig Störungen im Körper zu erkennen und das, lange bevor sich schulmedizinisch messbare Veränderungen an Organen ergeben. Auch eine richtige oder falsche Lebensweise kann so diagnostiziert werden. Sogar Denkweisen und Stimmungen zeigen sich im Dunkelfeld. Neben den roten Blutkörperchen, die für den Sauerstofftransport zuständig sind, enthält unser

Blut auch die weißen Blutkörperchen, deren Aufgabe die Immunabwehr ist. Die genaue Beurteilung der einzelnen Blutbestandteile kann wertvolle Rückschlüsse in Bezug auf deren Funktionstüchtigkeit liefern.

Nach der Theorie von Günther Enderlein (1872–1968), dem Entwickler der Vitalblut-Dunkelfeldmikroskopie, reicht bereits ein einziger Tropfen Blut aus der Fingerbeere, um den Gesundheitszustand eines Patienten ausführlich zu beleuchten. Hierbei wird der entnommene Blutstropfen über einen Zeitraum von mindestens 24 Stunden unter einem speziellen Dunkelfeldmikroskop beobachtet und in seinem Zerfallsprozess genauestens analysiert. Ein gesunder Blutstropfen hält sich bis zu 36 Stunden stabil, sein Zerfall setzt sehr langsam ein, und seine Lebendigkeit ist lange zu beobachten. Sehr gesundes Blut bleibt sogar zwei bis drei Tage stabil. Neben dem qualitativen Zustand der Blutkörperchen können auch kleinste Mikroorganismen unter dem Mikroskop erkannt werden. Umso wichtiger ist es festzustellen, ob diese im natürlichen Gleichgewicht mit dem Organismus stehen – ist das nicht der Fall, so kann dies schwerwiegende Folgen nach sich ziehen.

Professor Enderlein war mit seiner Dunkelfeldtherapie der Auslöser für das erneute Aufflammen einer weltweiten Wissenschaftsdiskussion über den Pleomorphismus. Der Pleomorphismus ist eine historische Lehrmeinung aus der Biologie, laut der Viren, Bakterien und Pilze verschiedene Entwicklungsstadien durchlaufen. Durch gezielte Milieuveränderungen lassen sich diese Entwicklungen fördern oder zurückentwickeln. Somit können Erreger unterschiedlichste Erscheinungsformen annehmen und abhängig von ihrem Umgebungsmilieu für den Menschen schädliche oder gar symbiontische Eigenschaften entwickeln. Ähnlich den Beobachtungen innerhalb der ganzheitlichen Landwirtschaft kann der Schädling je nach Umgebungsvielfalt auch ein fundamental wichtiger und logischer Bestandteil eines Ökosystems sein. Enderleins

Entdeckung von krebsauslösenden Mikroorganismen in menschlichem Lebendblut ermöglichte Therapieverfahren zur Bekämpfung oder Rückentwicklung selbiger Organismen. Da Enderleins Erkenntnisse alle mithilfe des Dunkelfeldmikroskops gewonnen wurden, ist sein Name untrennbar mit der Dunkelfeldmikroskopie verbunden. Die These, dass Mikroben, die auch Mikroorganismen genannt werden, und uns als Viren, Bakterien und Pilze überall begegnen, grundsätzlich schädigend sind, ist aus Sicht der Dunkelfeld-Diagnostik nicht korrekt. Natürlich gibt es Mikroben, die in unserem Körper beim Entstehen von vielerlei Krankheiten eine entscheidende, ja, sogar lebensbedrohliche Rolle spielen. Ihre schädlichen Eigenschaften setzen aber zur vollen Wirkungsentfaltung voraus, dass unser Körper für ihr Gedeihen das passende Terrain bietet. Er muss ihnen ein Milieu bieten, das ihren Parasitencharakter ermöglicht und fördert.

Erinnern Sie sich an das Keimen der Saaten im Acker. Der Ackerboden muss ein ganz bestimmtes »Milieu« bieten, damit die Keimlinge darin aufgehen können. Besonders wichtig ist es zu verstehen, dass wir ohne einen festen Bestand an Mikroorganismen in unserem Organismus überhaupt nicht überleben können.

Unser hochkomplexes Immunsystem, das überwiegend über Gesundheit oder Krankheit entscheidet, ist auf eine ganz bestimmte Ansiedlung verschiedenster Bakterienstämme angewiesen. Stellen Sie sich vor, dass unser Darm eine weitaus größere Anzahl an fleißigen Bakterien beheimatet als unser gesamter Körper Zellen hat. Seit vielen Jahrzehnten predigen Heilpraktiker, dass die Darmflora des Menschen eine immense Bedeutung für die Gesundheit unserer Patienten hat, aber erst seit wenigen Jahren und nur sehr langsam schwappt dieses Verständnis auch auf die allgemeine Medizin über. Erstmals wurden bei schwer chronisch erkrankten Patienten operative Stuhltransplantationen vollzogen, die bei Autoimmunerkrankungen zum Teil sehr aussichtsreich zu sein scheinen.

Selbstverständlich nutze ich in meiner Praxis parallel zum Verfahren der Dunkelfeldmikroskopie auch die Möglichkeiten der modernen Laboranalyse, doch ermöglicht mir die Dunkelfeldmethode eine sehr gute Verlaufskontrolle und auch eine vorzeitige Intervention bei krankhaften Prozessen und das, selbst wenn sich der Patient im üblichen Blutbild noch immer im Rahmen der Referenzwerte tummelt. Natürlich muss ich auch immer wieder feststellen, dass sich im Dunkelfeld die Tendenzen einer noch bevorstehenden Erkrankung zeigen und der ein oder andere Patient die sanften Worte der Mahnung noch ignoriert und den Weg der Erfahrung, also die Erfahrung der Verschlechterung des schulmedizinischen Blutwertes, erst gehen muss. Ganz besonders häufig lässt sich das am Beispiel von Harnsäurekristallen und einer Überbelastung der Nieren beobachten. Wenn ich im Dunkelfeld übermäßig viele Kristalle entdecke, kann dies unter bestimmten Umständen auf eine Veranlagung zur Gicht hinweisen. Dann rate ich zu einer bewussten, purinarmen Ernährung. Brennnessel, Birke, Goldrute und Löwenzahn sind dann die Mittel der Wahl. Im Dunkelfeld zeigt sich gesundes Blut in Form von gleich großen, freischwimmenden roten Blutkörperchen und aktiven und gut ausgeprägten weißen Blutkörperchen.

Ein weitverbreitetes Phänomen sind die sogenannten Geldrollen. Diese Stapelung oder auch Aggregation genannte Ansammlung von roten Blutkörperchen deutet auf einen Entzündungsprozess im Körper hin, auf ein Ungleichgewicht der Darmflora und auf eventuelle Durchblutungsstörungen.

Bis es zu zum Beispiel deutlich erhöhten Laborwerten der Leber oder Niere kommt, haben die allermeisten Patienten schon einen sehr langen Weg der Selbstschädigung oder der Beschwerden hinter sich. Erst wenn abgestorbene Leberzellen im Blutstrom messbar werden, schlagen schulmedizinische Werte Alarm. So weit möchte man es in der Naturheilkunde gar nicht erst kommen lassen.

Des Weiteren lassen sich Laborwerte auf schulmedizinische Art und Weise auch nicht zwangsläufig verbessern. Neben dem Aspekt mathematischer Fakten und Zahlen unterliegt aber auch das Blutbild aus dem Labor vielen ganzheitlichen Aspekten. Am besten schildere ich Ihnen einfach einen Fall aus der Praxis.

Das Blut eines fünfzigjährigen Patienten wies im Dunkelfeld eine deutlich erhöhte Menge an Harnsäurekristallen auf, seine roten Blutkörperchen erschienen nicht mehr rund, sondern bildeten viele einzelne kleine, feine Rundungen. Eine Verformung dieser Art nennt sich »Bärentatzen« und ist ein Indikator für erhöhte Blutfettwerte. Sogenannte Leberinseln (inselförmige Ansammlungen von roten Blutkörperchen) und Zitronenformen (zitronenförmige Erythrozyten) deuteten auf eine Überforderung der Leber hin. Besonders auffällig war der hohe Anteil seiner roten Blutbestandteile. Bei der körperlichen Untersuchung und der Auskultation (Abhören mit dem Stethoskop) der Leber bestätigte sich der Verdacht aus dem Dunkelfeld. Zusätzlich stellte ich beim Abtasten seines linken Rippenbogens eine dezente Vergrößerung der Milz fest. Auf Nachfrage bestätigte er, dass er sehr lange an den Folgen einer Infektion mit dem Epstein-Barr-Virus litt.

Erhöhte Blutfettwerte und stark erhöhte Leber- und Nierenwerte sind mittlerweile Standard bei Neupatienten in meiner Praxis. In den meisten Fällen werden diese Blutwerte vom Hausarzt über Monate und Jahre überwacht, aber trotzdem toleriert. Hier kommt nun der heilsame und pädagogisch wertvolle Aspekt der Dunkelfeldmikroskopie zum Tragen. Da die Untersuchung des Blutstropfens vom Objektträger auf einen großen Bildschirm übertragen wird, kann der Patient bei der Reise durch sein Blut live dabei sein. Die wichtigsten Phänomene aus dem eigenen Dunkelfeld bekommt der Patient am Ende der Sitzung überreicht. Die bildhafte Darstellung des eigenen Blutbildes setzt in vielen Patienten eine ungeahnte Motivation frei, sich für die eigene Gesundheit zu engagieren. Der Schritt hin zu einer lange aufgeschobenen Lebensumstellung oder einer Fastenkur ist getan. Mit einem lebendigen Bild des eigenen Blutes wird dem Patienten ein Spiegel vorgehalten, der schonungslos und unmissverständlich den Status der eigenen Gesundheit abbildet. Dieser Spiegel dient zugleich als Unterstützung auf dem Weg der Verbesserung, denn auch nur die kleinste positive Veränderung ist sichtbar und zeigt dem Patienten, dass kleine Dinge, konsequent umgesetzt, große Veränderungen bewirken können.

Im Fall des fünfzigjährigen Patienten verordnete ich eine sanfte, purinarme Fastenkur und mehrere Aderlässe. Der gezielte Aderlass (die nahezu schmerzlose Entnahme größerer Mengen – 30–300 ml – venösen Blutes, meist aus der Armbeuge) ist von enormer Wirkung. Ein Aderlass ist nahezu nebenwirkungsfrei und für Patienten mit einem erhöhten roten Blutbild oder einem idiopathischen Bluthochdruck eine wahre Erleichterung, denn er nimmt Druck und Fülle aus dem Blutsystem.

Als es in der Naturheilkunde noch keinerlei technische Hilfsmittel wie das Mikroskop gab, haben Heilkundige wie Hildegard von Bingen über mehrere Stunden und Tage das aus dem Aderlass gewonnene Blut beobachtet und daraus ihre Rückschlüsse auf die Befindlichkeit des Patienten gezogen. Diese Methode hat auch heute noch ihre Berechtigung und kann ein zusätzlicher Ratgeber für den modernen Therapeuten sein. Oft geben uns die Farbe des Blutes und dessen Fließeigenschaften schon erste Hinweise auf mögliche Störungen im Stoffwechsel und in der Lebensführung des Patienten.

Meinen Patienten betreffend waren es Heilkräuter, wie der bittere und extrem wirksame Wermut, der anregende und filternde Löwenzahn und die regenerative Mariendistel, die einen raschen Rückgang der erhöhten Leberwerte möglich machten. Sie reinigten sein Blut, und hatten eine immunstimulierende Wirkung. Eine isopathische

Milzaufbaukur reduzierte seine immer wieder aufflammenden Herpesinfektionen. Eine konsequente und dauerhafte Ernährungsumstellung und regelmäßiges Yoga regulierten seinen Fettstoffwechsel und führten dazu, dass er acht Kilogramm Gewicht verlor. Jahrelang brachliegende medizinische Baustellen wurden unter ganzheitlicher Betrachtung endlich angegangen, und damit fand mein Patient in das nötige Gleichgewicht, das er brauchte, um sich im eigenen Körper wieder leistungsfähig und wohlzufühlen. In seinem Fall stellte die Ernährungsumstellung auch seine Frau vor neue Herausforderungen. Nach anfänglicher Skepsis konnte auch sie die Vorteile dieses neuen Ansatzes erkennen und ihre eigenen gesundheitlichen Vorteile daraus ziehen. Bei den alljährlichen Nachsorgeuntersuchungen zeigte sich sein Blut im Dunkelfeld grundsätzlich stabil.

In einem vertrauensvollen Gespräch widmeten wir uns auch der geistig-seelischen Betrachtungsweise seines Blutbildes. Dabei erklärte ich ihm, dass aus naturheilkundlicher Sicht die Leber dem Schutz der eigenen Persönlichkeit entspricht. Der Laborwert der sogenannten Cholinesterase verkörpert im ganzheitlichen Sinne die Fähigkeit des Individuums, den Überfluss der aufgenommenen Reize zu verarbeiten. Aus der Sicht des Stoffwechsels hat die Leber die Aufgabe, chemische Substanzen aus der Nahrung zu wandeln. Meinem Patienten fiel es prinzipiell sehr schwer, eine einmal gebildete Bewertung oder alte Glaubenssätze trotz neuer Umstände loszulassen.

Oft verkörpern eine Stauung und Vergrößerung der Leber festgefahrene Lebenssituationen. In diesem Fall war es der Löwenzahn, der meinem Patienten die notwendige Flexibilität und die notwendige Anpassungsfähigkeit von Ideen, Werten und Weltanschauungen, sowohl körperlich als auch seelisch, vermitteln konnte. Wichtig war in diesem Zusammenhang auch, dass sein erhöhter Eisenwert in engem Zusammenhang mit seinem Festhalten am Alten korrespondierte. Aus Sicht der traditionellen Naturheilkunde entspricht das Metall Eisen dem Organsystem von Leber und Galle. Aus kosmologischer Sicht wird das Eisen dem donnernden, starken und patriarchalen männlichen Prinzip des Mars zugeschrieben. Der weibliche Gegenspieler des Mars ist bekannterweise die Venus, und das Element der Venus ist das Kupfer. Zu meinem eigenen Erstaunen stelle ich fest, dass ein starkes Überwiegen männlicher Dominanz oder der übermäßige Selbstanspruch, der männlichen Beschützerrolle vollends gerecht zu werden, bei gleichzeitiger Vernachlässigung der eigenen weiblichen Seelenanteile zu einer problematischen Überhöhung des Eisenwertes führt. Hingegen beobachte ich, dass viele Frauen in Führungspositionen, alleinerziehende Mütter oder Frauen, die besonders starkem gesellschaftlichen Druck ausgeliefert sind, einen Kupfermangel erleiden, der sich nicht selten in Form eines rasch fortschreitenden Haarausfalls zeigt (hier werden wir abermals an das Gesetz der Einheit, also an die Notwendigkeit, dem weiblichen und dem männlichen Pol gleichermaßen seine Verwirklichung, seinen Raum zu gestatten, erinnert).

Also selbst bei der Beobachtung von Blut begegnet uns das Thema der inneren Balance und der Entwicklung des eigenen Seelenplans. Eine so reiche und gesegnete Gesellschaft wie die unsere sollte sich dringend die Frage stellen, ob Führung, Erfolg, Macht, Durchsetzungsstärke, Verantwortung und Einfluss immer zwangsläufig mit den Attributen männlicher Dominanz besetzt sein müssen. Wir schaden damit nicht nur der Gesundheit und der natürlichen Entwicklung des Weiblichen, sondern auch den Männern, unseren Kindern und Enkeln. Das Weibliche und das Männliche sind zwei Pole einer Vielzahl von Polen einer ganzheitlichen Welt. Nur in der gleichwertigen, respektvollen Vereinigung und Akzeptanz des jeweils anderen kann Frieden, Glück und Leben gedeihen – erinnern Sie sich kurz zurück an das Gleichnis vom Kugelmenschen (siehe Seite 67).

Erinnern Sie sich zurück, mit dem, was uns im Außen als das Fremde begegnet, sind wir tief in unserem Inneren bereits seit Anbeginn der Zeit vertraut, nur haben wir diese Anteile aus Angst, Verletzung, Ignoranz, Sozialisierung, Weltflucht oder anderen individuellen Motiven begraben, unterdrückt und verdrängt. Alle Objekte und Subjekte unserer Ablehnung sind Teil einer heimlichen Vertrautheit, die wir oft bis zum Tage unseres Todes zu leugnen versuchen.

Oft begegnen mir Patientinnen mit erhöhten Leukozytenzahlen und/oder einer auffällig hohen Anzahl an Thrombozyten (Thrombozyten sind die sogenannten Blutplättchen und Bestandteil der Blutgerinnung; sie werden im Knochenmark gebildet und nach circa acht Tagen von der Milz abgebaut).

Gern erinnere ich mich an eine Patientin, die an einer chronischen Leukozytose litt. Schulmedizinisch konnten für diesen Befund keine Ursachen eruiert werden. Die Leukozyten sind unsere weißen Blutkörperchen und die »Gesundheitspolizei« unseres Körpers. Sie sorgen dafür, dass die Abwehr von Krankheitserregern wie Bakterien oder Viren gewährleistet ist. Nicht nur bei Infekten, Stress oder Autoimmunprozessen kann die Anzahl der Leukozyten erhöht sein, sondern auch insbesondere bei allergischen Reaktionen und Giftstoffbelastungen.

Als ich das noch lebendige Blut der Patientin im Dunkelfeld betrachtete, war deutlich zu erkennen, dass die Anzahl ihrer Leukozyten extrem erhöht war. Die Vitalität ihrer Blutbestandteile war wie eingefroren, und mittlerweile scheinbar völlig erschöpft. Im Rahmen einer Traumreise schilderte mir die junge Frau, dass sie sich immer wieder Vorwürfe mache, für den frühen Tod ihrer Mutter verantwortlich zu sein. Die Mutter meiner Patientin ist bei einem Autounfall ums Leben gekommen, als sie ihre Tochter vom Kindergarten abholen wollte. Dieses Schuldgefühl lähmte sie, und im Stillen bekämpfte und verurteilte sie sich selbst. Ihre Arbeit als Polizistin interpretierte sie im übertragenen Sinn als soziales Engagement, einen Sozialdienst, den sie aus vielerlei Gründen der Welt schuldig sei. Schon nach kürzester Zeit hatten sich bei der Betrachtung ihres Blutes große Riesenthrombozyten gebildet, und eine übermäßige Filitbildung (Filite erscheinen im Dunkelfeld als viele kleine Strichelungen; eine starke Filitbildung kann den gesamten Objektträger überziehen und ein Blutbild bis zur Unkenntlichkeit überlagern) legte die Vermutung einer hohen oxidativen Stressbelastung nahe. Die fehlende mütterliche Fürsorge und die tiefen Schuldgefühle versetzten das Blut meiner Patientin in einen Dauerzustand der seelisch-geistigen Abwehr. Die verstärkte Abwehrbereitschaft entwickelte einen optimalen Nährboden für ein erhöhtes Aggressionspotenzial. Eine gesunde Abwehr ist grundsätzlich sehr wichtig, jedoch nicht bei fehlendem Gegner oder in Form einer Autoaggression gegen den eigenen Körper.

Die Folgen eines Immunprozesses, der gegen den eigenen Körper gerichtet ist, zeigt sich in zunehmendem Maße an der weitverbreiteten Hashimoto-Thyreoiditis – diese Schilddrüsenerkrankung ist autoimmun bedingt, das heißt, dass der Körper damit beginnt, Antikörper gegen Eiweiße der Schilddrüse zu bilden; dies führt zu einer chronischen Entzündung der Schilddrüse. Sie tritt bei vielen jungen Frauen immer häufiger auf und hat meines Erachtens auch mit den verzerrten Darstellungen weiblicher Körperlichkeit in Werbung, Medien und Gesellschaft zu tun, denen junge Mädchen tagtäglich ausgesetzt sind.

Die erhöhten Thrombozyten und die daraus resultierende Gefahr einer Thrombose sehe ich als das auf den Körper übertragene Abbild ihres frühen Traumas. Sie hatte sich sprichwörtlich einen Schutzpanzer zugelegt, ähnlich dem eines hartnäckigen Wundschorfs. Diese Verkrustung ihrer Wunden diente ihr in der Kindheit als einzige Überlebensstrategie, stand ihr als erwachsene Frau bei der Gründung einer eigenen Familie aber im Weg und verhinderte jeglichen Lebensfluss. Ihr Blut war ins Stocken geraten. Zur Lösung dieser Blockade verwendete ich als Heilpflanze den Storchschnabel. Im Volksmund ist er dafür bekannt, dass er bisher unfruchtbaren Frauen zur Empfängnis verhilft.

Das allseits bekannte Gänseblümchen gilt als antientzündlich und blutreinigend. Mit seiner kindlichen Unschuld, Reinheit und schönen Schlichtheit hat es sich in der Behandlung von Stauungen im Blutkreislauf bewährt und stellte auf seelisch-geistiger Ebene ein geeignetes Mittel für meine Patientin dar. Die Senkung der Leukozytose erreichten wir durch eine antientzündliche Diät, mithilfe einer natürlichen Enzymtherapie und der Durchführung einer regelmäßigen Eigenblutgabe. Im Rahmen einer konsequenten Gesprächstherapie bei einem diplomierten Psychotherapeuten lernte sie, den frühen Verlust ihrer Mutter Stück für Stück zu verarbeiten, sich selbst anzunehmen und zu akzeptieren und Schuldfragen zu überwinden. Schon bald hatte sich ihr Blutbild im Dunkelfeld sichtbar verbessert.

Ja, Blut ist ein ganz besonderer Saft! Anhand dieser Beispiele wurde einmal mehr deutlich, wie eng Körper, Geist und Seele miteinander verbunden sind und wie wichtig auch die übergreifende Zusammenarbeit einzelner Spezialisten ist, um mit jeweils aufeinander abgestimmten Ansätzen eine physische und zugleich psychische Wundversorgung des Patienten zu gewährleisten.

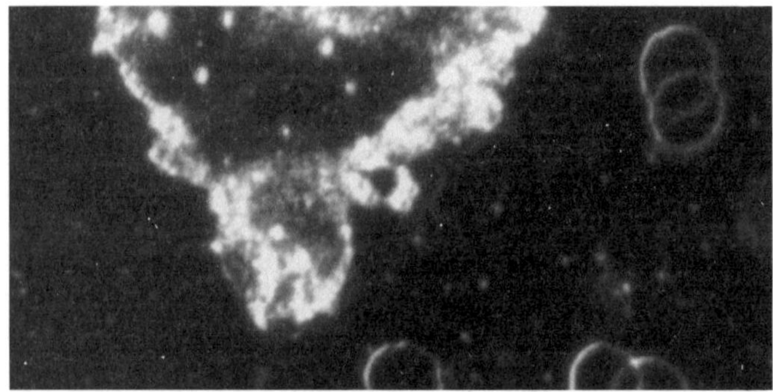

Aspergillus Symplast bei chronischer obstruktiver Lungenerkrankung, Überlastung der Lymphe

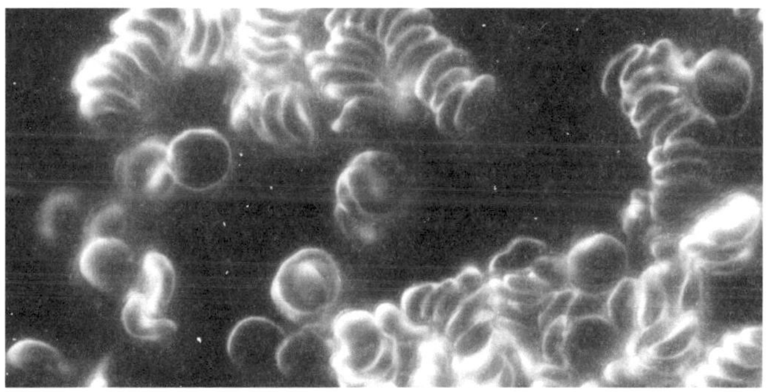

Bakterielle Belastung, akuter Infekt

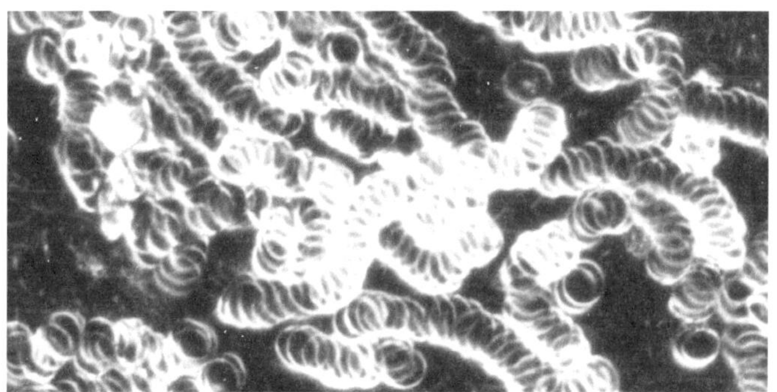

Starke Geldrollenbildung, Entzündungszeichen, Durchblutungsstörung, Ungleichgewicht der Darmflora

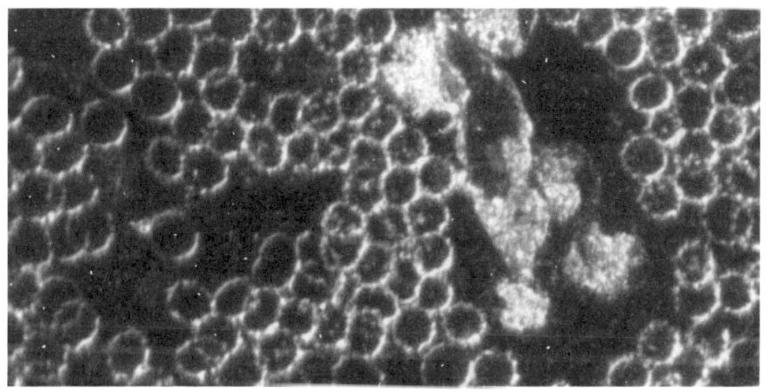

Stechapfelbildung, Übersäuerung, Sauerstoffmangel, Erschöpfung, aber aktive Leukozyten

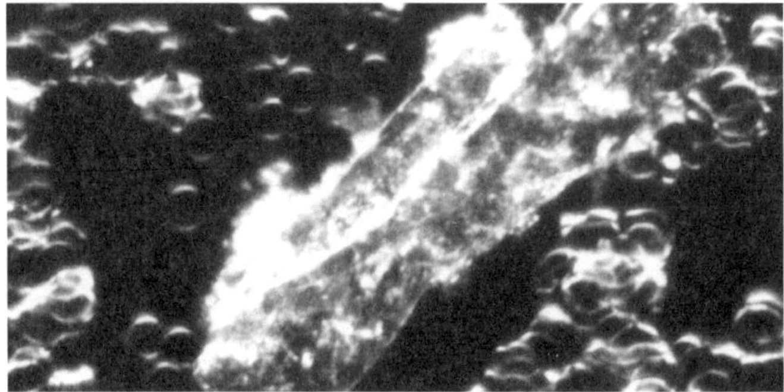

Kristallbildung,
Nierenbelastung, Gicht

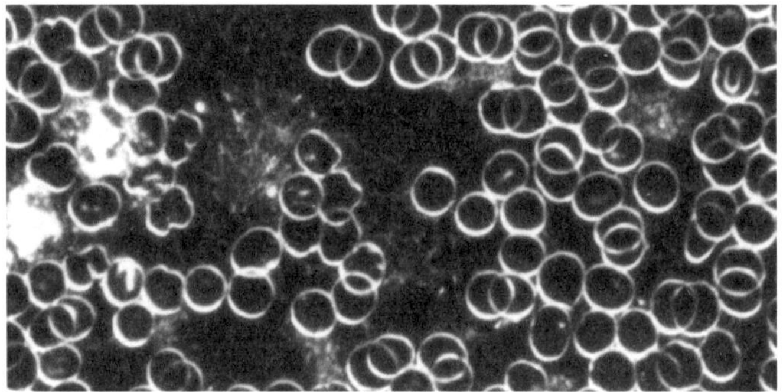

Filitbildung, oxidativer Stress,
Störung der Blutgerinnung

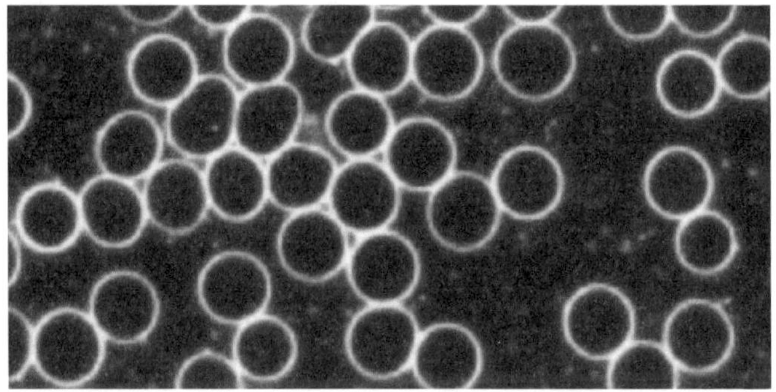

Gesundes, stabiles Blut

Der Glaube versetzt Berge – Die Macht der Affirmation

»Werde zum Himmel. Geh mit einer Axt zur Gefängnismauer. Entrinne. Geh hinaus wie jemand, der plötzlich in Farbe geboren wird.«
Rumi

Als Dunkelfelddiagnostiker weiß ich, welch positiven Einfluss die individuellen Blutbilder meiner Patienten auf deren Genesungsprozess haben. Doch auch als Lehrer muss ich die Fantasie und die Kreativität meiner Schüler immer wieder mit neuen Bildern füttern, damit sie motiviert und engagiert ihren Visionen näherkommen und nicht aufgeben, wenn es schwierig wird.

Die Macht der Bilder ist gewaltig und nicht selten auch gewalttätig. Wie sehr sich die aggressive Bildsprache unserer modernen Unterhaltungs- und Werbewelt in die Köpfe meiner Patienten, vor allem in die meiner jugendlichen Klienten, eingebrannt hat, erlebe ich bei der Analyse ihrer Träume und bei der Interpretation von kunsttherapeutischen Sitzungen immer wieder.

Unser Unterbewusstsein denkt, fühlt und funktioniert bildhaft, darum ist es von entscheidender Bedeutung, dass wir ganz genau selektieren, welche visuellen Eindrücke wir täglich auf unsere Seelen einströmen lassen.

Auch die verschiedenen Bilder, die unsere Sprache erzeugt, sind von erheblicher Bedeutung für unser ganzheitliches Befinden. Die richtigen Worte zu wählen bedeutet im Grunde nichts anderes, als dass man verbal die passenden Bilder für innere Regungen, Gefühle, Gedanken und Umstände zeichnet. So wird die eigene Sprache zur Grenze des eigenen Denkens und Fühlens – sie wird zum bestimmenden Maß der eigenen Welt.

Aus der Religionsgeschichte wissen wir, dass unsere Ahnen eine Vielzahl verbotener Worte kannten. Auch herrscht in vielen Religionen sogar bis heute ein Verbot der Aussprache des Namens Gottes. Ganz in dem Bewusstsein, dass man sich von Gott kein Abbild machen dürfe, wussten unsere Vorfahren bestens über das prophetische Potenzial unserer bildhaften Sprache Bescheid und dass auf Worte Manifestationen beziehungsweise Taten folgen.

Ist man also als Arzt, Lehrer, Heilpraktiker oder Psychotherapeut tätig, sollte kein Wort unüberlegt über ihre Lippen wandern. Diese Achtsamkeit im Denken und Sprechen ist natürlich nicht immer möglich, dennoch kann man diese Fähigkeit ausbauen und trainieren.

Welch dramatische Folgen das falsche therapeutische Wort auf den einzelnen Patienten haben kann, möchte ich Ihnen kurz an einem ganz persönlichen Beispiel veranschaulichen, das ich auf Seite 192 bereits angedeutet habe.

Ich war ein dreiundzwanzigjähriger Student und parallel mitten in meiner Heilpraktikerausbildung, als ich wegen frühmorgendlicher starker Leisten- und Rückenschmerzen kaum noch schlafen, geschweige denn selbstständig aus dem Bett kriechen konnte.

Viele orthopädische Untersuchungen blieben ohne Befund, bevor ich mich nach langem Rätselraten selbst zur Diagnose eines Morbus Bechterew durchringen konnte (Morbus Bechterew ist eine chronische entzündliche Erkrankung der großen Gelenke und der Wirbelsäule; sie zählt zum Formenkreis der rheumatischen Krankheitsbilder und betrifft überwiegend junge Männer). Sich selbst einer solchen Diagnose zu unterziehen fällt nicht leicht, doch braucht in der Schulmedizin jedes Leiden irgendwann einen Namen, um dessen Verwaltung und Medikation managen zu können.

Erneut suchte ich in der Hoffnung auf Hilfe die Hausärztin meines Vertrauens auf und übermittelte ihr meinen Befund. Sichtlich erleichtert nahm sie die Diagnose dankbar entgegen und verschrieb mir die dauerhafte Einnahme hochpotenter Schmerzmittel, von deren Konsum mir der Apotheker wiederum herzlich abriet.

Zwischenzeitlich hatte ich auch etliche Besuche beim Facharzt für Rheumatologie hinter mich gebracht, denn schließlich gehört das ja zum Standardprogramm. Das Ergebnis der vielen Facharztbesuche war, dass mir zur Unterdrückung meiner Autoimmunerkrankung ein unglaublich teures modernes Medikament zur Verfügung stand, das, solange es monatlich injiziert wurde, mein Immunsystem so weit stilllegen würde, dass keine weiteren Schübe mehr zu erwarten seien. Über die Nebenwirkungen dieser Immunsuppression könnte man ganze Bände füllen.

Entschlossen, dass dies noch keine Option für mich sei, vor allem nicht schon in diesem frühen Stadium meiner Beschwerden, berichtete ich also meiner Hausärztin davon und fragte sie in voller Zuversicht, ob denn keine Möglichkeit bestünde, dass meine Beschwerden vielleicht doch eine andere Ursache hätten und dass trotz einer genetischen Veranlagung für eine solch schwere Autoimmunerkrankung eine Heilung oder zumindest eine Remission möglich sei.

Mitfühlend, aber wohl wenig durchdacht, entgegnete sie mir: »Lieber Herr Schöberl, Sie müssen sich jetzt damit abfinden, dass diese Krankheit kommt. Ja, sie wird kommen!«

Mit diesem Satz wollte sie zum Ausdruck bringen, dass der vollständige Symptomenkomplex dieser einschneidenden Erkrankung nicht mehr lange auf sich warten lassen würde. Für mich bedeutete das, dass meine derzeitigen Beschwerden nur der Anfang einer schrecklichen Odyssee von Arztbesuchen, Medikamentenabhängigkeit und ständiger, stark einschränkender Schmerzen sein könnte. Von nun an war ich in Habachtstellung und in ständiger Erwartung neuer Symptome. Die Worte meiner Ärztin hallten Wochen und Monate in mir nach und verfolgten mich bis in meine Träume. Das bemitleidende »Sie wird kommen!« weckte in mir die grässlichen Bilder eines buckligen, gekrümmten und schmerzgeplagten frustrierten jungen Mannes, der seinen Lebensmut abgeschrieben hatte und seine Ziele und Träume auf immer verwerfen musste. Ich erinnere mich, dass ich mich wie ein gebückter Minenarbeiter fühlte, der nach Jahren des Martyriums und der harten Arbeit selbst versteinert wie ein Stück Marmor nichts mehr vom Leben zu erwarten hatte. Die unreflektierten Worte meiner Ärzte stürzten mich in einen psychischen Abgrund ohne neue Perspektiven.

Hinzu kam, dass plötzlich jeder in meinem Umfeld Tipps und Ratschläge parat hatte. Irgendwann konnte ich es nicht mehr ertragen zu hören, dass ich doch endlich einen längeren Kuraufenthalt in einem der Heilstollen in Badgastein machen sollte. Nein, ich war jung und voller Tatendrang. Ich wollte meine Tage nicht in einem Stollen verbringen oder auf Kur gehen, sondern mein Studium beenden und ins Erwachsenenleben starten.

Der freie, kreative Geist, der ich einst war, fand sich nun als ein Bergmannskanarienvogel in einem rostigen Käfig tief im Stollen eines unbezwingbaren Berges wieder.

Immerzu stand ich, wie einst die kleinen Vöglein der Minenarbeiter, unter Strom, skizzierte meinen künftigen Leidensweg, die Luft wurde immer dünner und meine Seele immer hoffnungsloser.

So war ich in unentwegter Alarmbereitschaft und jedes Fieber, jeder Gelenkschmerz, jedes Herzstechen und jeder Nackenschmerz wurden zu Vorboten der ärztlichen Prophezeiung. Fast hätte ich den Glauben an mich selbst verloren und den Mutmaßungen anderer klein beigegeben. Glücklicherweise konnte ich mich im Rahmen meiner Heilpraktikerausbildung an viele empathische und weise Therapeuten wenden, die mir Hoffnung schenkten und mir neue Wege aufzeigten. Nun konnte ich mich ein letztes Mal, motiviert durch mein neues Wissen, aufrappeln, um mein Schicksal, um mein Leben selbst zu steuern.

Was immer es war, das mein Immunsystem aus dem Gleichgewicht gebracht hatte, es musste einen Weg zurück in dessen ursprüngliche Balance geben. Mit der liebevollen Unterstützung meiner Familie und durch viel Fleiß und Eigeneinsatz entwickelte ich neue Bilder und Visionen von meiner Zukunft. Ich reduzierte meine Arztbesuche auf ein Minimum und krempelte mein Leben in vielen Lebensbereichen produktiv um.

Heute bin ich schmerzfrei und ohne Diagnose. Auf MRT-Aufnahmen gelte ich als völlig gesund, und meine Gelenke erscheinen ohne jegliche Entzündungen als makellos und »regelrecht«.

Aus dieser ureigenen Erfahrung heraus weiß ich, dass es neben der »sachlichen Diagnose« und all den Verlaufsprognosen der Schulmedizin ein weiteres wichtiges Prinzip der menschlichen Existenz gibt – es ist das Prinzip Hoffnung!

Wenn man Heilpraktiker ist, wird einem von Kritikern der Naturheilkunde oft vorgeworfen, man würde Menschen Hoffnungen machen, wo keine sind. Dem kann ich nicht zustimmen, denn ich bin davon überzeugt, dass es immer irgendetwas gibt, worauf man noch hoffen darf.

Ich wurde als junger Mann von Ärzten als hoffnungsloser Fall abgewimmelt, es wurden mir keinerlei Werkzeuge zur Selbstwirksamkeit, zur aktiven Gestaltung meiner Genesung an die Hand gegeben. Selbst die obligatorische Krankengymnastik wurde mir verwehrt, und nein, ich bin damit kein Einzelfall gewesen, denn mein Praxisalltag kennt Fälle dieser Art zuhauf. Man hatte in mir grauenhafte geistige und seelische Bilder erweckt, die sich zunehmend in meinem Körper manifestiert hatten.

Die Erkenntnis, dass jedes Bild, das wir erschaffen oder das uns aufgedrängt wird, aber auch einen Gegenpol beinhaltet, versuche ich meinen Patienten und meinen Schülern täglich zu vermitteln. Der Prozess der Heilung braucht also immer auch eine Neuorientierung im Denken! Doch wie lassen sich Gedanken ändern, Glaubenssätze wandeln und Hoffnungen nähren?

Wenn ich Neupatienten frage, ob Sie regelmäßig beten, weiß ich, dass ich damit eine rein rhetorische Frage stelle. Beten ist aus der Mode gekommen. Im Überfluss unseres

Wohlstands hat das Beten als Akt der Demut, des Dankens, der Wertschätzung und der inneren Zentrierung keinen Platz mehr. Unser Streben nach Kontrolle über die Natur und unser Wunsch nach maximaler Absicherung scheinen unvereinbar mit der Ergebnisoffenheit einer spirituellen Weltsicht. Zwei wichtige Aspekte einer ganzheitlichen Lebensführung sind die Akzeptanz und die Einsicht einer Transzendenz und die Hinwendung vom Ich zum Du. Auf die eigene Entwicklung bezogen heißt Transzendenz, über sich hinauszuwachsen, über den eigenen Gartenzaun zu blicken, die eigenen Bedürfnisse zu hinterfragen und den Blick dem großen Ganzen zuzuwenden. Bei der dauerhaften Integration dieser Aspekte in unser eigenes Leben kann das Beten sehr hilfreich sein. Konfessionen spielen dabei keine Rolle. Aus meiner Sicht ist es gleich, ob die Gebete an einen christlichen Gott, eine buddhistische Gottheit, an die Natur oder den Kosmos gerichtet sind. Die Botschaft und das Ergebnis bleiben gleich.

Viele Studien belegen, dass betende und meditierende Menschen im Schnitt psychisch gesünder und stabiler sind als Atheisten. Das Beten schafft einen heilsamen energetischen Fixpunkt in unserem Leben. Es ist ein Ritual der Ruhe, der Einkehr und der Andacht. Beim Beten schauen wir auf das, was über uns steht. Wir hören auf, um uns selbst zu kreisen, und verlassen die Spurrinnen unserer festgefahrenen Verhaltensmuster. Gebete sind ein aufmerksames Schauen auf die Natur, den Schöpfer und das Leben. Ein betender Mensch handelt immer auch aus seiner inneren Verfasstheit heraus. Dieses Phänomen begegnet uns in ähnlicher Weise auch in der Kunsttherapie oder im kreativen Prozess, doch braucht das Gebet hingegen keinerlei Fähigkeiten oder Werkzeuge.

Nach einigen Jahren der praktischen Erfahrung habe ich festgestellt, dass das Beten einen wundervollen Effekt auf unsere Herzgesundheit hat. Denn der Ort, an dem unser Gebet stattfindet, ist das Herz. Das Herz der Menschen entspricht, im Gegensatz zum Bauch (Sitz der Emotionen und

Instinkte) und zum Kopf (Vernunft und Logik), ihrer Entscheidungsmitte. Bauchgefühle sind wichtig, dennoch entscheiden diese überwiegend darüber, ob etwas angenehm oder unangenehm ist. Oft müssen wir aber viel komplexere Entscheidungen treffen. Eine Lebensveränderung, ein spiritueller Weg, eine Lebensumstellung oder die bewusste Aufarbeitung von Traumata sollten aber nicht abhängig von Lust und Laune beschritten werden. Die Perspektive einer ganzheitlichen Lebensweise ist schließlich keine rosarote Schönfärberei. Unser Kopf hingegen will stets prüfen, ob etwas logisch und vernünftig erscheint. Ich will damit sagen, dass die Logik nur eine Seite des Lebens darstellt. Unser Verstand versteckt sich gern hinter klugen Floskeln, stichfesten Argumenten und großer Allgemeinbildung. Ja, auch für spirituelle Menschen ist es sehr wichtig, den Kopf einzuschalten und Dinge kritisch zu hinterfragen, dennoch ist das Gebet und die Hoffnung eine Erfahrung des Überlogischen – es übersteigt die Vernunft.

An dieser Stelle landen wir wieder bei unserem Herzen, dem Mittler zwischen Verstand und Gefühl. Es ist unser Herz, das sich nach Abwägung zwischen Geltungsbedürfnis oder Gemeinschaft, zwischen Selbstverwirklichung oder Ganzheit, Selbstoptimierung oder Selbstakzeptanz, Zufriedenheit oder Streben nach Reichtum entscheidet. Nur das Herz wird aus Liebe verzichten, vergeben und über Schatten springen.

Im Gebet stärken wir unsere Beziehung und unser Vertrauen in das große Ganze, in den göttlichen Plan. Wir unterrichten unser Herz in der sinnlichen Hingabe, wir erleichtern es von schweren Steinen, nähren es durch liebevolle Anteilnahme, schütten es aus und ermöglichen ihm Ruhe und Stille.

Wenn mich Patienten fragen, wie man betet, dann ermutige ich sie zum Experimentieren. Beten kann sehr individuell und ganz unterschiedlich gestaltet sein. Beim Beten geht es darum, sich mitzuteilen. Das kann man mit bereits fertigen, bekannten Texten oder mit eigenen Worten tun.

Auch stilles Schweigen oder echte Meditation sind für mich Formen des Betens. Erschaffen Sie sich einen kraftvollen Moment der Ruhe. Bringen Sie sich in Stimmung, indem Sie eine Kerze anzünden, ein Lied singen, Ihren Lieblingsort in Ihrer Wohnung, im Garten oder im Wald aufsuchen, und sprechen Sie sie sich aus. Keines Ihrer Gefühle, Ihrer Gedanken oder Ihrer Taten ist dem großen Ganzen fremd, das kollektive Unbewusste hat sie alle schon gesehen.

Gebete wirken nicht im Außen oder von oben auf uns herab. Gebete entfalten ihre Wirkung in uns und durch uns hindurch, aus uns heraus.

Auf unserem persönlichen Lebensweg werden wir vor allem als Kinder und bis ins junge Erwachsenenalter stark von den Glaubenssätzen anderer geprägt. Wir alle kennen die Sätze unserer Eltern, Lehrer, Freunde, Partner und Vorgesetzten, die mit »Glaubst du, dass ...« beginnen. Doch Glaubenssätze können auch etwas sehr Positives und Nützliches sein. Wenn wir Glaubensgrundsätze regelmäßig auf ihre innere Stimmigkeit hin überprüfen, sie nicht ausschließlich vom Außen adaptieren, sondern selbst entwickeln, sie verbessern und verändern, dann bilden sie die fruchtbare Basis neuer Perspektiven und wirkungsvoller Gebete. Als Heilpraktiker weiß ich, dass wir im Zusammenhang mit Krankheiten, Ängsten und Blockaden schnell in die Falle tappen, all unsere Aufmerksamkeit auf zum Beispiel die Schmerzen in unserem Bein zu konzentrieren.

Erinnern wir uns an die Gesetze der Ganzheitlichkeit! Richtig, das uralte Gesetz der Anziehung, der Resonanz, wird hier wirksam, und so erreichen wir das Gegenteil von dem, was wir wollen. Je mehr Aufmerksamkeit wir unseren Schmerzen oder Ängsten widmen, desto größer werden sie, das ist nicht nur bei Schmerzen so, sondern ist ein generelles Gesetz in unserem Kosmos. Die Energie folgt der Aufmerksamkeit! Medizinische Studien berichten davon, dass Tumoren bei den Patienten, die darüber Bescheid wissen, schneller wachsen als bei jenen, die sich in Gesundheit wähnen.

Heute bezweifeln die wenigsten, dass es ein Wechselspiel zwischen Psyche und Körper gibt. Die Psychosomatik als Wissenschaft gewinnt langsam, aber sicher, immer mehr Akzeptanz in der Ärzteschaft und der Bevölkerung. Genau betrachtet hat die Psychosomatik in der Tradition der alten Heiler bereits eine lange Geschichte hinter sich. Wenn wir erröten oder unser Puls vor einem Bewerbungsgespräch in die Höhe schnellt, dann meldet sich unsere Seele zu Wort. Aus dem noch extrem jungen Fachgebiet der Psychoneuroimmunologie wissen wir, dass die Ausschüttung bestimmter Botenstoffe und Stresshormone das körpereigene Abwehrsystem massiv beeinflusst. Wer überanstrengt ist oder unter einer seelischen Belastung leidet, wird nachweislich schneller krank. Letztendlich wirkt auch bei jedem Medikament der Placebo-Effekt immer mit. Ein Kranker fühlt sich oft schon besser, wenn er weiß, dass sich ihm ein Arzt mit einer Arznei zugewandt hat.

Die Kraft unserer Gedanken ist jedoch noch viel stärker. Der Glaube versetzt Berge! Um die Macht unserer Gedanken für unsere Heilung gewinnbringend zu nutzen, können sogenannte Affirmationen hilfreiche Begleiter im Alltag sein. Das Wort »Affirmation« stammt aus dem Lateinischen und bedeutet »Bejahung« beziehungsweise »Zustimmung«. Auch Gebete sind nichts anderes als Zustimmungen, Bejahungen einer göttlichen Schöpfung. Das Wort »Amen« stammt aus dem Hebräischen und bedeutet »So sei es«.

Selbstheilung mithilfe von Affirmationen ist eine der ältesten Therapieformen überhaupt. Zunehmend finden Affirmationen auch Anwendung in der modernen Psychotherapie. Affirmationen sind knappe, präzise und immer positiv formulierte Beschreibungen eines Idealzustandes, der erreicht werden soll. Negativformulierungen oder Verneinungen werden ausgeschlossen. Mehrfach haben wir nun festgehalten, dass unser Unterbewusstsein und unsere Seele sich nicht in Worten ausdrücken, sondern in Bildern. Das Bild einer Verneinung existiert schlichtweg nicht. Versuchen Sie es mit dem Bild vom rosafarbenen Elefanten.

Versuchen Sie nun, sich just in diesem Moment zu vermitteln, nicht an einen rosafarbenen Elefanten zu denken. Richtig – genauso erfolglos werden Sie versuchen, den Satz »Ich bin nicht krank« zu manifestieren. Vor Ihrem inneren Auge werden Sie automatisch das Bild eines kranken »Ichs« provozieren. Wenn Sie die Affirmation positiv formulieren, wird hingegen ein positives Bild in Ihrem Unterbewusstsein entstehen, ein Bild, das Ihre Selbstheilung unterstützt. Sagen Sie sich also: »Ich bin stark, gesund und voller Lebenskraft.« Affirmationen können sich nur entfalten, wenn Sie diese einfach halten und möglichst oft wiederholen. Dann werden Affirmationen zu neuen Glaubenssätzen.

Wir müssen Lerninhalte, Lektionen und neue Dinge im Schnitt fünfzigmal korrekt wiederholen, ehe Sie zu einer Gewohnheit werden. Erinnern Sie sich, wie oft Sie von Ihren Eltern oder Ihren Lehrern beispielsweise den Satz gehört haben, dass Sie nicht gut genug sind? Wir alle haben viele solcher Glaubenssätze tief in uns verankert, und über die Jahre hinweg sind sie zum Teil unserer Persönlichkeit geworden, aber im bewussten Gebet und im Üben von Affirmationen können wir wieder lernen, Berge zu versetzen und alte Mauern zum Einsturz bringen.

Erinnern Sie sich, dass ich am Anfang dieses Buches erwähnt habe, dass es von entscheidender Bedeutung ist, beim Abriss alter Fassaden und Fundamente die entstandene Lücke durch neue, positive Ziele und Erfahrungen zu ersetzen? Um zu verhindern, dass sich im Schutt des Alten neue energieraubende Angewohnheiten einnisten, können Sie nun mithilfe der Affirmationen an derselben Stelle einen schönen Hain anlegen, ihn hegen und pflegen. Anfangs werden Sie nur kleine zarte Pflänzchen setzen, aber mit Geduld, Willenskraft, Übung und Ausdauer wird der Garten Ihrer positiven Glaubenssätze stark und kraftvoll gedeihen und weiter gen Himmel wachsen. Achten Sie darauf, dass Ihre Affirmationen kraftvoll, authentisch und mit innerer Überzeugung ausgesprochen werden.

Schaffen Sie sich zum Üben eine dem Beten ähnliche würdige Umgebung. Affirmationen sind unmittelbare Anweisungen an unser Unterbewusstsein und entfalten ihre Wirkung nur, wenn wir uns auf sie einlassen und wirklich meinen, was wir sagen.

Haben Sie Vertrauen, zweifeln Sie nicht, glauben Sie, und verleihen Sie Ihren positiven Glaubenssätzen innere Autorität. Wichtiger als der Wortlaut ist das Bild, das Sie mit Ihrer Affirmation erzeugen möchten. Wenn Sie eigene Affirmationen gestalten, achten Sie auch darauf, dass Sie in Ihrer Formulierung das Ziel bereits erreicht haben, also zum Beispiel: »Ich nehme mein Leben selbst in die Hand und stelle mich meinen Konflikten«, anstelle von »Ich werde mein Leben selbst …« Hier finden Sie eine Auswahl schöner Affirmationen, die ich dem ein oder anderen Patienten während einer therapeutischen Sitzung oder beim gemeinsamen Spaziergang im Wald mit auf den Weg gebe:

»Ich bin ein wertvoller Teil der Schöpfung. Ich bin Natur. Ich bin gewollt und geliebt.«

»Ich nehme die dunkle Seite in mir liebevoll an und wende sie ins Licht.«

»Ich liebe meine Gefühle und nehme sie würdigend an. Ich öffne mich allen neuen Freuden, die das Leben für mich bereithält.«

»Ich stelle mich den Herausforderungen in meinem Leben. Ich erkenne, was mir Kraft schenkt und meine Seele nährt.«

»Ich bin sicher und geborgen – in allen Lebenssituationen. Ich akzeptiere den Schutz der Schöpfung. Weil ich stets behütet bin, lebe ich im Hier und Jetzt.«

»Ich lebe im Rhythmus meines Herzens. Ich erlaube mir Ruhe und Zeit für mich. Ich lausche meiner inneren Stimme.«

Der Mensch braucht Hoffnung - Wege der Selbstwirksamkeit

»Hoffnung gießt in Sturmnacht Morgenröte.«
Johann Wolfgang von Goethe

Wenn wir über Heilung, Veränderung, Glaubenssätze, Glauben und den Menschen an sich sprechen, dann müssen wir auch über Hoffnung sprechen. Ohne Hoffnung ist Glaube unmöglich. Hoffnung ermöglicht uns eine positive Denkweise. Wenn ich Patienten zu einer Lebensumstellung, einer Fastenkur oder einem Perspektivenwechsel motivieren möchte, frage ich sie danach, was sie sich vom Besuch in meiner Praxis erhoffen und was sie generell von ihrem noch bevorstehenden Leben erwarten.

Patienten, die nicht aus eigenem Antrieb in meine Praxis gefunden haben, sondern der Aufforderung des Ehepartners, der Eltern oder der Freunde nachkommen, beschreiben ihre Lage oft als »hoffnungslos«. Sogar, wenn es keine Befunde, keine offensichtliche Ursachen oder schulmedizinischen Belege für ihre Erkrankung zu geben scheint, bezeichnen viele ihre Situation als »aussichtslos«, denn keiner könne ihnen helfen. Gern stelle ich dann die Gegenfrage: »Haben Sie schon selbst versucht, sich zu helfen?«

Im alltäglichen Sprachgebrauch kennen wir Hoffnung als »Abwarten und Tee trinken« oder als »Hoffen wir mal, wird schon gut gehen«. Für spirituelle Menschen und Verfechter einer ganzheitlichen Lebensweise ist Hoffnung hingegen ein Grundpfeiler menschlicher Existenz und eine Frage der inneren Haltung.

Für mich persönlich ist Hoffnung ein Zustand freudiger Erwartung in voller Zuversicht, Geduld und Vertrauen.

Ich frage Sie also, was erwarten Sie? Wie sprechen Sie über Ihre Zukunft? Wonach suchen Sie, und was denken Sie, wenn Sie morgens aufstehen und bevor Sie abends zu Bett gehen?

Am Anfang dieses Buches habe ich die Arbeit vieler Heilpraktiker auch als die eines seelischen und geistigen Geburtshelfers beschrieben. Nehmen wir an, eine Patientin bekommt ein Kind, dann nimmt für gewöhnlich ihre freudige Erwartung mit fortwährender Schwangerschaft stetig zu. Wenn Sie also bisher noch auf die entscheidende Wendung in Ihrem Leben warten, dann dürften Sie die innere Vorfreude wohl kaum noch ertragen?

Wenn ich meine Patienten frage, was sie bereits aktiv und selbstständig über einen längeren Zeitraum hinweg zur Besserung ihres Zustandes unternommen haben, dann ist das in den meisten Fällen, bis auf die Einnahme diverser Nahrungsergänzungsmittel, ziemlich überschaubar. Ja, aber genau das gibt mir immer Grund zur Hoffnung!

Die Ansammlung von Befunden, überwiegend ergebnislosen Röntgen-, MRT-, CT-Aufnahmen, unzähliger Analysen oder Labortests ist eben nur die eine Seite der Medaille. Alles im Leben benötigt die ein oder andere aktive Form der Vorbereitung. Stellen Sie sich also die Frage, ob Sie alles in Ihrer Macht Stehende versucht haben.

Nur allzu oft stelle ich fest, dass die moderne Medizin in ihrem Auftreten als »Apparatemedizin« den modernen Patienten geradewegs zur Passivität erzogen hat – und nein, Hoffnung zu haben und Hoffnung zu schenken ist keine Blendung und auch nicht vergebens.

Dem Prinzip der Hoffnung liegt zugrunde, dass es von unsichtbarer Natur ist. Man hofft auf das, was man nicht sieht, und auf das, was man nicht hat. Wer sich in der Hoffnung übt, der entwickelt positive Bilder seiner Zukunft. Meiner Meinung nach ist dort, wo Leben herrscht, auch immer Hoffnung. Lassen Sie sich einer solch positiven und gesunden Einstellung niemals berauben.

Der Heilpraktikerberuf unterliegt strengen gesetzlichen Rahmenbedingungen: dem Heilpraktikergesetz. Heilpraktikern ist es strikt untersagt, Heilung zu versprechen. Das finde ich richtig, denn niemand auf der Welt kann einem anderen Menschen Gesundheit, Glück, Heil oder Erfolg ermöglichen. Doch anders verhält es sich mit der Hoffnung. In unserer materiellen, mechanistischen Welt unterliegt auch der Prozess des Hoffens dem Optimierungsgedanken, und die Hoffnung des Kranken wird immer mit der Hoffnung auf die Wiederherstellung des vorherigen Gesundheitszustandes verknüpft.

Tatsächlich ist Hoffnung aber eine sehr individuelle und private Sache. In unserer Gesellschaft kommt es einem Ritterschlag gleich, wenn wir als rational und bodenständig, als Faktenmensch und als Realist bezeichnet werden. Wir sollten uns aber vielmehr auch eingestehen, dass wir so vieles nicht wissen und nie wissen werden. Und auch im »Nicht-Wissen« liegt eine Chance, denn das große Feld der menschlichen Unwissenheit und Beschränktheit birgt schier unendliche Facetten des Unvorhersehbaren, der Wunder und der Hoffnung.

Als Heilpraktiker und Lehrer gehört es zu meiner Berufung, Menschen Hoffnung zu schenken, und wenn keine Hoffnung da ist, dann unterstütze ich sie dabei, ein Samenkorn der Hoffnung zu säen. Wenn die Systeme unseres Körpers plötzlich streiken, werden wir uns auf einmal bewusst, wie unglaublich die Leistung ist, die er täglich vollbringt und wie wertvoll und essenziell unsere Gesundheit ist.

Ehrliche Hoffnung besteht nun darin, Patientin vor Augen zu führen, dass es noch so viele andere wertvolle Lebensentwürfe jenseits der bisherigen gibt. Eine Krankheit muss nicht das Ende aller Vorhaben und Träume sein, sondern womöglich schlummert in ihr gar etwas Neues. Oft habe ich beobachten dürfen, dass erst die Akzeptanz einer Erkrankung einen schrittweisen Heilungsprozess möglich machte. Mit der Akzeptanz neuer Lebensumstände gerät die Erkrankung endlich aus dem Fokus der Aufmerksamkeit und verliert ihre Funktion als Sündenbock.

Die Bibel sagt uns: »Lasst nicht nach in eurem Eifer, lasst euch vom Geist entflammen und dient dem Herrn! Freut euch in der Hoffnung, seid geduldig in der Bedrängnis, beharrlich im Gebet!« (Römer 12,11–12). Ich glaube, dass es uns heutzutage so schwerfällt zu hoffen, weil wir versuchen, an Dingen festzuhalten, die von Natur aus dem Wandel unterliegen.

Meinen Patienten versuche ich in der Begegnung mit der Natur aufzuzeigen, dass Leid, Trauer, Tod und Krankheit zum steten Wandel der Natur gehört. Unsere Hoffnung kann gedeihen, wenn wir diese Grundbedingungen des Lebens anerkennen und verstehen, dass auch in der Veränderung Gutes auf uns wartet.

Ich selbst höre nie auf zu hoffen, weder für meine Patienten noch für mich selbst. Insbesondere im Prozess der Sterbebegleitung spielt Hoffnung eine große Rolle. Bis zuletzt sollten wir die Hoffnung auf Versöhnung, Liebe, Vergebung und Frieden nicht aufgeben. Es gibt keinen Grund, nicht zu hoffen, dass sich auch nur im Kleinen die Dinge zum Besseren wenden. Es gibt keinen Patienten, der in meiner Praxis eine Heilanwendung, eine individuelle Rezeptur oder eine Therapie erhält, ohne dass ich ihn bei der Entwicklung neuer Hoffnung unterstütze und für ihn eine Kerze entzünde. Denn keine Heilpflanze kann auf Asphalt wachsen und darauf überleben. Jedes Heilmittel braucht einen fruchtbaren Nährboden, auf dem es wirken kann – dieser Nährboden speist sich aus Hoffnung, Geduld und Beharrlichkeit. Diese drei waren mir in meinem Leben bisher die besten Ratgeber.

Ich erinnere mich noch sehr gut daran, dass ich als Kind starke motorische Defizite hatte. Egal ob das Schneiden mit der Schere, das Binden der Schnürsenkel oder das feinmotorische Geschick bei der Handarbeit – alles das fiel mir schwerer als den anderen. Folglich wurde ich zum Ergotherapeuten überwiesen. Doch zur gleichen Zeit entdeckte ich die Musik von Johann Sebastian Bach (1685–1750). Die Begegnung mit seinen Kompositionen veränderte mein Leben. Rund um die Uhr verbrachte ich meine Freizeit im Wald oder am alten Klavier im Wohnzimmer. Alles, was mir vorher so schwer erschien, fiel mir nun allmählich immer leichter. Eine Ergotherapie hatte sich bald erübrigt, und aus meinen feinmotorischen Defiziten wurden feinmotorische Meisterleistungen. Wenige Jahre später begann ich, eigene kleine Stücke zu komponieren. Meine Hoffnung bestand darin, eines Tages vielleicht ein guter Hobbymusiker zu werden, um die Stücke von Bach spielen zu können. Seine Musik weckte eine unstillbare Hoffnung in mir, die ich mit den Tugenden der Geduld und der Beharrlichkeit in etwas verwandelte, das mich gestärkt durch mein ganzes bisheriges Leben getragen hat.

Zu meinem eigenen Erstaunen studierte ich dann auch noch Musikwissenschaft, Musik, Kunst und Theater. Als ich eines Tages, ebenfalls unerwartet, eines meiner eigenen Lieder im Radio hören durfte, wurde meine Hoffnung bei Weitem übertroffen. Ein Leben ohne Hoffnung? Für mich – unvorstellbar.

Ganz klar, die Hoffnung macht es uns nicht leicht, sie fordert uns immer wieder heraus, sie prüft uns im Glauben und prüft unseren Willen. Es waren die Liebe zu mir selbst und zu anderen, mein wachsendes Vertrauen in die Natur und in die Schöpfung, meine Begeisterung für die Kunst, die Musik, das Leben und den Glauben, es waren meine Beharrlichkeit und die ständige Arbeit an meiner noch sehr ausbaufähigen Geduld, die mich im Tal der Trauer und der Angst, der Selbstzweifel und der Krankheit stark herausgefordert hatten, aber mit jeder weiteren flexiblen Anpassung an neue Umstände und mit jeder Veränderung wurde mein Leben leichter. Die bewusste Akzeptanz meiner schweren chronischen Erkrankung und die Hoffnung auf einen mir noch verborgenen Weg der Versöhnung von

Körper, Geist und Seele ermöglichten mir die wunderbare Erfahrung der Heilung von Schmerzen und Zweifel. Der Schmerz ist kein Feind. Er ist da, um uns zu schützen, auch vor uns selbst. Weil ich mich um des Lebens willen dem Schmerz bereits in jungen Jahren gänzlich anvertrauen und ausliefern musste, konnte ich verstehen lernen, dass man den Schmerz aushalten und damit eliminieren kann. Das gibt uns eine enorme Kraft.

Wo ein Wille ist, da ist bekanntlich auch ein Weg. Dieser Satz bedeutet nicht, dass ein Wille zum Ziel beziehungsweise zur Lösung aller Probleme führt. Nein, der Wille bereitet uns aber einen Weg – einen Weg der Hoffnung, der Visionen, einen Weg neuer Lektionen und Begegnungen mit uns selbst. Mit Hoffnung im Gepäck wird unsere Lebensführung vielfältiger, flexibler, aktiver, aber vor allem auch toleranter.

Meiner Meinung nach ist Hoffnungslosigkeit die Mutter des Fanatismus und somit ein Feind des Lebens. In Sacharja 9,12 steht geschrieben: »Kehrt zurück zur festen Stadt, ihr Gefangenen voll Hoffnung! Ja, heute verkünde ich: Die doppelte Zahl führe ich zu dir zurück.«

Ich fordere Sie auf, werden auch Sie Gefangene der Hoffnung! Es gibt etwas, das nur wir tun können, damit die Gesetze der Ganzheitlichkeit und der Schöpfung in uns wirken können, und das ist die Arbeit an unserer inneren Haltung. Die Natur kann niemals durch eine negative Haltung und auch nicht durch Selbstmitleid in uns wirken. Wenn es Ihnen an Lebensmut mangelt, dann gehen Sie hinaus in die Natur. Nicht nur einmal, sondern immer und immer wieder. Gehen Sie in den Wald, über Wiesen und Felder! Wenn Sie Ihre Sinne öffnen, werden Sie von der Hoffnung, die Ihnen dort begegnet, geradezu überrannt. Der kleinste Grashalm, der knorrigste Baum und die zarteste Blüte streben in Hoffnung, Geduld, Beharrlichkeit und Bescheidenheit stets in Richtung Himmel. Jeder findet seine Nische und hat seine Aufgabe im großen Ganzen und alles hat seine Zeit!

In diesem Zusammenhang erzähle ich meinen Patienten gern die Geschichte von der wilden Heidelbeere. Die wilde Heidelbeere ist einer der erstaunlichsten Sträucher, die ich kenne. Dieser kleine Busch ist der Inbegriff von Hoffnung. Ganz gleich, ob seine Äste von Tieren zerfressen, vom Wildwuchs überwuchert, von einem Brand zerstört oder der Forstwirtschaft zum Opfer fallen. Kleinste Wurzelreste reichen ihm aus, um neu und noch stärker auszutreiben. In zahlreichen Studien hat die Heidelbeere belegt, dass sie die menschlichen Gefäße schützt und Entzündungen der Darmschleimhaut lindert. Auch eine präventive Wirkung bei Parkinson wird ihr zugeschrieben. Die Heidelbeere wird der Hoffnung nicht überdrüssig. Nein, sie ist der Phönix unter den Pflanzen, eine Gefangene der Hoffnung. Vertrauen Sie sich der wilden Natur in Ihnen an! Dort, wo Hoffnung, Liebe und Vertrauen gelebt wird, werden Wunder möglich. Ein reibungsloses Leben hingegen wird das Prinzip der Hoffnung nur wahrlich schwer entdecken.

Über die Jahre hinweg habe ich mir einen Rückzugsort der Stille geschaffen, eine Festung der Beharrlichkeit, ein Geburtshaus neuer Visionen, einen Garten der Geduld, einen Hafen der Heimkehr und des Aufbruchs. Was ich für mich selbst erreicht habe, wünsche ich auch meinen Patienten, meinen Mitmenschen und Ihnen.

Rituale – Kraftquellen der Achtsamkeit

»Auf dieser Reise fand jeder tief in sich, was ihm seit Langem entglitten war.«
William Shakespeare, aus: Der Sturm

Wie Sie nun bereits wissen, ist ein wichtiger Grundsatz der Naturheilkunde die Berücksichtigung der Rhythmen der Natur. Das Ziel einer jeden naturheilkundlichen Behandlung ist, die Selbstheilungskräfte zu fördern und Heilblockaden (körperliche, seelische oder geistige Blockaden jeglicher Art, die den Prozess der Linderung erschweren) zu lösen. Rituale können uns dabei gute Hilfe leisten.

Wir sind überall von Ritualen umgeben, zum Beispiel wenn Sie Ihren Kindern ein Schlaflied vorsingen, mit Ihrer Familie ein Tischgebet sprechen oder für eine Freundin, die eine wichtige Prüfung ablegen muss, eine Kerze anzünden. Das Schmücken der Wohnung zur Adventszeit, die Glückwünsche zum Geburtstag, die Teilnahme am Gottesdienst, aber auch der Besuch im Konzert mit all seinen Inszenierungen sind hochritualisierte Vorgänge.

Rituale vermitteln uns Sicherheit und geben unserem Leben Struktur. Sie stellen Wegmarken und Fixpunkte auf unserem Lebensweg dar und markieren festliche oder einschneidende, individuelle wie auch kollektive Lebensmomente.

Rituale verleihen dem Unbewussten, dem Transzendenten, dem Kollektiven und dem Unaussprechlichen seinen gebührenden symbolischen Ausdruck. Wenn wir Rituale ausüben, fühlen wir uns angebunden, dazugehörig und mit unseren Mitmenschen vereint, selbst wenn wir sie allein ausüben. Schon kleine morgendliche Rituale bereiten uns auf den kommenden Tag vor und verhindern, dass wir in Stress geraten.

Für mich sind Rituale ein wichtiger Bestandteil meines Lebens und meiner Arbeit. In der Naturheilkunde wird die Strukturierung der Lebensführung als »Ordnungstherapie« bezeichnet – ich nenne es »Leben mit Ritualen«.

Wenn wir alte Naturrituale entdecken und sogar neue kreieren, werden wir kreativer, bewusster und wacher.

Ritual werden gewöhnlicherweise zelebriert und von Musik und Kunst begleitet. Hochzeiten, Trauerfeiern, eine Bar Mizwa, ein Geburtstag, ein schamanisches Naturritual, eine Meditation oder bloße Feldarbeit, jede dieser rituellen, repetitiven Handlungen wurde ursprünglich mit Musik begleitet und mit einem der vier Elemente Feuer, Erde, Luft oder Wasser gesegnet. Da gibt es das Weihwasser, das Ritualfeuer (zum Beispiel zu Ostern), den erdgebundenen Fruchtbarkeitstanz, die Erd-, Feuer- oder Wasserbestattung, das Räuchern von Wohnräumen oder das Aschekreuz auf der Stirn.

Im Ritual begegnet uns die komplette Palette der ganzheitlichen Symbolsprache. Für mich sind Rituale ein sehr machtvolles Werkzeug in meiner heilerischen Tätigkeit. Rituale verbinden uns mit der Erde und versöhnen Geist und Seele mit unserer Körperlichkeit. Ich betrachte Rituale »als die Grammatik des Körpers«. Diese Definition macht das sinnliche Potenzial von Ritualen besonders deutlich.

Ganz gleich, ob Rituale nun als gesellschaftlich hierarchisierende Zeichen des Heiligen (Segnungen, Heirat, Übergangsrituale in einen neuen Berufsstand, einen prägenden Lebensabschnitt oder einen neuen Verantwortungsgrad etc.) als Identitätsstiftung einer Gruppe, als individuelle oder kollektive Katharsis (Reinigung von angestauten Emotionen) betrachtet werden – was all diese Definitionen vereint, ist, dass sich mithilfe von Ritualen eine zweite Welt auftut, die sich hinter der unmittelbaren sinnlichen Wahrnehmung verbirgt.

Sinn und Zweck von Ritualen ist es, dass sich die im Ritus entdeckte größere Wirklichkeit danach auch in der Alltagswelt manifestiert.

Im gemeinschaftlichen Ritual erfahren wir uns als Teil eines großen Ganzen. Der Zwischenbereich des Erlebens wird in der Psychoanalyse als der Bereich des Erlebens bezeichnet, bei dem nicht die Frage gestellt wird, ob er zur inneren oder äußeren (mit anderen geteilten) Realität gehört. Dieser Bereich macht den größeren Teil im Erleben des Kleinkindes aus und wird im intensiven Erleben von Kunst, Religion, Fantasie und im Prozess kreativ-schöpferischer Arbeit reaktiviert. Hieraus leitet sich meiner Ansicht nach auch die heilsame Wirkung der Kunst- und Musiktherapie ab und der pädagogische Mehrwert kreativer Schulfächer und musischen Einzelunterrichtes. Es ist immer wieder verblüffend zu sehen, wie sehr meine Patienten durch Kunsttherapie zurück in ihr ursprüngliches inneres Gleichgewicht finden.

Seit Menschengedenken dienen Rituale der Freisetzung, der Übertragung, der Zirkulation und dem Austausch von Energien. Diese Energie bringt eine neue Gemeinschaft von Teilnehmern, Zuschauern und Umwelt hervor. Viele von Ihnen haben bestimmt schon erfahren, was es bedeutet, sich nach einem bewegenden Theaterstück, einem überwältigenden Konzert, einem heilsamen Gottesdienst oder einer speziellen Zeremonie als »veränderten Menschen« zu empfinden. In diesen Momenten der Verschmelzung von Objekt und Subjekt werden wir vom »Ich« zum »Selbst«, und unser Ego tritt weit zurück.

Das Ritual wird zur geteilten Erfahrung, deren Dynamik leiblich erfahrbar ist (Aufregung, Erregung, Gänsehaut, Ruhe, Befreiung etc.). Dieses Phänomen beobachten wir bei Gottesdiensten, bei traditionellen Stammestänzen, aber auch bei einer Vielzahl alter Prozessionen und ritualisierter Feierlichkeiten der Folklore.

Die Psychologie bezeichnet Erfahrungen dieser Art als eine sogenannte »Wahrnehmungsfusion«. Dieser Begriff beschreibt nichts anderes als den Zustand, bei dem sich Priester und Gemeinde, Schamane und Stamm, Musiker und Publikum, Chor und Sänger, ein Maler innerhalb seines

Werkes oder ein Spaziergänger im Wald von ihren gewohnten sozialen Identifikationen befreien können und mit den wahrgenommenen Subjekten beziehungsweise Objekten verschmelzen. Diese »Wahrnehmungsfusionen« sollten wir wieder kultivieren und trainieren, um ein tieferes Verständnis und neuen Respekt gegenüber der Natur, der Tierwelt und unseren Mitmenschen entwickeln zu können.

Als Heilpraktiker helfe ich den Menschen dabei, wieder enger in Kontakt mit der Natur zu treten, und dazu braucht es die Mechanismen des Rituals. Regelmäßig lade ich Freunde, Patienten, Kollegen und Bekannte zu gemeinsamen Ritualen in meinem Garten ein. Die Natur ist dabei unser Puls. Zu Ostern begehen wir die Frühjahrs-Tagundnachtgleiche mit einem Ritual des Erwachens und des Anfangs. Gemeinschaftliches Essen und Trinken, Meditieren, Singen und Tanzen stehen dabei an erster Stelle. Diese Zeit strotzt vor Lebenskraft und Idealismus.

Zur Sommersonnenwende (am 20. Juni, wenn einer der Erdpole seine maximale Neigung zur Sonne hat), entzünden wir erneut ein Feuer und feiern unsere Kreativität. Das Leben steht nun in voller Blüte, soll reifen, und unsere Herzen sollen sich weit öffnen.

Dann, zur Herbst-Tagundnachtgleiche, am Michaelistag (29. September), beginnt die Zeit der inneren Visionen. Die seelische und geistige Ernte wird eingeholt, neuer Samen wird gewonnen, der Herbst beginnt. Wir ziehen Bilanz und sind dankbar für das, was wir haben. Vielen kommt dabei das jüdische Laubhüttenfest in den Sinn. Im Deuteronomium (16, 13–17) wird einmal mehr deutlich, wie wichtig für unsere Vorfahren gemeinsame Feste waren und eben nicht um des Feierns willen, sondern um der Lobpreisung der Gemeinschaft, der erreichten Ziele und der Anerkennung und Wertschätzung gegenüber der Schöpfung und der Natur: »Das Laubhüttenfest sollst du sieben Tage lang feiern, nachdem du das Korn von der Tenne und den Wein aus der Kelter eingelagert hast. Du sollst an deinem Fest fröhlich sein, du, dein Sohn und deine Tochter, dein Sklave und deine Sklavin, die Leviten und die Fremden, Waisen und Witwen, die in deinen Stadtbereichen wohnen. Sieben Tage lang sollst du dem Herrn, deinem Gott, das Fest feiern an der Stätte, die der Herr erwählen wird. Wenn dich der Herr, dein Gott, in allem gesegnet hat, in deiner Ernte und in der Arbeit deiner Hände, dann sollst du wirklich fröhlich sein.«

Oft werden Rituale als religiöse Anbetungen missverstanden. Im Neuen Testament weist uns Christus persönlich darauf hin, dass die heiligen Feste wie zum Beispiel der Sabbat (Ruhetag) für die Menschen geschaffen wurde und nicht um Gottes willen, so soll auch am Sabbat geheilt und dort gearbeitet werden, wo es dem Wohl und der Not unseres Nächsten dient.

Die Wintersonnenwende oder auch Weihnachten symbolisiert den Rückzug in die Stille, und so ist der Winter die Zeit der Wurzeln, die Zeit der Besinnlichkeit, des Lesens und Reflektierens – die Phase der neuen Pläne und Visionen beginnt.

Halten wir fest: Rituale verkörpern Übergänge und Wendepunkte im Ablauf eines Tages, einer Nacht oder eines Lebens. Egal welches Ritual wir vollziehen, sei es Neujahr, Einschulung, Verlobung, Erstkommunion oder Jugendweihe – Ziel ist die Fokussierung guter Wünsche. Wir bitten um Segen und beschenken unsere Liebsten. Rituale machen Veränderungen sichtbar. Trauer, Abschied, Krankheit, Geburt, Wohnungswechsel oder der Lauf der Jahreszeiten – all dies sind wundervolle Anlässe für ein Ritual in der Natur. Rituale sind festlich inszenierte Affirmationen. Die Symbolwelt der Rituale öffnet uns das Tor, um mit unserer Seele, dem göttlichen Funken in uns, zu kommunizieren. Rituale eröffnen uns im Alltag einen heiligen Raum des Rückzugs und der ganzheitlichen Erholung von der schnelllebigen Außenwelt. Die Wirkung von Ritualen ist sehr schwer in Worte zu fassen, da sie einen Schwellenraum darstellen. Für mich sind sie die Medizin der Seele, und meiner Meinung nach vereinen sich in der Natur alle Religionen zu einer einzigen.

Aber wie können wir diese Rituale nun in unseren Alltag integrieren? Meine ganze Kindheit wurde von vielen wertvollen Ritualen geprägt. Da gab es die kleine Klagemauer im Garten, der ich meine Wünsche, Bitten und Sorgen anvertraute, da war die weise alte Birke, unter der ich zusammen mit meiner Mutter viel Zeit in geteilter Stille verbrachte – ein Ort, von dem nur wir wussten. Da gab es die alte Räucherpfanne meiner Urgroßmutter, mit der wir von Zeit zu Zeit die Zimmer von alten Sorgen, bösen Gedanken und schlechten Einflüssen symbolisch reinigten.

Auch heute helfe ich meinen Patienten dabei, ihren Wünschen, Bitten, Gebeten oder Lebensabschnitten einen symbolischen Ausdruck zu verleihen. Beim Verlassen oder Beziehen einer neuen Wohnung verkörpert das Ausräuchern der Zimmer all die neuen Optionen, die sich im bevorstehenden Lebensabschnitt auftun.

Wir haben Türkränze geflochten und gesegnet, und wenn es an der Zeit war, einen Abschied zu begehen, haben wir unsere Sorgen, unseren Ballast, unsere Trauer oder eben die Umstände, derer wir uns entledigen wollten, in Briefen niedergeschrieben und im Kamin zusammen mit Tannenzweigen verbrannt. Im Garten haben wir dann kleine Erdlöcher mit dieser Asche befüllt, um diese dann mit Frühlingsblühern zu bestücken. So wurde geistige und seelische Wandlung sichtbar und geehrt!

Rituale müssen nicht zwangsläufig im Freien stattfinden. Wichtig ist, dass Sie sich einen geschützten Raum dafür schaffen. Wann ein Ritual stattfindet und wie lange es dauert, liegt ganz in Ihrem eigenen Ermessen. Das Ritual dient dem Menschen und der Gemeinschaft – nicht andersherum. Man kann Rituale allein zelebrieren oder zusammen mit anderen. Selbstverständlich eröffnet ein Ritual in einer liebevollen Gemeinschaft ein ganz besonderes starkes Kraftfeld. Bei Ritualen mit mehreren Teilnehmern hat sich die Kreisform bewährt. Der Kreis kennt keine Hierarchien, keinen Anfang und kein Ende. Sie erinnern sich? Im Kreis begegnet uns die Ganzheit. Alle sind in ihrer Individualität gleichwertig, alles lebt und alle sind miteinander verbunden. Gemeinsam werden wir dem Alltag entrückt.

Um Rituale zu feiern, müssen Sie kein Heilpraktiker, kein Pastor, kein Heiler, keine Hexe, kein Schamane und kein Guru sein. Symbole und Bilder, Musik und Natur sind alles Formen einer universellen Sprache – die des Unbewussten.

Über Generationen hinweg wurden Rituale vererbt, vermittelt und weiterentwickelt. Das viel verwendete englische Wort »spirit« stammt aus dem Lateinischen (»spiritus«) und bedeutet »Atem«. Der Atem ist der achtsame Geist, der den Dingen innewohnt, der Odem des Lebens. Dieser Geist ist keine übersinnliche abstrakte Sache. Nein, es ist der Geist des Anfangs, der gemäß der Polarität allen Dingen, allen Anfängen, aber auch jedem Ende innewohnt – wir sollten lernen, ihm wieder einen würdigen Rahmen in unserem Leben zu verleihen.

Rituale können ganz unterschiedliche Formen annehmen. Was ihnen aber allen zugrunde liegt, ist ihr repetitiver Charakter, wie er sich zum Beispiel im Rosenkranz oder in Mantren zeigt. Das tägliche Üben von Affirmationen, das regelmäßige Beten in der Stille, verschiedene Arten der Meditation und das Zelebrieren von Naturritualen – all diese Dinge fordern, fördern und trainieren unsere Achtsamkeit.

Achtsamkeit ist nichts anderes als die Bezeichnung für spirituelle Übungen, die Körper, Geist und Seele in Balance bringen. Für mich bedeutet, »achtsam zu sein«, den Zustand eines wachen und gegenwärtigen Seins zu kultivieren. Einen derartigen Bewusstseinszustand kennen die meisten von uns jedoch nur für wenige Sekunden. Das sind die kurzen gedankenfreien Momente vor dem Einschlafen, das ist der vergängliche Augenblick, wenn wir uns erschrecken oder in gewisser Weise auch die absolute Gegenwärtigkeit in einer akuten Notsituation. Wenn wir uns in Achtsamkeit üben, trainieren wir unsere Fähigkeit, im Hier und Jetzt anzukommen, ohne in Tagträumen oder im wabernden Gedankenkarussell des Alltags zu waten.

Viele Patienten, die in meine Praxis kommen, haben die Verbindung zu ihren Gefühlen beschnitten, haben die Sprache ihrer Intuition verlernt und meist auch ihr natürliches, gesundes Körperbewusstsein verloren. Mit Achtsamkeitsübungen, wie dem berühmten Bodyscan – der Bodyscan beschreibt die bewusste Reise durch den eigenen Körper; der Meditierende vollzieht ein mentales Abtasten seines Körpers, dabei zentriert er auf achtsame Weise seine Aufmerksamkeit auf die verschiedensten Funktionen und Regionen seines Körpers – entwickeln wir Stück für Stück ein neues Bewusstsein dafür, die volle Aufmerksamkeit, absichtlich und wertfrei, ganz auf den Moment zu richten.

Anders ausgedrückt ist Achtsamkeit ein maximaler Realitätskontakt ohne eine Flucht in Ablehnung, Wertung oder Einmischung. Am besten gelingt mir das in der Natur. Wenn ich meinen persönlichen Kraftort aufsuche, schließe ich die Augen, überkreuze meine Beine und nehme meinen Körper, meine Atmung, meine Sinneseindrücke bewusst wahr – ohne Ziel und Zeitdruck und ohne innere Erwartungshaltung. Ich lasse den Moment geschehen, nehme ihn an, vertraue dem, was kommt. Das klingt einfacher als getan. Von Kindesbeinen an sind wir darauf geeicht, alles um uns herum zu bewerten und in Schubladen zu sortieren. Wir sind damit groß geworden, einen straffen Zeitplan zu verfolgen, in dem kein Platz für Stille ist. Das Wort Langeweile muss eine Erfindung der Neuzeit sein.

Es wundert mich nicht, dass viele Patienten bei den ersten Erfahrungen mit Achtsamkeitsübungen eine gewisse Unruhe verspüren. Doch Übung macht bekanntlich den Meister! Noch besser – kultivieren Sie Ihre Übungen zu wahrhaftigen Ritualen. Aus der Psychologie wissen wir schon längst, wie entscheidend die Lernatmosphäre für das angestrebte Lernziel ist.

Als Heilpraktiker helfe ich vielen Familien dabei, für ihre scheinbar lernschwachen Kinder die richtige häusliche Lernumgebung zu schaffen. Sie müssen verstehen, dass der

Ort Ihrer Entwicklung, sei es Ihre Wohnung, Ihr Balkon, ein Platz im Garten oder nur eine kleine Ecke im Flur, zu Ihrem persönlichen Tempel werden muss.

Rituale erschaffen energetische Räume, die es uns erlauben, uns selbst, unsere Umwelt, Kunst und Glauben intensiv und unmittelbar wahrzunehmen. Durch Achtsamkeit lernen wir, uns auf eine konkrete Sache zu konzentrieren, also zum Beispiel nur auf unseren Atem. Allein das stellt uns moderne Menschen schon vor große Herausforderungen. Aber keine Sorge, auch hier kann uns die Natur ein weiser Meister sein. Natur, Bäume, Tiere existieren nur im Jetzt! Unsere Zukunft ist ein einziges Produkt unserer Gegenwart. Ohne das Jetzt ist folglich nichts! Eine achtsame Lebensführung soll uns zur wahren Natur der Dinge führen und beruht auf dem Prinzip: »Weniger ist mehr.« Wenn Sie lernen, wach und bewusst im Hier und Jetzt zu sein, haben Sie einen entscheidenden und großen Schritt in Ihrer ganzheitlichen Individuation vollzogen. Die neutrale Annahme des Augenblicks verbindet uns mit der Wirklichkeit – mit dem, was wirkt –, und dort beginnt Heilung.

Achtsamkeit ist keine neue Erfindung des Westens. Bei genauerem Hinsehen finden wir in sehr vielen Kulturen mannigfaltige Praktiken der Achtsamkeit. Einer ihrer größten Lehrmeister war Siddhartha Gautama (563 v. Chr. – 483 v. Chr.), auch Buddha genannt. »Buddha« stammt aus dem Sanskrit und bedeutet »der Erwachte«. Mit jedem Besuch im Wald, jeder Wiederentdeckung der wilden Natur in uns werden wir wacher.

Aus anthropologischer kulturhistorischer Sicht endet mit der Sesshaftwerdung des Menschen die ursprüngliche All-Einheit mit der Natur, aus einem In-der-Natur wird ein Mit-der-Natur und allmählich eine Entfremdung von der Natur. Symbolisch erlebt der Mensch den Sündenfall aus dem Paradies, und so sind prähistorische Höhlenmalereien noch heute ein Ausdruck einer längst vergessenen urmenschlichen Achtsamkeit gegenüber einer durch und durch beseelten Natur.

Mein Weg der Achtsamkeit besteht vor allem aus regelmäßigen Übungen der Körperwahrnehmung. Über die Arbeit mit meinen Sinnen verbinde ich mich direkt mit der Gegenwärtigkeit meiner körperlichen Existenz. Durch gezielte Engpassdehnungen (Dehnübungen nach Roland Liebscher-Bracht und Dr. med. Petra Bracht) und Yogaübungen bringe ich meine Körpersäfte und meinen Energiekörper mit seinen verschiedenen Meridianen und Chakren ins Fließen. Durch Meditationen im Liegen übe ich den Abstand vom Gedankenfluss des Alltages, und durch gezielte Atemübungen reguliere ich mein Nervensystem, versorge mein Blut mit frischem Sauerstoff und nähre meinen Geist für neue Aufgaben. Musik, Kunst und Supervisionsgespräche ergänzen meine Rituale und meine achtsame Selbstfürsorge.

Diese Form der Selbstwirksamkeit war mein bisher bestes und nachhaltigstes Schmerzmittel in der Auseinandersetzung und Annahme meiner rheumatischen Erkrankung. Stück für Stück konnte ich ihr gespenstisch anmutendes Gesicht demaskieren und freue mich heute über jeden Tag, den ich zufrieden und schmerzfrei vollenden darf.

Doch was sagt die Forschung zum Thema Achtsamkeit? Achtsamkeit stärkt bewiesenermaßen unsere Aufmerksamkeit, unterstützt die Regulation unserer Emotionen und verändert unser Selbsterleben. Diese Prozesse sind fließend und ineinander verwoben. Den größten Teil unseres Lebens verbringen wir Menschen damit, unsere Gedanken auf Reisen zu schicken. Einen Großteil des Tages verweilen wir in Erinnerungen und Gedankenfeldern unserer Vergangenheit, träumen von der Zukunft, planen unser Abendessen oder das bevorstehende Wochenende, träumen von einem Urlaub am Strand oder flüchten uns in Fernsehbeiträge. Unser Ich geht nur allzu gern auf Reisen oder verharrt in Tagträumen. Diesen Zustand nennt die Psychologie »mind-wandering«. Das sogenannte »mind-wandering« beschreibt aber nichts anderes als das Leben in fiktiven Zuständen. Rund fünfzig Prozent unseres Wachzustandes verbringen wir in diesem Zustand der Ablenkung. Unser »Ich« wird also zum Produkt vieler verschiedener Tagträume und nicht gelebter Wünsche und Erfahrungen. Unser Abschweifen ist dann mit einer trügerischen Selbstüberhöhung und einer Zentrierung auf das eigene Ego verbunden.

Erinnern Sie sich an den Weg der Erleuchtung, der Erleichterung, an die Schleier zwischen dem »Ich« und dem »Selbst«? Ja richtig, Achtsamkeit, Naturerlebnisse und Rituale helfen uns aus diesem Mechanismus heraus und führen uns von den Erzählungen »über das Ich«, zurück in einen Zustand »mit dem Ich«, also hinein in die Gegenwart und in die Veränderung! Das bloße Imaginieren von Handlungen und das träumerische Ausmalen einer möglichen Veränderung führt zu einem Leben im Denken statt im Handeln. Es macht uns nicht nur blind für unsere tatsächlichen Bedürfnisse, sondern auch empathielos für die Geschehnisse um uns herum. Folglich verlieren wir den Anschluss an unser »Selbst«. Wenn wir die Illusionen unseres »Ich« stetig nähren, werden wir, gemessen an der Realität im Außen, zu den ewig Enttäuschten unseres eigenen Egozentrismus.

Bei der Arbeit mit meinen Patienten wird ein ganzes Sammelsurium vergessener Emotionen frei. Ich glaube, dass für viele meiner Patienten die Flucht in einen dauerhaften stromlinienförmigen Dämmerzustand der Gedankenspiele ein nahezu unausweichlicher Mechanismus des Selbstschutzes ist – verständlich angesichts der fehlenden Nächstenliebe, des nicht vorhandenen Naturschutzes, der spärlichen Selbstliebe, des Übermaßes an Leid und des Mangels an Sinn für das Gute und Schöne in der Welt. Ein ganzheitlicher Weg und nachhaltige Heilung sind damit aber nicht vereinbar.

Das ungenutzte Potenzial der Gegenwärtigkeit der Natur, der vergessene Zauber des Offensichtlichen und die Schlichtheit dessen, was uns so schwerzufallen scheint, wird zum zwingenden Gegenstand, von all dem, was wir Leben nennen.

Was ist Gesundheit? Selbstregulation statt Manipulation

»Wenn du die Richtung nicht änderst,
könntest du dort ankommen, wo es dich hintreibt.«
Laotse

Die Übergänge zwischen Gesundheit und Krankheit sind fließend. Sie sind höchst individuelle Zustände menschlicher Befindlichkeit.

Gesundheit ist nach der offiziellen Definition der Weltgesundheitsorganisation einerseits »der Zustand des völligen körperlichen, geistigen und sozialen Wohlbefindens« und andererseits auch ein »menschliches Grundrecht«. Schon bei dieser Beschreibung von Gesundheit müsste deutlich werden, dass vollständige Gesundheit eine Illusion ist und für den Großteil der Weltbevölkerung niemals zugänglich sein wird. Zugleich wirft die bekannte Definition der WHO die Frage auf, warum viele Bereiche und Akteure unseres Gesundheitssystems noch immer stark den Eindruck erwecken, dass Gesundheit gekauft werden und durch genug Eigeneinsatz und durch technischen Fortschritt ermöglicht werden könne. Einsamkeit, Angst, Sorgen, Abgehängtsein, Stress, Ausbeutung, Armut, Frustration, Ungleichheit, schlechte Ernährung, Sinnverlust und viele weitere Aspekte, die letztlich in der Beschreibung der WHO durchaus mitinbegriffen sind, haben keine Lobby, kennen keine Heilmittelpatente und haben kaum Anlaufstellen.

Gesundheit ist also nicht nur abhängig von Genen, verschiedenen Zufällen und individuellen Lebensentscheidungen, vor allem ist unsere ganzheitliche Gesundheit ein Produkt der Kontexte, der Systeme und der Umwelt, die uns umgeben.

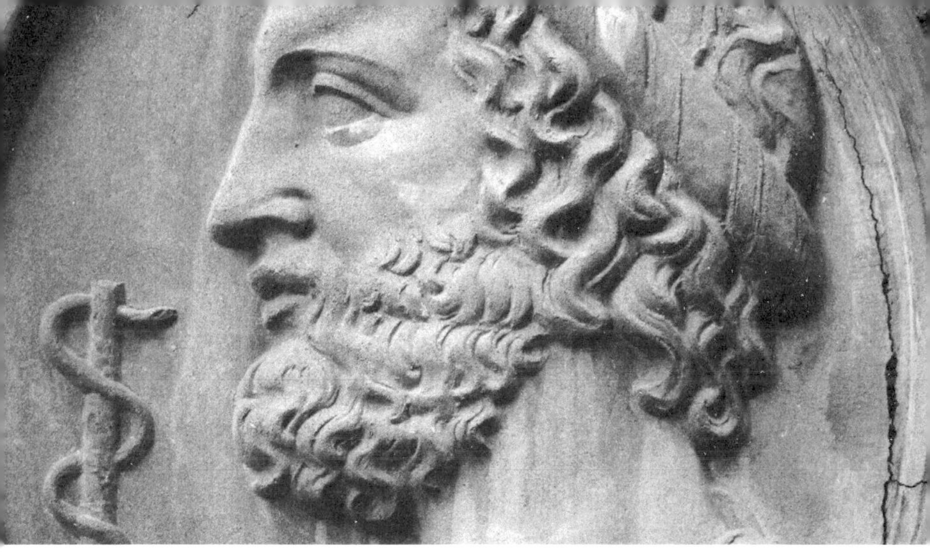

Hippokrates – einer der berühmtesten Ärzte des Altertums

Als Heilpraktiker stelle ich mir auch die Frage: Ist es möglich, in einer kranken Umwelt, die durch radikale menschliche Eingriffe geprägt ist, ein gesundes Leben zu führen?

Aus ganzheitlicher Sichtweise ist unsere Erde ein einziger lebender Organismus. Die Bäume sind ihre Lungen. Die Flüsse, Seen und Meere sind ihr Blutkreislauf, brodelnde Vulkane ihr Puls. Landschaften, Hügel, Gebirge, Wiesen und Täler sind ihre Haut. Insekten, Vögel, wildes Weidevieh und gesunde und fruchtbare Böden sind ihr Mikrobiom.

Kein Lebewesen kann unabhängig von einer gesunden Erde dauerhaft existieren. Alle sind sie abhängig von sauberem Wasser, frischer Luft und nahrhafter, unbelasteter Erde. In jeder Hinsicht vernichten wir Menschen die Grundlagen unserer eigenen Gesundheit bzw. Zukunft als Spezies, indem wir für den Luxus und die Gewinnmaximierung alternativlos erscheinender Wirtschaftssysteme und für ewig hungrige Managerkonten unseren Planeten plündern und sensible Ökosysteme nachhaltig und unwiederbringlich zerstören.

Wir müssen uns gewahr werden, dass wir unentwegt künstlicher Strahlung ausgesetzt sind und durchweg belastete Luft atmen, ohne uns im Alltag darüber im Klaren zu sein, welche Folgen diese Art der Lebensführung für uns in Aussicht stellt.

Niemals werde ich die Geschichte einer Köchin vergessen, die völlig ratlos und erschöpft meine Praxis aufsuchte. Über Monate hinweg litt sie an starken Kopfschmerzen. Ihre Ärzte waren ratlos und attestierten ihr nach vielen Untersuchungen und Scans beste Gesundheit.

Irgendwann waren sich all ihre Freunde und auch ihre Familie einig, dass ihre Schmerzen nur aus ihrem beruflichen Stress resultierten.

Hatte sie Urlaub, dann waren ihre migräneartigen Schmerzen nach kurzer Zeit wie weggeblasen.

Meine Patientin pflegte einen erstaunlich bewussten Lebensstil. Sie war sportlich, ernährte sich vollwertig, hatte gesunde soziale Kontakte und erfreulicherweise liebte sie die Arbeit in ihrem eigenen kleinen Bistro. Aber diese Kopfschmerzen raubten ihr den Verstand und drohten allmählich, ihre Selbstständigkeit infrage zu stellen.

Vielleicht tendieren Sie nun dazu zu sagen: »Also wenn der Beruf die Verwirklichung ihrer Leidenschaft ist, muss die Ursache des Symptoms irgendwo anders verborgen liegen.« Doch aus eigener Erfahrung weiß ich, dass die leidenschaftliche Hinwendung zum Beruf auch Schattenseiten hat. Insbesondere bei einer selbstständigen Tätigkeit schleicht sich schnell eine gewisse Betriebsblindheit ein, und dann braucht es von Zeit zu Zeit einen Berater mit Außenperspektive.

Gesagt, getan! Bei der Analyse ihres Arbeitsplatzes fiel mir sofort ins Auge, dass der Arbeitsbereich, an dem meine Patientin all ihre Gerichte zubereitete, gegenüber von zwei Mikrowellen und einem Induktionsherd eingerichtet war. Die beiden Mikrowellen befanden sich exakt auf Blickhöhe, um den Arbeitsfluss zu erleichtern. Anders betrachtet strahlten die beiden Elektrogeräte rund um die Uhr in den Nacken und den Stirnbereich meiner Patientin.

Nach einer gewissen anfänglichen Skepsis akzeptierte die junge Frau, dass ich sie ohne Rezept und ohne einen umfänglichen Therapieplan entsandte und ihr die Umstrukturierung ihres Arbeitsplatzes als Hausaufgabe mitgab.

Da die Geräte aufgrund der Elektroanschlüsse nicht an einen anderen Ort umziehen konnten, musste die Köchin ihren Arbeitsplatz auf eine andere Arbeitsfläche am anderen Ende des Raumes verlegen. Ja, die Arbeitswege waren nun länger, aber die Kopfschmerzen waren weg, und ihre Leistungsfähigkeit kehrte zurück.

Es braucht oft nur kleine Veränderungen, um Großes zu bewirken.

Wenn Menschen ihren Weg in meine Praxis finden, überschütten sie mich mit Diagnosen, Allergien, Leidensgeschichten, Befunden und allerhand bildgebenden Verfahren. All das sind natürlich wichtige Stücke eines großen Puzzles und entscheidende Informationen, doch als Heilpraktiker sind diese Befunde eben nur ein kleiner Teil meiner Arbeit.

Vielen Menschen ist meine Sichtweise anfangs fremd, schließlich haben sich die meisten von ihnen über Jahre hinweg mit ihren Diagnosen identifiziert, und manch einer hat über die Jahrzehnte hinweg auch einen scheinbaren Nutzen aus seiner Erkrankung gezogen. Ja, für den einen definiert sich Gesundheit über den Defekt, für den anderen wird Gesundheit zum zentralen Lebensentwurf. Gesundheit ist aber weder die bloße Abwesenheit von Krankheit noch darf sie zu einer körperfixierten Fitnessroutine verkümmern, die allmählich beginnt, unseren Selbstwert zu bestimmen.

Mich interessieren keine gesellschaftlichen Durchschnittswerte. Als Heilpraktiker suche ich nach dem Sinn, nach der Botschaft eines Symptoms. Patienten sind dann immer erstaunt, wie wenig ich mich in meiner Arbeit als Heiler ihrer spezifischen Erkrankung widme.

Nein, mich nur dem Kranken und dem zu widmen, was *nicht* funktioniert, ist das Feld der Schulmedizin, der Ärzte und der »Kranken«-Häuser. Meine Aufgabe ist es zu zeigen, was noch möglich ist und was übersehen wurde, was alles im Verborgenen schlummert und gelebt und entwickelt werden kann. Mein Forschungsgebiet ist das Lebendige!

Um mich dem Lebenden zu widmen, muss ich am Leben meines Gegenübers teilnehmen. Genau das ist der Grund, warum ich zusammen mit meinen Patienten Spaziergänge unternehme, deren Wohnungen analysiere, ihre Freunde und ihre Familie studiere, den Arbeitsplatz scanne oder alte Fotoalben, Stammbäume, Zeugnisse und vieles Weitere in meine Arbeit miteinfließen lasse.

Meine Anamnesebögen sind ganze Hefte und umfassen Tagebücher und allerhand verschiedene Hausaufgaben für den Patienten. Schulmedizinische Röntgenaufnahmen und Laborergebnisse sind für mich nur kurze Momentaufnahmen. Ich kann aus einzelnen Bildern oft nicht schließen, ob sich der Patient auf dem Weg von der Gesundheit in die Krankheit befindet oder von der Krankheit in die Gesundheit.

Der moderne Patient ist vom Individuum zum Datenträger mutiert. Als Heilpraktiker ist es aber meine Aufgabe, das große Ganze im Blick zu haben, um ihn als einzigartige Person, diesseits und jenseits seiner Befunde, zu unterstützen.

Ja, aber wo endet nun Krankheit, und wo beginnt Gesundheit? Der Anspruch auf ein wahrhaft objektives Wissen darüber, ist eine gefährliche Aufforderung zum Gehorsam. Ich »ver-ziehe« meine Patienten jedoch zum Ungehorsam und zur Autonomie! Im blinden Gehorsam gegenüber dem Therapeuten oder einer Arznei mag die vorübergehende Linderung der Symptome eine kurzfristige Erleichterung verschaffen, doch sicherlich liegt in ihm nicht der Anstoß für die oft lebensnotwendige Wandlung verborgen.

In meiner Praxis begegnen sich zwei autonome Menschen auf Augenhöhe. Egal ob bei der körperlichen Untersuchung, dem persönlichen Gespräch, der Austestung muskulärer Blockaden und Spannungen, bei der Untersuchung des noch lebenden Blutstropfens im Dunkelfeld, bei der Analyse von Träumen, Essensprotokollen, der Auswertung von kunsttherapeutischen Sitzungen oder der

Analyse eines Aderlasses. Alle Untersuchungsmethoden wenden sich dem Fluss des Lebens zu und orientieren sich am Gegenüber.

Am Beginn einer solchen naturheilkundlichen Behandlung steht ein individuelles Regulationskonzept. Parallel zur Regulation wird der Säure-Basen-Haushalt der Patienten ausgeglichen. Erst dann kann eine nachhaltige Anschlusstherapie ihren vollen Erfolg entfalten. Die meisten Regulationsmöglichkeiten setzen am Bindegewebe an. Das Bindegewebe kann durch Einflüsse von außen (Umwelt, Rauchen, Ernährung, Genussgifte etc.), aber auch durch körpereigene Faktoren (Hormone, freie Radikale, Stress) stark belastet sein. Schädigungen dieses Systems werden, ähnlich einem Dominoeffekt, an den gesamten Organismus weitergeleitet.

Schon in der Antike legte Hippokrates (460 v. Chr.–370 v. Chr.) mit der bereits ausführlich erläuterten Viersäftelehre (siehe Seite 33) den Grundstein für diese Theorie, die über das 19. Jahrhundert hinweg von Pionieren wie Rudolf Virchow (1821–1902) weiterentwickelt wurde und sich auch heute noch, verknüpft mit neuen Erkenntnissen, zu behaupten weiß. Zunehmend belegen auch aktuelle Forschungen die nachhaltige Wirkung naturheilkundlicher und ganzheitlicher Verfahren. Das Grundprinzip einer naturheilkundlichen Behandlung ist das bewusste Setzen von natürlichen Reizen, um Gesundungsreaktionen zu bewirken. Der Reiz (zum Beispiel die Injektion von homöopathisch aufbereitetem Eigenblut, die Behandlung mit Schröpfgläsern oder der Einsatz von Akupunktur, Wärme- oder Kälteanwendungen, Ernährungs-, Bewegungs- und Ordnungstherapie) dient als Impuls zur Selbstregulation. Die Fähigkeit zur Selbstregulation entspricht unseren Selbstheilungskräften. Solch ursächliche Therapieansätze ersetzen also die fehlenden oder falschen Reize unserer heutigen Lebensweise durch heilende.

Im Gegensatz zu einer vorrangig symptomatischen Behandlung will die Naturheilkunde ihren Patienten für die möglichen Ursachen seiner Leiden sensibilisieren. Um dabei eine größtmögliche Nachhaltigkeit zu erzielen, ist vor allem die Patientenschulung, -aufklärung und -begleitung von großer Bedeutung.

Ja, Symptome sind hilfreiche Symbole einer individuellen Lebenskritik. Der Patient ist nicht nur krank, nein, er ist auch der Erzeuger der Krankheit, denn sie ist ja ein Teil seines Körpers, seines Geistes oder seiner Seele geworden. Er hat die fehlenden oder falschen Reize seiner Umwelt in körperliche, geistige oder seelische Formen übersetzt – das Symptom ist geboren.

In unseren Symptomen begegnen uns weise Reaktionen des Körpers, sie sprechen zu uns und sind das Ergebnis eines sehr langen und gescheiterten Kompensationsversuchs. Irgendwann geraten bestimmte Teile unseres ganzheitlichen Systems in eine Dekompensation, und wir erkranken.

Und trotzdem, das Symptom ist der erste Schritt in Richtung Heilung. Erinnern Sie sich an das Bild vom Kaffeefilter (siehe Seite 99)? Während die Methode der Selbstregulation die eigenen Ressourcen als Weg der Heilung wählt, werden diese dort gefährdet, wo anstelle der Selbstregulation eine von außen gesteuerte Manipulation tritt und Heilung zum Geschäft der Ingenieure wird.

Unser derzeitiges Gesundheitssystem fordert Berechenbarkeit und versucht, Prognosen und Vorhersagen zu erstellen. Im Zeitalter der Technokraten darf es keine Zufälle geben. Doch diese Sichtweise widerspricht dem Prinzip des Lebens. Ein hoffnungsvolles, lebenswertes Leben findet für uns Menschen im Angesicht des Unberechenbaren, der Überraschungen, der Bewältigung von Herausforderungen und der Erneuerung statt. Festgefahren in vertrauten Verhältnissen wird der Traum von der Gesundheit oder die Angst vor Krankheit zum Geschäftsmodell ganzer Branchen.

Im gegenwärtigen Trend des sogenannten Bio-Engineering können wir beobachten, wohin uns die dauerhafte Zerstörung und Manipulation unserer Lebenssphären führte. Wir sind in einer Gegenwart angekommen, in der wir die Rettung des Planeten nur noch in Abhängigkeit von technischen Erneuerungen zu erreichen glauben – dasselbe beobachte ich auch in der Medizin. Die Lösungen für die Erkrankungen und die Symptome des Menschen und unseres Planeten werden wieder einmal im wohl vertrauten technischen Fortschritt vermutet, obgleich uns dieser doch schon lange kein uneingeschränktes Vertrauen mehr schenkt.

Natürlich können mit chemischen Pharmazeutika Symptome ausgeschaltet, zum Beispiel Kopfschmerzen gestillt oder Fieber gesenkt werden, dauerhaft angewendet, wird dadurch aber der Prozess der Selbstheilung unterdrückt und langfristig verlernt. Inzwischen weiß man, dass unsere Gene auf die Reize aus unserer Umwelt reagieren und sogar umprogrammierbar sind (Stichwort Epigenetik). Solche Einflussfaktoren sind zum Beispiel die Bewegung unseres Körpers und wie wir uns dieser bedienen. Die vier Jahreszeiten, die Art und Weise unserer Ernährung, unser Arbeitsplatz, Umweltgifte, aber auch psychischer und körperlicher Stress beeinflussen, aktivieren oder lähmen unsere Gene. Die Auswahl von Reizen, denen Sie sich aussetzen wollen, sollten Sie immer danach treffen, ob wir Menschen als Spezies genug Zeit hatten, uns an diese Reize genetisch anzupassen (industriell verarbeitete Ernährung, Farbstoffe, Bindemittel, Strahlung, Luftverschmutzung, Dauerstress, Überernährung etc.).

Wählen Sie, wenn möglich, den natürlichen Weg! Gehen Sie auch bei schlechtem Wetter in den Park, den Wald oder in Ihren Garten – Sie werden mit tiefem Wohlbefinden belohnt werden. Gönnen Sie sich Ruhephasen, und ernähren Sie sich so natürlich wie nur möglich. Ich habe die große Hoffnung, dass immer mehr Menschen die Vorzüge und Perspektiven einer ganzheitlichen Lebensführung entdecken. Die Anzeichen werden jedenfalls immer deutlicher.

In meiner kleinen Praxis im Grünen biete ich meinen Patienten verschiedene Werkzeuge zur Selbstgestaltung und Selbstorganisation ihres Lebens an, ob sie diese annehmen und zu nutzen lernen, liegt bei ihnen. Die meisten von uns wurden zur Selbstbeherrschung und zum Konformismus erzogen, doch der Weg der Heilung ist ein Weg in die Selbstständigkeit, ein Pfad des Fragens und Suchens. Lassen Sie sich nicht ohne Antworten und Werkzeuge zur Selbsthilfe abspeisen. Werden Sie ein aktiver und mündiger Teil Ihres Genesungsprozesses, und fordern Sie dieses Recht auf Entscheidungsfreiheit, Mitsprache und Information immer ein, egal in welche therapeutische Behandlung Sie sich begeben! Lassen Sie sich niemals die Hoffnung nehmen, dass es eine – wenn auch unerwartete oder nur kleine – Verbesserung Ihrer Situation geben mag. Wie wir bereits gelernt haben, setzt echte Hoffnung aber immer die Bereitschaft zur Veränderung voraus.

Zum Verinnerlichen

Die Natur lehrt uns, dass jede Erscheinungsform ihren sinnhaften Zweck im großen Ganzen erfüllt. Nur wenn wir einzelne Glieder dieses natürlichen Kreislaufs ihrer Bestimmung berauben, sie daraus isolieren, entwickelt sich aus dem Nützling ein Schädling. Genau deshalb arbeitet die Naturheilkunde stets auch an einer Verbesserung des gesamten Milieus – sie wählt die Regulation anstelle der Manipulation. Auf dem Weg des Patienten zur Selbstwirksamkeit hilft uns der Blick in die Natur, um zu erkennen, dass Symptome immer auch als weise Zeichen und später als gescheiterte Versuche einer Kompensation von krank machenden Reizen betrachtet werden können. Wege der

Heilung markieren einen neuen Lebensabschnitt und müssen bewusst beschritten werden. Rituale und Achtsamkeitsübungen helfen uns dabei, unsere innere Haltung, veraltete Glaubenssätze und krank machende Reize aus unserem Umfeld dauerhaft zu wandeln und zu entfernen.

Der Mensch stellt eine untrennbare Einheit von Körper, Geist und Seele dar. Die Naturheilkunde behandelt alle diese Ebenen der menschlichen Existenz als gleichwertig und bezieht den Patienten als aktiven Gestalter in den Behandlungsprozess mit ein. Auf dieser Basis sind Hoffnung, Glaube und Vertrauen wichtige Elemente, die es für die Annahme und die Gestaltung neuer Lebensentwürfe braucht. Die Natur ist der Ursprung allen Lebens und hält sämtliche Potenziale und Informationen für uns bereit, die wir für unser aller Wohlergehen brauchen.

Die Vielfalt der Natur - Wider den Konformismus

»Der Wald ist ein besonderes Wesen,
von unbeschränkter Güte und Zuneigung,
das keine Forderungen stellt
und großzügig die Erzeugnisse
seines Lebenswerks weitergibt;
allen Geschöpfen bietet er Schutz
und spendet Schatten selbst dem Holzfäller,
der ihn zerstört.«
Siddhartha Gautama

Meine Praxis ist ein wahrer Schmelztiegel der Kulturen, Religionen und Nationen. Jeder darf Gast sein, und jeder bekommt den Raum, den er zum Atmen braucht, den individuellen Beistand, den es bei der Geburt neuer Visionen benötigt, oder das Portiönchen Geborgenheit, um neue Hoffnung zu schöpfen. Medizin darf nicht ausschließlich eine Verwaltung und Vertreterin des Kranken sein. Sie ist die Dienerin des Lebendigen, ein Anwalt der Schwachen, ein Gärtner für die Seele und eine Bewahrerin der Vielfalt.

Offenheit ist meine grundsätzliche Lebenseinstellung. Die Vielfalt begegnet uns als eines der Urprinzipien in der Natur.

Als Sohn einer sehr unkonventionellen, herzensgebildeten Frau musste ich früh lernen, dass unsere ganzheitliche Weltsicht bei anderen nicht immer auf Verständnis stößt.

Ich erlebte meine Kindheit in einem Dorf am Wald ohne geteerte Straßen, ohne Internet, ohne Bus. Mehrere Bauernhöfe und ein paar Einfamilienhäuser waren alles, was es gab. Ach ja, und natürlich das Geschäft meiner Mutter. Zu dieser Zeit war ein spiritueller, feministischer und »alleinerziehender« Lebensstil für viele Menschen noch etwas sehr Ungewöhnliches.

Ich finde, dass das Fremde das Alte und Gewohnte nicht infrage stellen muss, beides kann sich ergänzen, zusammentun und Neues hervorbringen.

Über die Jahrzehnte hinweg wich die Skepsis der Dorfbewohner zahlreichen Freundschaften, und die liebevolle Art meiner Mutter gewann die Herzen der Menschen. Als Jugendlicher schenkte ich dieser Hoffnung aber nicht immer Glauben. Ich konnte mir nicht vorstellen, dass die kritischen Blicke und das Unverständnis der Dörfler jemals einer Akzeptanz oder gar einem Verständnis weichen würden.

Meine Mutter aber vermittelte mir ein unerschütterliches Vertrauen in die Kraft der Liebe und der Mitmenschlichkeit, und doch lehrte sie mich auch, dass sich Sätze wie »Was könnten denn die Nachbarn denken?« niemals in unserem Denken manifestieren dürften.

Ja, ich wurde zur Freiheit erzogen und zur Achtung der Freiheit der anderen, und dieses geistige Erbe verwirkliche ich in meiner eigenen Berufung.

Meine Mutter hatte trotz zahlreicher Schicksalsschläge einen Garten der ständigen Erneuerung für uns geschaffen. Einen Ort, an dem Grenzen erprobt, Talente entwickelt, Bäume gepflanzt, Quellen entdeckt, Blumen gesät wurden und auch Unkräuter ihre Berechtigung fanden. Ihre Weisheiten machten mich immun gegen die Missachtung durch meinen Vater, die Anklagen meiner Mitschüler oder das Männlichkeitsbild einer patriarchalen Gesellschaft. Tanzen war unsere Art zu gehen, diskutieren, philosophieren, lachen und weinen unsere Art zu sprechen.

Wann immer ich ein neues Musikstück komponiert und meine Mutter darum gebeten hatte, es sich doch bitte anzuhören, nahm sie sich am Abend nach der Arbeit viel Zeit und schenkte mir ihr Ohr. Für einen jungen Menschen ist die Entwicklung des eigenen künstlerischen Ausdrucks von immenser Bedeutung. Wir müssen uns angenommen fühlen und Experimente wagen dürfen. Diese Lebensphilosophie gebe ich heute im Schulalltag an die Kinder und während der Kunsttherapie in meiner Praxis an meine Patienten weiter.

Nun könnte man schnell wieder in einer Sackgasse landen und behaupten, dass doch alles von den individuellen Startbedingungen des Einzelnen abhänge. Sicherlich stimmt das auch – aber nur zum Teil. Ich selbst bin ein Anhänger der These, dass uns Not erfinderisch macht. Langeweile und eine Reduktion auf natürliche Reize speisen unsere Fantasie und unseren Fleiß. Erfahrung, Arbeit und bewusster Verzicht machen uns robust wie Unkraut. Viele meiner Talente und Stärken hätte ich wohl niemals ohne zahlreiche persönliche Schicksalsschläge sowie die Konfrontationen mit schwierigen oder gar hasserfüllten Persönlichkeiten entwickeln können. Wäre alles nur einfach gewesen, würde ich heute sicherlich über kein so weit vernetztes Wurzelwerk verfügen, das mich stützt und nährt.

Meine Mutter war ein Kind der Nachkriegsgeneration, ein sogenanntes Schlüsselkind. Sie war von ihrem vierzehnten Lebensjahr an berufstätig, verlor ihren Vater schon recht früh am Tag ihres Geburtstags, überstand einen schweren Herzinfarkt und eine Tumorerkrankung, befreite sich aus einer festgefahrenen Ehe und erarbeitete mir und meiner Schwester die besten Startbedingungen in ein gesundes und glückliches Leben. Die Biografie meiner Mutter lehrte mich, Zustände, Systeme, Verhalten und Angewohnheiten stets zu hinterfragen. Nichts dürfe als selbstverständlich hingenommen werden.

Wenn meine Mutter und ich zusammen im Garten Mandalas malten, dann erzählte sie mir vom Leben der Indianer, die ihre Leben zwar einerseits streng nach den von der Natur vorgegebenen Rhythmen ausrichteten, es aber durch ihren flexiblen Lebensstil zugleich immer im Fluss hielten (sie bauten keine Häuser, kannten kaum persönlichen Besitz). Wir dagegen neigen dazu, die Rhythmen und die Vielfalt der Natur zu ignorieren. Zusammen bauten wir fantasievolle Skulpturen aus Sand, und die Menschen waren ganz verrückt danach, sich mit unseren Skulpturen fotografieren zu lassen. Auch unsere Mandalas malten wir in die nasse Erde. Bilder und Fotos sammelten wir nicht. Wenn ich meine Mutter fragte, warum wir unsere Bilder und Kunstwerke auf Sand bauten, sagte sie: »Unsere Bilder sind keine abgeschlossenen Werke. Um sie am Leben zu erhalten, müssen wir sie immer wieder neu erschaffen.«

Während meines Musikstudiums begann ich zu verstehen, dass auch meine Kompositionen nie abgeschlossen waren, sie atmeten und lebten den Geist, den ich ihnen immer wieder in der neuen Auseinandersetzung und im Kontext meiner neuen Lebenserfahrungen einflößte.

Denke ich an die Worte meiner Mutter zurück, dann fällt mir eine sehr ähnliche Geschichte der Performance-Künstlerin Marina Abramović ein. Sie verbrachte auf dem Weg ihrer spirituellen Entwicklung mehrere Monate in einem tibetischen Kloster. Die Mönche dort hatten Förmchen mit einer kleinen eingeprägten Buddha-Figur für sie bereitgestellt. Marina sollte 1.101.000 dieser winzigen Figuren in nassen Ton formen, acht Stunden am Tag, drei Monate lang. Als sie ihre spirituelle Aufgabe bewältigt hatte, sagte ihr Meister, dass es für sie keinen Grund gäbe, stolz zu sein. Ihr Ego brüste sich mit der Konsequenz ihrer Arbeitshaltung. Sie dürfe die Resultate ihrer Arbeit nicht überhöhen, wenn sie spirituellen Materialismus vermeiden wolle. Und so bekam sie erneut die Aufgabe, Tonfiguren zu formen, drei Monate für acht Stunden, nur diesmal im Fluss, sodass das klare Wasser ihre Ergebnisse hinwegspülen würde.

Die Befreiung vom spirituellen Materialismus gelingt dann, wenn wir verstehen, dass der Prozess wichtiger ist als das Ergebnis.

Diese beiden Geschichten der Achtsamkeit zeigen, dass es auch bei dem Weg der Heilung um den Prozess des Erlebens und des Wandels geht und nicht um ein ganz bestimmtes Resultat. Es ist immer der Prozess, der alles in uns verändert – und somit auch das ursprüngliche Ziel.

Ja, die Natur findet immer wieder neue Wege, mit oder ohne den Menschen. Ihre Unvoreingenommenheit, ihre Geduld und ihre Vielfalt bilden das Rezept ihrer Stärke. Anstatt die Vielfalt der Natur zu würdigen, zu fördern und für uns nutzbar zu machen, zerstören wir sie. Uniformität, Normierung, Durchschnitt und Masse sind die Gebote des Mammons!

In meiner Praxis stelle ich kein Rezept so oft aus wie das Zeitverbringen im Wald. In der Vielfalt eines natürlichen Waldes findet jeder eine Pflanze, ein Tier oder ein Symbol, das seinem Wesen gleicht. Der Wald ist meine kostenlose Reha und mein patentfreies Allzweckmittel. Wir wissen, dass der Wald unser Stresshormon Cortisol senkt. Die grüne Farbe und ihre Wirkung auf das menschliche Gehirn spielt dabei sicherlich auch eine erhebliche Rolle. Die Stille und die Geräusche der Natur beruhigen unser Herz-Kreislauf-System, reduzieren Schlaganfälle, Infarkte und beugen Depressionen vor. Aber auch die Duftstoffe der Bäume sind eine echte Wundermedizin. Sogenannte Terpene, ätherische Öle aus den Nadeln und Blättern der Bäume, aktivieren und regulieren unser menschliches Immunsystem.

Ich für meinen Teil kann dem Geruch von frisch gemähtem Gras oder frischem Heu nicht widerstehen und bade regelmäßig im Duft der verschiedenen Gräser am Waldesrand.

Im Wald findet jeder einen Lieblingsduft, einen bevorzugten Ort zum Verweilen und die Farbe einer Blume, die seinen Geist beruhigt. Die Kreativität der Natur kennt in ihrem schöpferischen Kreislauf vom Werden und Vergehen keine Grenzen, keine Normen und keine Eitelkeit. Alles, was ist, ist gut!

Die Artenvielfalt der Natur ist für unsere begrenzte menschliche Wahrnehmung kaum vorstellbar. Allein über 25.000 Pflanzen dienen weltweit zur Arzneimittelherstellung. Global sind bisher 1.370.000 Tierarten erfasst und rund 340.000 Pflanzen, und obwohl wir noch vor vielen Entdeckungen stünden und die Natur noch viele Lehrstunden für uns bereithalten würde, nimmt die Artenvielfalt auf unserem Planeten durch die Eingriffe des Menschen ins Ökosystem rapide ab. Heute sind die einsamen Alpenregionen die artenreichsten Gebiete Deutschlands. Nur auf diesen menschenleeren Almwiesen herrscht ein noch relativ unberührtes Gleichgewicht der Arten.

Nichts und niemand lebt für sich allein. Was für die Natur ungesund und schädlich ist, ist auch für mich, meine Familie und meine Leser ungesund. Wenn der Großteil einer Gesellschaft ungesund lebt, aus ihrem Gleichgewicht geraten ist und seine Wurzeln nicht mehr kennt, dann ist das im Umkehrschluss eine Bedrohung für das gesamte Ökosystem. Egal ob wir den Klimawandel ausbremsen wollen, die fortschreitende Verschmutzung unserer Natur verhindern möchten, Frieden fördern oder Gesundheit für alle ermöglichen wollen – all diese dringenden Maßnahmen setzen Mut zur Vielfalt und zur persönlichen Entwicklung voraus. Gelebte Vielfalt hält Widersprüche aus, setzt Respekt, Demut und Dankbarkeit voraus und bildet den wichtigen Nährboden, den Humus, den es für neue Ideen braucht. Für eine gesunde und erfolgreiche Zukunft brauchen wir, neben vielen anderen Maßnahmen, also auch ein gänzlich neues Verhältnis zu unserer Erde, zu dem Boden, auf dem wir leben.

Der Stammvater der biblischen Erzählung heißt »Adam«, das hebräische Wort für »Mensch«. Es leitet sich her von »Adama« – dem hebräischen Begriff für »Ackerboden«. Ja, Adam ist wahrhaftig ein »Erdling«. Er erhält sein Leben und seine Substanz vom Ackerboden, um den göttlichen Auftrag, den Boden zu schützen und zu bearbeiten, zu erfüllen.

Hildegard von Bingen bringt es auf den Punkt, wenn sie uns auffordert: »In all diesen Dingen sei du die gute Erde.«

Der Mensch soll durch seine Arbeit das Angesicht der Erde schonen, formen, wandeln, bewohnbar und fruchtbar machen – so der Rat der evangelischen Kirche und der Deutschen Bischofskonferenz im Jahr 1985. Viel Zeit ist seither vergangen. Unsere Landwirtschaft ist zu einer vom Einzelhandel geknechteten und erpressten Massenproduktionsstätte verkommen, deren Dünger und Umweltgifte Tag für Tag unsere Lebensgrundlage, die Böden, sprichwörtlich mit Füßen treten. In meinem Garten habe ich mich für die nachhaltige und schonende Zuchtform der Permakultur entschieden und versuche so, selbst ein Tropfen im Meer des großen Wandels zu sein.

Und siehe da, es regt sich Widerstand, denn trotz aller Sorgen gibt es mittlerweile eine Fülle von Initiativen, die Schüler und Erwachsene informieren und motivieren, veränderungswillige Landwirte aufklären und unterstützen. Diese Initiativen und Genossenschaften liefern Zweiflern Argumente und führen Wissenschaftlern praktische Beweise vor Augen, dass die biologische, vielfältige und nachhaltige Ernährung der gesamten Weltbevölkerung möglich sein kann. Gleiches gilt natürlich für den Zugang zu freiem Saatgut – auch für diese Art der Vielfalt müssen wir Aufstehen lernen, denn das einzelne kleine Samenkorn bedeutet alles. Der Monopolismus unserer Welt ist ein Spiegel unserer Erziehung zur Normalität und zum Konformismus! Dass wir hierfür unser Alltagsleben drastisch verändern müssen, ist klar.

Wenn ich als Lehrer schon die Jüngsten untereinander im Streit oder Spiel schimpfen höre, »du bist doch nicht normal«, so bin ich leider einer der wenigen, der sich dieser Situation annimmt. Dann erzähle ich den Kindern und Jugendlichen, wie unschätzbar wertvoll und begrüßenswert Wege außerhalb der Norm sein können.

Im Verlauf meiner Schilderungen haben Sie gelernt, dass der Wunsch nach Normalität oft ein Zeuge mangelnder Selbstliebe ist. Als Heilpraktiker möchte ich meinen Mitmenschen, meinen Patienten und meinen Schülern mit viel Empathie, Zuwendung, Rat und Tat zur Seite stehen, sodass wir alle zusammen wieder zu verantwortungsvollen, liebevollen Hütern unserer Mutter Erde werden.

Die Kraft der Natur - Erweckung des Krafttieres

»Die Anweisungen des Schöpfers sind niedergeschrieben in unseren Herzen und Gedanken, in den heiligen Schriften der Natur, die jeder für sich selbst lesen kann - tagtäglich in den kleinen Geschöpfen, in den Gräsern und Bäumen, in den wachsenden Dingen, in Wind und Donner und Regen, in den Meeren, Seen und Flüssen, in Gebirgen, Felsen und Sand, in der gewaltigen Kraft der Sonne, dem Zauber von Großmutter Mond, in den Geheimnissen der Sterne. All diese spirituellen Wesen sind unsere Lehrer.«

Indianische Weisheit von den Akwesasne

Als Kind spazierte ich durchs nasse Gras, sammelte Vogelbeeren und Holunderblüten und spielte in labyrinthartigen Maisfeldern. Ich erinnere mich noch gut daran, wie extrem lebendig ich mich dabei fühlte. Wunder-voll – die Sonne auf meiner Haut, der kühle Wind unter den Bäumen und der erdige Geruch der Felder.

Rückblickend fällt mir auf, wie drastisch sich unser Klima seither verändert hat. Konnte ich in alten Tagen die heißen Sommertage über dreißig Grad, an denen wir dann im Bach baden waren, noch an einer Hand abzählen, muss ich heute meinen Gemüsegarten geschickt und dauerhaft vor den alljährlichen Hitzewellen schützen.

Vom Versteckspiel als Knabe bis zum ersten Kuss – so vieles hat sich unter den majestätischen Kronen der alten Bäume abgespielt. Noch heute sind sie die treuen Zeugen meiner Geschichten, meiner stillen Träume und meiner großen Erwartungen.

Unten am Bachlauf, nahe dem von Obstbäumen umsäumten Bienenhaus, befand sich meine geheime Erdhöhle. Kroch man gebückt durch die schmale Öffnung hindurch, gelangte man in eine kleine Erdkammer, an deren Decke die Wurzeln der großen Kastanien ein verwunschenes Gewölbe bildeten. Sie war ein ganz und gar magischer Ort, ein kindlicher Dolmen vergessener Träume.

Die Entstehung dieser Höhle war mir nicht bekannt. Inspiriert von einem Buch über Höhlenmalereien kreierte ich mir meine eigene Geschichte über die geheimnisvolle Höhle, und so imaginierte ich mir eine vorzeitliche Schamanenhöhle, vor deren Öffnung einst gute Waldhexen ihre Sabbate feierten. In den geisterhaften Darstellungen meines Bildbandes präsentierten sich stolze Mischwesen, halb Tier, halb Mensch. Da war ein Häuptling mit dem Kopf eines Leoparden oder eine Priesterin mit dem Haupt eines Vogels.

Die Schamanen der Waldvölker verkörperten nicht nur den Kontakt zwischen der profanen Welt des Alltags und der Welt der Naturgeister, Tier- und Baumgottheiten, nein, sie erinnern uns auch an die Abhängigkeit des Menschen von der Natur. Nichts durfte das Gleichgewicht zwischen Mensch, Tier und Natur stören. Diesem Gedanken entsprangen auch die zahlreichen Opferrituale der alten Waldvölker, aber auch die der modernen Weltreligionen. Ein Elixier aus dem kleinen roten Fliegenpilz schickte die einstigen Waldbewohner auf Trancereisen. Mithilfe seiner halluzinogenen Wirkung erweiterten sie regelmäßig ihr Bewusstsein und kommunizierten mit Tieren, Pflanzen, Steinen und Flüssen. Sein Name »Fliegen-Pilz« erinnert uns noch heute an seine ätherische und bewusstseinsbeflügelnde Wirkung.

Vorzeitliche Gemälde erzählen von der Jagd, von der Natur, von der Beseeltheit aller Dinge und vor allem vom Menschsein selbst und dessen ganzheitlicher Verortung in der Welt.

Die wohl berühmteste Höhle ist die Höhle von Lascaux im französischen Département Dordogne. Seit über 20 000 Jahren ziehen dort geisterhafte Tierherden über die blanken Felswände. Die Höhle ist berühmt für ihre Farbenpracht und die Detailtreue ihrer Abbildungen. Stiere, Pferde, Bären und Hirsche überqueren einen Fluss, während ein über fünf Meter großer Auerochse die ehemals endlosen Jagdgründe der Neandertaler der Cro-Magnon-Menschen zu neuem Leben erweckt. Als ich zum ersten Mal eine der berühmten Nachbauten dieser steinzeitlichen Kathedrale bewundern durfte, fühlte ich mich wie zu Hause angekommen. Jede Zelle meines Körpers atmete die Energie und Bildsprache dieser uralten Kunstwerke.

Man nimmt an, dass für die steinzeitlichen Künstler die verwinkelten Höhlensysteme spirituelle Orte waren, an denen sie mit den Naturgeistern ihrer vorzeitlichen Welt in Kontakt treten konnten.

Mit Fackeln und Gerüsten ausgestattet, war es ihnen möglich, selbst die entlegensten und höchsten Stellen der Höhle zu bemalen.

Im Flackern des Feuers wird ein Felsvorsprung plötzlich zum Rumpf eines mächtigen Stieres und eine Ecknische zum Versteck einer stolzen Hirschkuh. Für unsere Vorfahren war das Bemalen dieser Felswände ein gefährliches Unterfangen, denn mit jedem Kunstwerk riskierten sie zahlreiche Verletzungen, Steinschläge oder die Begegnung mit Bären und Löwen. Trotzdem, als sei ihre Kunst die Erfüllung einer spirituellen Pflicht, ein unstillbarer innerer Drang, wagten sie sich in die Dunkelheit, in den Uterus der Zemyna (der Erdmutter) und hinterließen uns unzählige ihrer rotbraunen Handabdrücke.

Man nimmt an, dass viele ihrer Fresken durch das Auspusten von Pigmenten entstanden sind. Die Mineralien und Erden wurden mit Fett und Wasser verdünnt und zwischen den gespitzten Lippen hindurch auf die Höhlenwand »aufgesprayt«. So wurde der Atem unserer Vorfahren zum lebendigen Odem, zum allgegenwärtigen Geist ihrer animistischen Bilderwelt. Diese Menschen wussten ganz genau, dass die Ehrung und Bewunderung, die sie der Tier- und Pflanzenwelt entgegenbrachten, die Grundlage ihrer

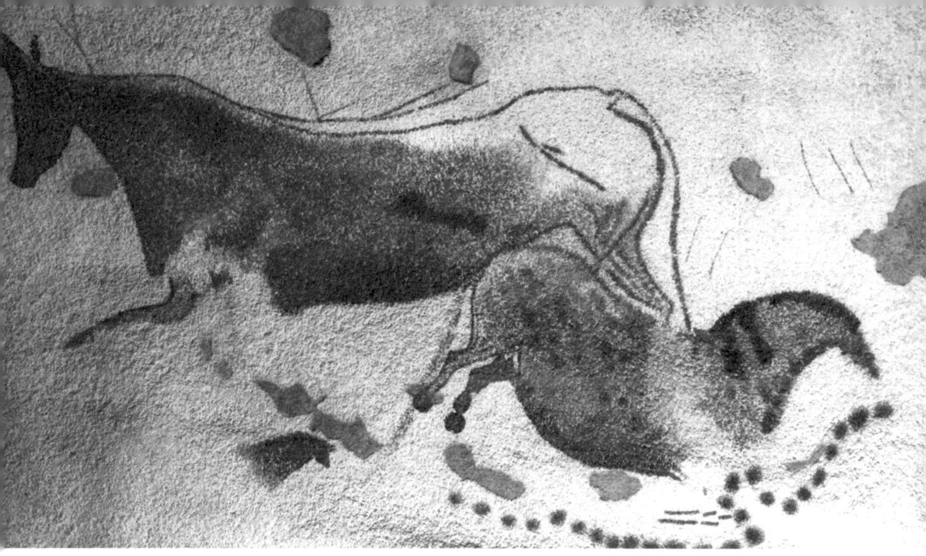

Höhlenmalerei in der Höhle von Lascaux (ca. 17 000 - 15 000 v. Chr.)

eigenen Existenz bildete. Ihre Abhängigkeit von einer gesunden und intakten Umwelt basierte auf einem ausgewogenen Verhältnis des Gebens und Nehmens, auf Dankbarkeit und Ehrfurcht gegenüber Mutter Natur, und so ist es nicht verwunderlich, dass man diese berühmte Höhle auch als »Sixtinische Kapelle der Vorzeit« bezeichnet.

Nach alter Vorstellung verfügten die Schamanen dieser Kulturen über eine besonders enge Verbindung zu den Seelen der Tiere und den Gewalten der Natur. Durch das Malen von Felsbildern und das Schlagen von Trommeln konnten sie in Trance versunken auf die Tierseelen und die Geister der Natur einwirken, Fruchtbarkeit fördern oder die Natur um Heilung bitten. Die symbolische Kraft des Malens zeigt sich auch in den sogenannten »Lebenslinien«, mit denen die Künstler ihre Tiermotive versehen hatten (innere Organe wie Herz, Lunge und Magen fassten sie zu einer Linie zusammen).

Und wie sieht es heute aus? Die einstige Verehrung und Anbetung der Natur und das intuitive Verständnis der Symbol- und Bildsprache der Tier- und Pflanzenwelt ist einem ausbeuterischen Weltbild gewichen, in dem zum Beispiel jährlich mehr als 60.000.000 Schweine brutal, lebensverachtend und gewissenlos geschändet und geschlachtet werden. Tiere und Pflanzen sind vom einst beseelten, Leben spendenden Kraftsymbol zum Spielball menschlicher Grausamkeit degradiert worden. Diese Tatsache verrät viel über die Ethik und die Moral einer Gesellschaft. Als der spanische Maler Pablo Picasso (1881–1973) die Höhle 1940 besuchte, soll er erstaunt und voller Bewunderung gesagt haben: »Wir haben nichts dazugelernt.«

Meine eigene geheime Höhle war mittlerweile verlassen, und so nutzte ich sie als praktisches Versteck, um Rehe und Füchse zu beobachten. Den Tieren so nah zu sein erfüllte mich mit einer unglaublichen Lebenskraft und einem tiefen Gefühl von Respekt. Ich war gebannt von ihrer Anmut. Mit jeder einzelnen Faser ihres Körpers strahlten sie die Verbundenheit mit meinem geliebten Wald aus. In meiner Fantasie konnte ich mit den eleganten Rehen über die blühenden Wiesen reiten und zusammen mit dem scheuen Fuchs zwischen herbstlichen Anemonen rasten. Meine Kinderseele sehnte sich nach Natur!

Eines lauen Abends nahm ich all meinen Mut zusammen und näherte mich ganz vorsichtig einer Gruppe von Rehen. Erstaunlicherweise hatten sie begonnen, mich über all die Wochen und Monate in ihrer Nähe zu akzeptieren, und so nahmen sie mich nicht mehr als Eindringling wahr. Für einen kurzen Augenblick in meinem Leben war ich kein fremder Waldbesucher mehr, sondern ein unmittelbarer, lebendiger Teil des Waldes. Ich konnte das Knirschen ihrer Zähne beim Grasen hören, und ihr glänzendes Fell war in der Abendsonne zum Greifen nah. Ja, die Bäume waren ihr Dach, die Gräser ihr Bett, die Gestirne ihre Lampen und die Sträucher, Blätter und Beeren ihr Mahl. Naturtrunken und völlig entrückt durchströmte mich ein grenzenloses Gefühl der Zufriedenheit und der Wonne. Körper, Geist und Seele waren eins – völlig befreit von meinem zivilisatorischen Gedankenkreisen. Vorsichtig und ruhig, aber ganz und gar verändert ging ich wieder meines Weges.

Mein Lieblingstier war der Fuchs, und das ist er bis heute. Während meiner dreitägigen Visionsreise im einsamen Wald wurde er zu meinem spirituellen Krafttier. Krafttiere sind seit Urzeiten und kulturübergreifend richtungsweisende Symbole und können uns in schwierigen Situationen schützen. Sie begegnen uns im Traum und zeigen Wege zu Lösungen auf – so erzählt es die Tradition unserer Ahnen.

Füchse sind anpassungsfähige und extrem flexible Überlebenskünstler. Der schlaue Fuchs ist ein Universalgenie und fordert uns zugleich auch dazu auf, dass wir uns nicht überfordern und verzetteln. Wir sollen Prioritäten setzen, und dabei unsere Talente zur Vollendung bringen!

Welchem Tier fühlen Sie sich besonders verbunden? Ein gewiefter, hübscher Singvogel, ein scheues flinkes Reh, ein prächtiger stolzer Adler oder ein weiser Elefant? Gehen Sie beim nächsten Spaziergang auch auf eine innere Entdeckungsreise und erwecken Sie Ihr Krafttier zum Leben.

Heute finden wir Krafttiere oder auch Tiertotems in Landesfahnen, alten Stadtwappen und auf den Logos von Firmen und Vereinen. Städte wie Berlin und Bern sind nach tierischen Begleitern benannt worden, damit sich deren Energie auf Land und Mensch überträgt. Wenn Tiere wieder zu echten Symbolen der Ganzheitlichkeit und zu einer individuellen geistigen Kraftquelle werden, können wir unsere schändliche Beziehung zu ihnen vielleicht endlich beenden und uns mit ihnen versöhnen.

Mit dem Heranreifen zum Erwachsenen schwand zwar nicht die Liebe zum Wald, aber die Begegnungen mit den Tieren wurden rarer. Unbedingt wollte ich einen Teil ihrer Ruhe, ihrer mentalen Stärke, ihrer Anmut, ihrer friedlichen Genügsamkeit und ihrer wertfreien Unvoreingenommenheit in mein eigenes Leben integrieren.

Die meisten Erwachsenen strahlen ihr inneres Ungleichgewicht, ihre geistige und seelische Instabilität so deutlich aus, dass sie beim Spazieren in der Natur sprichwörtlich den Wald vor lauter Bäumen nicht sehen. Für ein Kind ist die Verbindung mit der Natur hingegen etwas Selbstverständliches.

Nicht zufällig bin ich als Heilpraktiker ein großer Freund des Therapiereitens. In der sensiblen und achtsamen Begegnung von Pferd und Mensch können viele Patienten ein besseres Körperbewusstsein, eine ungeahnte Stärke und eine neue Sensibilität entwickeln. Im Kontakt mit dem Pferd lernen wir, dass Verantwortung kein Machtspiel ist.

Meine ganze Kindheit und Jugend hinweg war ich ein begeisterter und leidenschaftlicher Reiter. Da ich ein sehr sensibler Junge war, der seine Freizeit am liebsten am Klavier, beim Skizzieren von Tieren und Pflanzen, mit Büchern oder auf dem Pferd im Wald verbrachte, war ich für meine Schulkameraden eher ein Sonderling. Meine Schulnoten waren vorbildlich, ohne dass es großes Zutun brauchte. Ja, ich war der naturverbundene, musische Streber par excellence. Eine alte Seele im Körper eines Kindes.

Ich hatte das Gefühl, dass mir die Tierwelt einen anderen, sensibleren Blick auf Natur und die Welt eröffnen konnte. Eine ganz besondere Beziehung hatte ich zu meinem Patenpferd »Flocke«. Ein wunderschönes weißes Connemara-Pony. Flocke war stur und eigenwillig, nicht zu stoppen und unglaublich stolz. Keiner der Jugendlichen am Hof wollte dieses Tier reiten, und auch ich hatte anfangs große Scheu vor ihr. Doch wie der Zufall es wollte, war Flocke das einzige Pferd, das zur Absolvierung meines Reitabzeichens zur Verfügung stand.

Ohne große Aussichten auf Erfolg begann ich, mit Flocke für die Prüfung zu trainieren, und zum großen Erstaunen aller harmonierten wir bestens. Spielend meisterten wir unsere Prüfung und wurden zu einem unzertrennlichen Team.

Schnell erreichte ich unvorhersehbare Fortschritte im Reitsport. Die Beziehung zu diesem wunderschönen und besonders sensiblen Pferd gab mir Vertrauen in mich selbst. Flocke hatte mich so angenommen, wie ich war, gegenseitig schenkten wir uns Mut. Ich bewunderte ihren individuelle Charakter, ohne sie formen zu wollen. Wenn wir zusammen durch den Wald galoppierten, atmeten wir synchron im Rhythmus der Natur und bildeten eine Einheit.

Pferde sind hochsensible Fluchttiere. Mitgefühl und Achtsamkeit waren über Jahrtausende hinweg ihr Überlebensgarant. Pferde spiegeln die Ängste und die Körpersprache ihrer Reiter und riechen unsere Gefühle, und so lehrten mich die sensiblen Pferde mehr über mich selbst als jeder Lehrer, jedes Buch und jedes Coaching, denn ein Pferd wünscht sich einen verlässlichen, einfühlsamen, authentischen Freund, dem es sich anvertrauen kann.

Meist vollziehen sich, zumindest für den Menschen, die fast magischen Wunder der Natur im Verborgenen – in der Ruhe der Dämmerung, wenn sich das Wild auf den Wiesen labt, beim Erwachen des Tages, wenn nur der Gesang der Vögel zu hören ist, oder wenn der sternklare Nachthimmel unser Ego wieder in eine gesunde Relation zum großen Ganzen rückt.

Wussten Sie, dass Blattschneiderameisen mit ihren Zangen das bis zu Zehnfache ihres eigenen Körpergewichtes tragen können? Oder können Sie sich vorstellen, dass ein einziges fleißiges Bienenvolk pro Jahr mehr als 36 Millionen Kilometer, was etwa 900 Erdumrundungen entspricht, zurücklegt? Die Natur strotzt nicht nur vor Kraft, sie ist auch bestens vernetzt. Bäume kommunizieren mithilfe von Ultraschallsignalen und Duftstoffen und das nicht nur untereinander, sondern auch mit anderen Pflanzen und Tieren. Über die Geschichten, die sie sich erzählen, müssen wir wohl weiterhin rätseln. Wetter, Klimawandel, Nährstoffgehalt der Böden und die Warnung vor Schädlingen dürften ein sehr häufiges Thema sein.

Das Umarmen von Bäumen ist wieder in Mode gekommen, und ja, wie Sie bereits wissen, mache ich das auch gern. Wir brauchen das Waldbaden, das sogennnte »Shinrin-Yoku«, aber nicht erst aus Fernost oder über die Traditionelle Chinesische Medizin zu importieren. Schon Franz Schubert (1797–1828) schilderte in seinem Lied vom Lindenbaum die kraftvolle Verbindung zwischen Mensch und Baum.

Aus der Praxis - Meine liebsten Heilpflanzen

»›Ich lebe, weiß nicht wie lang,
Ich sterbe, weiß nicht wann,
Ich fahre, weiß nicht wohin,
Mich wundert, dass ich fröhlich bin.‹
›Wer bin ich und warum?‹
Frag nicht so dumm,
es ist doch andersrum.
Fröhlich bin ich, fröhlich werd' ich,
wenn ich - weil ich mich wundern kann.
Zieh also los und wundre Dich!
Hinein in die strengen Streifen aus lila Lavendel.
Graufilzig die Jugend, das Alter - duftend und grün.
Sei Du mein Lavendel,
Ich will Dein Klatschmohn sein,
Sei Du mein Wunder und ich Deins.
Beständiger Lippenblütler und zitterndes Rauschkraut.
Du in mir und ich in Dir - Wir.«
Susanne Friedmann

Schwere große Glasgefäße und mehrere Dutzend Braunglasfläschchen reihen sich in meiner Praxis feinsäuberlich sortiert bis unter die Zimmerdecke. Eine kleine Leiter erleichtert mir die Suche nach dem richtigen Mittelchen. Zu jeder einzelnen Substanz hege ich eine persönliche Beziehung.

Für mich sind Pflanzen beseelte Wesen mit einer komplexen Persönlichkeit, einer eigenen Geschichte und einem ureigenen Charakter. Ich sehe es so, dass die Arzneimittelfindung eine wahre Kunst ist. Patient und Pflanze müssen sich finden. Genauer gesagt, die Pflanze findet den Patienten. In der Naturheilkunde gibt es kein Breitbandantibiotikum und auch keine Standardmedikation. Naturheilkunde basiert auf menschlicher Erfahrung innerhalb einer beseelten Natur, sie ist niemals von Einseitigkeit geprägt.

Meine Hausapotheke umfasst eine schier unüberschaubare Vielfalt an Kräutern, Blüten, Blättern, Beeren, Wurzeln, Tinkturen und Tees. Um wirksame therapeutische Reize zu erzielen, müssen wir die Heilmittel von chronisch erkrankten Patienten regelmäßig wechseln. Die Konfrontation mit wechselnden Wirkstoffen provoziert die Selbstheilungskräfte und fördert die Selbstregulation des Körpers.

Meine Großmutter pflegte zu sagen: »Gegen jedes Unheil ist ein Kraut gewachsen.« Als Heilpraktiker ist die ganzheitliche Pflanzenheilkunde einer meiner Praxisschwerpunkte geworden. Aus ganzheitlicher Sicht können uns Pflanzen nicht nur physisch mit ihren überragenden Wirkstoffen und ätherischen Ölen bei der Heilung unterstützen, auch ihr Charakter, ihre Farbe, ihr Aussehen und ihre Symbolsprache wirken auf uns.

Kräuter gehören seit dem Beginn der menschlichen Zivilisation zu den Heilmitteln nahezu aller Kulturen. Der Mensch nutzte vor allem die Pflanzen, die um seine ersten Siedlungen herum wuchsen oder in den Kornfeldern als »Unkraut« zu finden waren. Von ganz besonderem Wert für meine Heilarbeit betrachte ich die, wie ich sie nenne, »eiszeitlichen Urkräuter«. In ihrer robusten Konstitution sind sie gegen alle Widrigkeiten des Wetters gewappnet. Schon ihre Namen verraten uns den Ort, an dem sie von unseren Ahnen gesammelt wurden. Spitz- und Breitwegerich, Wegwarte und Kornblume heißen sie. Diese Pflanzen waren bereits den ersten Siedlern bestens vertraut, und ihre Sammlerinnen bauten über Generationen hinweg eine innige, aber auch spirituelle Beziehung zu diesen Kräutern auf. Diese Sammlerinnen sind die Urahnen der Kräuterweiber, Waldhexen, Heiler und Heilpraktiker. Kräuter dienten aber nicht ausschließlich zu Heilzwecken, sondern auch als Nahrung. Ihre für den Menschen heilsamen Pflanzenstoffe haben die Kräuter in erster Linie zum Eigenschutz vor Fressfeinden und Umwelteinflüssen über den langen Weg der Evolution entwickelt. Pflanzen können bei Angriffen nicht einfach davonlaufen wie Mensch und Tier. Ja, und sogar Pflanzen haben sich gegen Viren, Bakterien und Pilze behauptet. Sie mussten also erfinderisch werden!

Zu ihren medizinisch relevantesten Inhaltsstoffen zählen zum Beispiel ätherische Öle, die eine antiseptische, antibakterielle, manchmal auch antivirale Wirkung aufweisen. Manche Öle haben eine verdauungsfördernde Wirkung oder lösen durch ihre abschwellende und schleimhautfördernde Wirkung auch fest sitzende Schnupfensekrete, dann spricht man von einem Expektorans, einem auswurffördernden Arzneimittel.

Die Mehrzahl meiner Patienten benötigt vor allem die wertvollen Bitterstoffe von Löwenzahn, Wermut, Artischocke, Mariendistel und Enzian, sie regulieren den Verdauungstrakt und unterstützen die Leber bei ihrer Entgiftungsarbeit, wurden aber über viele Jahrzehnte aus all unseren Grundnahrungsmitteln herausgezüchtet, denn bittere Lebensmittel verkauften sich schlechter und standen dem Siegeszug der Zuckerindustrie im Weg. Heute fehlen sie in unserer Ernährung und müssen zur Nahrung ergänzt werden.

Sogenannte Gerbstoffe stärken die Schleimhäute und machen sie weniger anfällig für Bakterien und Viren. Dann gibt es noch die Schleimstoffe. Sie werden auch Polysaccharide genannt. Diese Zucker überziehen die Schleimhäute mit einem schützenden Film, sodass sie vor weiteren Reizungen bewahrt werden. Des Weiteren sind Schleimstoffe in der Lage, das Flimmerepithel zu aktivieren, welches dazu dient, mithilfe zahlloser kleiner Härchen Schleim und Fremdkörper aus den Atemwegen abzutransportieren.

Am wenigsten sind wohl die Saponine, die Seifenstoffe, bekannt. Sie befinden sich in besonders hohem Maße im Bockshornklee, in Boretschsamen, Efeublättern oder in der Rosskastanie. Sie wirken auswurf- und durchblutungsfördernd. Damit aber nicht genug. Die Pflanzenwelt hält noch die Kraftpakete der Flavonoide für uns bereit. Flavonoide wirken mitunter antioxidativ, krebsvorbeugend, krampf- und sekretlösend. Die Erfahrung zeigt aber, dass die wunderbare Wirkung der Pflanzenheilkunde nicht auf einzelnen Inhaltsstoffen beruht, sondern auf der Mischung und der Symbiose vieler einzelner auch noch unerforschter Wirkstoffe.

Unsere Vorfahren haben sich darum keine Gedanken gemacht. Sie folgten ihren Sinnen, ihren Instinkten, ihrer Intuition und vertrauten auf ihre kollektiven Erfahrungen. Diese Sichtweise unterscheidet die beiden Zweige der sogenannten Phytotherapie. Die der pharmazeutischen, schulmedizinischen Herangehensweise, die sich ausschließlich auf die Untersuchung einzelner Wirkstoffe beschränkt und diese oft zu Patentzwecken synthetisch nachzuahmen versucht, und die der traditionellen Heiler und Heilpraktiker, die das Wesen der Pflanzen ganzheitlich verstehen und auch die feinstoffliche Kraft der Pflanzen zu schätzen wissen.

In Heilpraktikerkreisen werden auch wieder alte Obst- und Gemüsesorten kultiviert, gezüchtet und getauscht. Die Biodiversität unserer Kräuter und Nahrungsmittel muss unbedingt gesichert und geschützt werden. Dank vieler Hobbyzüchter, Gartenfreunde und Biobauern konnten viele alte Sorten vor dem Aussterben bewahrt werden. Das beste Beispiel ist wohl der Apfel. Sehr viele meiner Patienten leiden unter einer Allergie oder Unverträglichkeit gegenüber Äpfeln aus dem Supermarkt. Kaum kosten sie aber eine alte traditionelle Apfelsorte, scheint ihre Allergie wie weggeblasen. Wie kann das sein?

Oft werden Lebensmittel nur noch nach optischen Kriterien gezüchtet. Dabei werden sie immer anfälliger für Schädlinge und empfindlicher gegenüber Klima- und Wettereinflüssen. Durch das selektive Züchten der Lebensmitteldesigner werden aus vielen Pflanzen kostbare sekundäre Pflanzenstoffe herausgezüchtet. Eine kleine Auswahl der Folgen davon sind neue Allergien, Verdauungsbeschwerden, der Verlust wertvoller Inhaltsstoffe, Vitamine etc., das Aussterben kleinbäuerlicher Strukturen, Monopolbildungen und geschmacklose Massenware.

Eine Pflanze, zu deren ganzheitlicher Wirkung ich eine ganz besondere Beziehung führe, ist die Engelwurz. Ursprünglich ganz dem Norden entstammend, hat sie sich mittlerweile auf großen Flächen der nördlichen Halbkugel verbreitet. Wir finden die Engelwurz in vielen Gärten. Sie ist wie ihr Verwandter, der Brustwurz, eine wahre Sonnenanbeterin. Sie liebt grüne Wiesen und fruchtbare Ufer von Gewässern. Ihr mächtiger Wurzelstock duftet aromatisch und schmeckt bitter und scharf. Im 18. Jahrhundert wurde sie überwiegend zur Parfümherstellung verwendet. Im Mittelalter hat man Amulette mit der Engelwurz bestückt, um böse Kräfte und die Pest abzuwehren. Die Engelwurz hat darüber hinaus auch eine stark desinfizierende Wirkung, deshalb kennt man in der Volksmedizin ihre äußerliche Anwendung in Form von Salben, Bädern und Umschlägen. In meiner Praxis beobachte ich aber vor allem ihre lymphflussfördernden Eigenschaften. Die Behandlungen der Lymphe und der Milz gehören für mich mit zur Grundlage einer jeden Regulationstherapie und sind zu einem festen Bestandteil meiner Praxistätigkeit geworden.

Neben dem Blutkreislauf bildet unser Lymphsystem den zweitwichtigsten Kreislauf in unserem Körper. Als milchigwässrige Flüssigkeit zirkuliert die Lymphe durch ihr eigenes System aus Gefäßen. Bis zu zwei Liter Lymphflüssigkeit produziert unser Körper täglich. Das Lymphsystem ist ein Transportsystem und in permanenter Bewegung. Seine wichtigste Funktion ist der Abtransport von Stoffwechselendprodukten, Giftstoffen und vielen anderen Stoffen, die in unseren Körper gelangen. Dabei übernehmen rund 600 Lymphknoten in unserem Körper eine spezielle Reinigungsfunktion. Durch diese »Knoten« passiert täglich die Lymphe, wodurch sie gefiltert wird. Lymphknoten dienen also als eine Art Puffersystem.

Die Engelwurz präsentiert ihre Wirkung auf das Lymphsystem an den verdickten Knoten ihres Stängels und den wie mittelgroße Bälle geformten Blütenknospen. In ihrem kräftigenden, belebenden Bezug zum Sonnenprinzip (Paracelsus: »Wie die Sonne auf die Erde wirkt, so wirkt das Herz auf den Leib«) offenbart sich ihr vitalisierender Charakter auf den Menschen und dessen Herz. Sie stabilisiert uns!

Wie viele andere sonnenliebende Pflanzen ist auch die Engelwurz ein Lichtkeimer, und so schreibt man ihr und zahlreichen anderen Doldenblütlern einen feinen, luftigen Merkuraspekt zu. (Merkur steht im Bezug zum Nervensystem und zu den Atmungsorganen; seine Domäne ist der Intellekt und die Kommunikation, er zeichnet sich durch seine Nähe zur Sonne aus.) Die Engelwurz fördert unsere Fähigkeit zur Kommunikation, verbessert unsere Atmung und unsere Verdauung. Allgemein äußerst sich der Merkuraspekt im Pflanzenreich durch die Feingliedrigkeit der Blüten, die meist in Blautönen oder den Komplementärfarben Violett und Gelb erscheinen.

Im roten überbordenden Stängel und im scharfen Geschmack der Engelwurz zeigt sich auch ein kleiner Marsaspekt (Mars verkörpert Wärme, Männlichkeit, rohe Kräfte und symbolisiert, auf das Organsystem des Menschen bezogen, das Blut mit seinen eisenhaltigen und sauerstoffgeladenen roten Blutkörperchen), der ihr eine fiebersenkende Eigenschaft zuschreibt, aber auch verzögerte oder ausbleibende Menstruationsblutungen fördern kann. Der Sage nach war es der Erzengel Raphael, der einen Einsiedlermönch im Traum auf die Heilkräfte dieser Pflanze aufmerksam gemacht hat. Bei Schwangerschaft, Magen-Darm-Geschwüren oder Gallenwegsverschlüssen darf die Engelwurz nicht angewendet werden!

Ganz persönlich hat mich die Engelwurz durch einige meiner Heilkrisen begleitet. Sie spendete mir die zum damaligen Zeitpunkt nötige seelische und geistige Kraft und linderte meine Entzündungen, und so hat sie sich einen festen Platz in meinem Garten und meinem Herzen erobert.

Eine andere, lange in Vergessenheit geratene Pflanze fand ihren Weg in meine kleine Praxis, als mich eines Tages ein neuer Patient wegen chronischer Nackenschmerzen, stän-

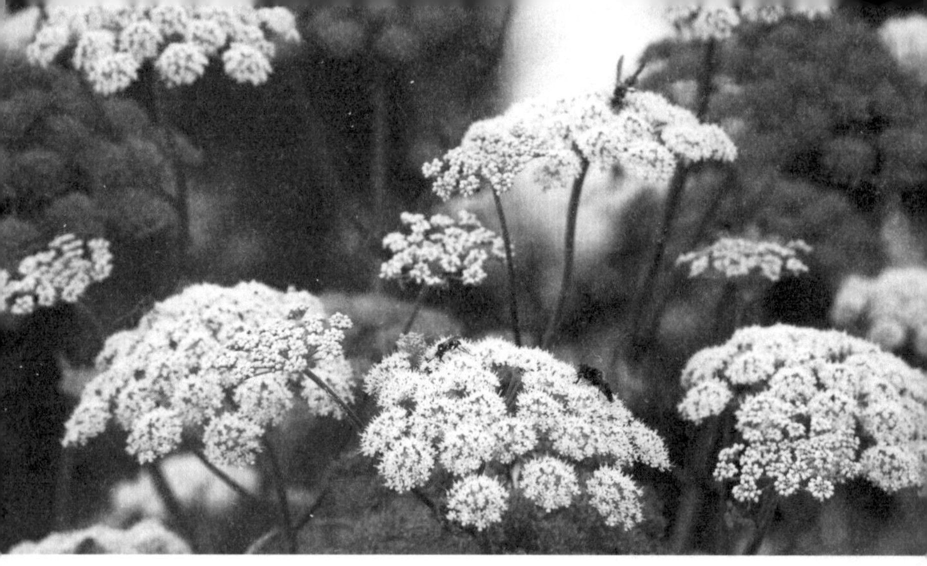

Die Engelwurz darf nur in sehr kleinen Dosen verabreicht werden.

diger Müdigkeit und immer wiederkehrender Schwäche und Fieberschüben aufsuchte. Bei der Untersuchung seines lebenden Blutes im Dunkelfeld machte ich eine erstaunliche Entdeckung. Es war uns gelungen, den Verursacher seiner bisher ungeklärten Symptome zu identifizieren. Es waren Spirochäten. Spirochäten sind korkenzieherförmige Bakterien. In seinem Fall war es das Bakterium »Borrelia burgdorferi«. Diese Bakterien lösen schlimmstenfalls die gefährliche Lymeborreliose aus, die zu Lähmungserscheinungen, Kopfschmerzen, Schweißausbrüchen und Gehirnhautentzündungen führen kann. Das Mittel der Wahl ist in diesem Fall eine sehr starke Kur mit bestimmten Antibiotika. Dennoch, trotz der von seinem Hausarzt verordneten Antibiose, trat keine Verbesserung auf.

Borrelien sind eine neue Plage der Menschheit. Sie weisen eine starke Ähnlichkeit mit dem Erreger der Syphilis auf, einer Erkrankung, die bis ins 20. Jahrhundert die Menschen schwer zeichnete und zu deren Opfern viele historische Berühmtheiten wie Ludwig van Beethoven (der durch die Syphilis sein Gehör verlor) oder Katharina die Große gehören.

Ich beobachte, dass immer mehr Patienten auch unter bisher eher untypischen Symptomen einer Infektion mit Borrelien leiden. Die Übertragungswege dieser Plagegeister scheinen sich auch aufgrund des Klimawandels immer weiterzuentwickeln. Längst wird vermutet, dass nicht nur Zecken, sondern verschiedenste andere Insekten zu den Überträgern zählen. Selbst über eine Übertragung durch bestimmte Körperflüssigkeiten wird gemutmaßt.

Mir war klar, dass das Immunsystem meines Patienten dringend gestärkt werden musste und seine durch das Antibiotikum geschwächte Darmflora einen Aufbau brauchte. Zeitgleich wurde ich in einem alten klösterlichen Pflanzenheilbuch auf die Wilde Karde aufmerksam.

Bis ins 20. Jahrhundert wurde die Pflanze fast ausschließlich zum Aufrauen von Geweben der Textilindustrie angebaut. Da die Blätter der Wilden Karde wie kleine schüsselförmige Wasserspeicher gestaltet sind, hat man sie in der Klosterheilkunde bei der Behandlung des Diabetes mellitus, zu dessen Frühsymptomatik ein nicht zu stillender Durst zählt, verwendet. Im 14. Jahrhundert fand diese schöne Pflanze Anwendung bei eitrigen Geschwüren, Fieber und Blutfluss. Auffällig war, dass sich in der Volksheilkunde die Anwendung ihrer Wurzel auch bei Herpesinfektionen und bei Symptomenkomplexen wie der heute bekannten Borreliose durchgesetzt hat.

Wir versuchten es! Nach schon zwanzig Tagen fühlte sich der Patient wieder stärker, sein Fieber kehrte nicht zurück, und seine Nackenschmerzen waren gelindert. Der Weg der Genesung war noch ein längerer, aber die ersten Erfolge ermöglichten ihm endlich wieder, seinem Hobby, der Fischerei, nachzukommen. Vermutlich hatte er sich auch dort im hohen Gras durch einen unbemerkten Zeckenbiss die Infektion mit den tückischen Borrelien eingefangen.

Doch es müssen nicht immer seltene Pflanzen mit wundersamen Namen und einem symbolträchtigen Erscheinungsbild sein. Schon lange gibt es in meinem Garten kein Unkraut mehr. Egal ob Löwenzahn, Brennnessel oder Geißfuß, die Naturheilkunde ist nachhaltig und kennt für jedes Kraut, jedes Blatt, jeden Baum, jede Wurzel und jede Blume eine Verwendung.

Da gibt es zum Beispiel den gewöhnlichen Giersch. Er ist der Schreck eines jeden akkuraten Ziergärtners. Hat der Giersch einmal den Weg ins Beet oder die Rabatte gefunden, wird man ihn auf natürlichem Wege kaum mehr los. Geschickt vermehrt er sich über Abertausende von Wurzelausläufern. Im Spiritualismus machen wir aus der Not eine Tugend. Die Blattschösslinge des Gierschs kann man von März bis April roh als Salat verzehren und das ganze Jahr über erwärmt als Gemüsegericht zubereiten. Seine Blüten verwendet man von Juni bis August als aromatisches Gewürz in Suppen und Eintöpfen. Auch seine Blattstiele und Knospen lassen sich von Mai bis August wunderbar roh verspeisen. Dieser fleißige Überlebenskünstler ist reich an Kalium, Magnesium, Kalzium, Mangan, Zink und Kupfer. Er beinhaltet um ein Vielfaches mehr Vitamin A, C und Eiweiß als gezüchteter Kopfsalat. In der Homöopathie und der Erfahrungsheilkunde findet der Giersch Anwendung bei schmerzhaften Gichtzuständen, denn er wirkt harntreibend, krampflösend, entzündungshemmend und ist entsäuernd. Als Umschlag lindert er Verbrennungen und Insektenstiche.

In meiner Ausbildung zum Heilpraktiker habe ich eine Vielzahl von Heilpflanzenzubereitungen erlernt. Ich will meinen Patienten vermitteln, dass die Herstellung einer Arznei bereits ein wichtiger Bestandteil des Heilungsprozesses sein kann. Schon lange sind wir nur mehr bloße Konsumenten und haben vergessen, wie sinnlich und rituell die Herstellung unserer Heilmittel und unserer Nahrung sein kann.

Wer seine Pilze schon einmal selbst im Wald gesucht hat, frische Erbsen geerntet oder auf einer Streuobstwiese Früchte gesammelt hat, weiß, wie befriedigend und kraftspendend der Bezug zum selbst erarbeiteten Lebensmittel ist. Wir sind dann mit all unseren Sinnen am Entstehungsprozess beteiligt. Ein sorgloser Umgang mit Nahrungsmitteln wird dann undenkbar. In Gruppen leite ich die Besucher meiner Praxis dabei an, Tinkturen, Salben und Heilmittel selbst herzustellen. In diesem Akt der Selbstorganisation wird der individuelle Weg der Heilung und die Heilpflanze selbst zu einer sinnlichen und ganzheitlichen Erfahrung.

Jedes Jahr im März, wenn die Hasel blüht, beginne ich damit, die Zutaten für meinen Seelentee zu sammeln. Von den Kätzchen der Hasel über die Hopfenblüte im Juli bis hin zur Ernte des Baldrians im frühen Oktober. Alle mir bekannten Wild- und Gartenkräuter sammle ich für meinen Tee. Das sensible Gänseblümchen, das schöne Vergissmeinnicht, die entgiftenden Brennnesseln, die fiebersenkenden Lindenblüten, die reinigenden Birkenblätter, der aromatische und gedächtnisfördernde Rosmarin, der antiseptische Salbei, der beruhigende Lavendel, die flatterhafte Malve, der appetitanregende und alchimistische Wermut, das sonnige Johanniskraut, der erfrischende Waldmeister, die anmutigen Rosenknospen, das entzündungshemmende Veilchen, die krampflösende Kamille, der alte weise Spitzwegerich, die blutreinigende Wegwarte, die schmackhafte Quitte, der leberschonende Löwenzahn, die abwehrstärkende Distel, die schöne Wiesen-Flockenblume und viele, viele mehr dieser herrlichen Naturwunder landen in meiner persönlichen Teemischung, die ich den ganzen Winter über genieße. So wird jeder Spaziergang ganz schnell zu einer echten Entdeckungstour der Artenvielfalt.

Meine wohl aber innigste Beziehung zu einer Pflanze führe ich mit einem sagenumwobenen Busch, der meine Familie schon über vier Generationen hinweg begleitet. Es ist der Holunder.

Bei den alten Waldvölkern war der Holunderbusch der Sitz der Göttin Holder oder auch Holla genannt (im Märchen: Frau Holle). Sie war die Hüterin der Pflanzen und Tiere, und so war es üblich, dass die naturverbundenen Germanen ihr zu Ehren unter Holunderbäumen regelmäßig ein Opfer darbrachten. Als germanische Göttin spielt die Holle also eine wesentlich wichtigere Rolle, als sie das für uns im Märchen der Gebrüder Grimm tut. Dort werden die Schneeflocken (bzw. das Gold) als die weißen Blüten des Holunders interpretiert und das Pech als dessen dunkle Beeren. Die Friesen bestatteten sogar ihre Toten unter dem Holunder und opferten ihnen Milch, Brot und Bier. Schamanen und Hexen nutzen den Holunder als Rastplatz, um im Traum Botschaften und Visionen zu empfangen. Bis weit ins 18. Jahrhundert war es nur Witwen und Kindern gestattet, einen Holunder zu schlagen. Als Hof- und Gartenpflanze sollte er hingegen böse Geister fernhalten und vor Blitzschlägen schützen.

Im Christentum wird der Holunder mit dem Kreuz Christi assoziiert. Nicht nur sein Kreuz soll aus Holunder gefertigt worden sein, sondern auch der Verräter Judas soll sich am Holunder erhängt haben. Daher wird auch ein morchelähnlicher Pilz, der sehr gern am Holunder wächst, bis heute »Judas-Ohr« genannt.

Übersetzt man diese alten Mythen in eine moderne Sprache, so wird deutlich, warum der Holunderbusch im eigenen Garten auf empfindsame Menschen beruhigend, kräftigend und reinigend wirkt. Er bringt Klarheit in das Leben seiner Besitzer und hilft ihnen, den richtigen Weg zu finden.

Die Holunderbeeren enthalten reichlich Vitamin C (18 Milligramm pro 100 Gramm), Vitamin A, B12, B2, Kalium, Fluor, Karotinoide und eine Vielzahl an Vitalstoffen. Seine Blüten wirken schweißtreibend, und seine Beeren lindern Nervenschmerzen, regen die Verdauung an und unterstützen das Immunsystem. Achtung: Große Mengen können jedoch Übelkeit und Brechreiz hervorrufen! Die Beeren dürfen nicht frisch, sondern nur gekocht verwendet werden.

Gute Wirkung zeigt sein dunkler Saft auch bei Erkältungen, viralen Infektionen und bei Gürtelrose. Antioxidative Eigenschaften verleihen dem Holunder eine wohltuende Wirkung bei unterschiedlichsten Krankheitsbildern. Ein aus dem Holunder gewonnener wässriger Aceton-Extrakt soll mitunter sogar eine krebshemmende Wirkung entfalten, indem er im Körper Enzyme blockiert, die mit der Entstehung verschiedener Krebsarten in Verbindung stehen.

Zurück ins Grüne. Die Pflege eines Holunderbaumes kann unter Umständen sehr zeitraubend sein. Dieses schöne Gehölz neigt alljährlich zum Blattlausbefall. Um seine Blüte zu sichern und die Gesundheit des Baumes zu wahren, reinigen wir all seine Zweige, Äste und Blätter mithilfe einer kleinen Bürste von all den hungrigen Läusen. Dazu braucht es keinerlei Pestizide, nur etwas Geduld. Als ich während meines Abiturs das Haus meiner Mutter verlassen hatte, um das alte Nachkriegshaus meiner Großmutter zu renovieren, stellte ich eines Morgens fest, dass sich am oberen Ende der alten, dichten Buchenhecke die Zweige eines fremden Gewächses ans Tageslicht reckten.

Es waren die frischen Triebe eines Holunders. Allen Widrigkeiten zum Trotz, bahnte er sich seinen Weg durch die dunkle und dichtverästelte Buchenhecke hindurch. Neugierig ließ ich ihn gewähren. Zu aller Überraschung stand er schon bald in voller Blüte und bereitete kurze Zeit später mit seinen schwarzen Beeren ein Festmahl für die Vögel unseres Gartens.

Das Haus meiner Großmutter befand sich in der sogenannten Vogelsiedlung. Eine riesige, uralte Linde hütet noch heute unser Gartentor, und entlang des Weges zur Praxistür laben sich die Bienen unseres Imkers an einer lilafarbenen Lavendelallee. Im Volksmund heißt es, dass dort, wo sich der Holunder niederlässt, der Mensch zur Ruhe kommt und inneren Frieden findet.

Nach zwei Jahren harter Arbeit gerieten die Renovierungsarbeiten aber ins Stocken. Es hatte sich herausgestellt, dass die Bausubstanz nicht zu retten war. Sollten wir unser neues Zuhause wieder verlassen müssen? Zweifel und Sorgen machten sich breit. Nach langen Überlegungen fällten wir den Entschluss, die Renovierungen abzubrechen, um neu zu bauen. Diese Entscheidung fiel uns nicht leicht. Das alte Hexenhäuschen mit dem steilen, spitzen Dach war von so vielen Mitgliedern meiner Familie bewohnt worden und trug all die Kindheitserinnerungen meiner Mutter und auch die meiner Großmutter in sich. Im Zweiten Weltkrieg

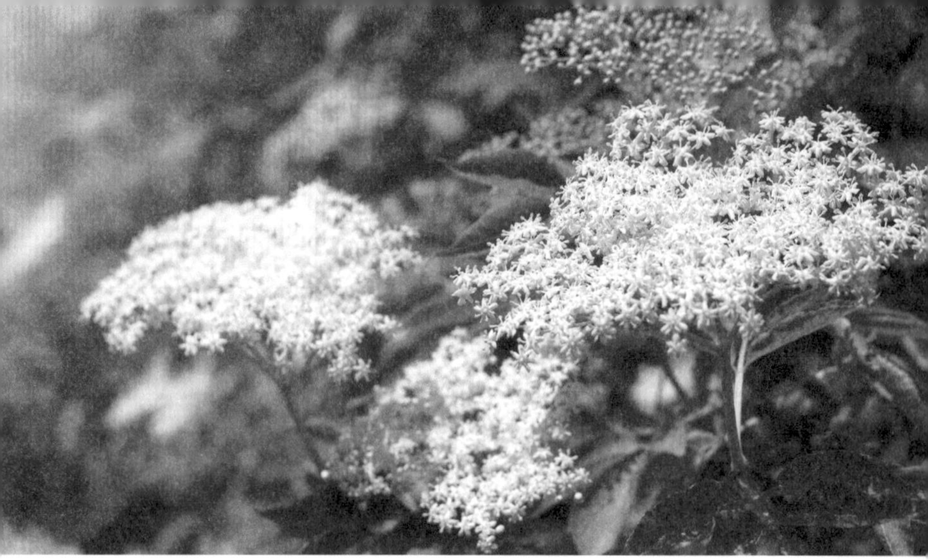

Bei Erkältung oder einer Grippe ist der Holunder das Mittel der Wahl!

zerbombt hatten meine Urgroßmutter und mein Urgroßvater ihr Haus Stein für Stein aus dem Kriegsschutt neu errichtet, und nun sollte alles, wenn auch für eine gute Sache, wieder zerstört werden?

Der Abriss begann. Folglich fiel auch der vorhandene Garten dem Neubau größtenteils zum Opfer. Dennoch planten und gestalteten wir unser neues Heim mit großer Freude und viel Eifer. Die Linde hält noch immer in sich ruhend ihre Stellung, und unser Garten ist größer und artenreicher als zuvor.

Schon bald pflanzte ich zwei neue Holunderbäume, und siehe da, eines schönen Sommertages sprießte auch am Rande des Gartens, dort, wo zuvor die alte Buchenhecke gestanden war, ein Pflänzchen. Durch Schutt und Erde hindurch hatte der alte Holunder erneut seinen Weg ans Licht gefunden, und in mir machte sich die Gewissheit breit, dass wir angekommen waren!

Als ich meiner Großmutter von unserem Holunder berichtete, schmunzelte sie und erzählte mir, dass einst ihr Vater diesen Busch gepflanzt hatte – ein Mann, den sie kaum kannte. Schwer gezeichnet vom Krieg war er sehr jung verstorben. Die Mutter meiner Großmutter musste somit als Kriegswitwe sieben Kinder versorgen. Immer, wenn sie die Früchte des Holunders zu einer süßen Suppe verkocht hatte, erzählte sie ihren Kindern, dass der Vater immer unter ihnen sei und auf sie achte, solange der Holunder reiche Früchte trägt. So wurde der Schwarze Holunder zum Teil meiner Familiengeschichte und zum Schutzpatron unseres neuen Heims.

Zum Verinnerlichen

Die Pflanzenwelt hält für uns Menschen eine schier unbeschreibliche Fülle an hochpotenten Arzneien bereit. Angesichts der vielen ökologischen und sozialen Herausforderungen, die auf uns zukommen werden, ist der Schutz und der Erhalt der Artenvielfalt eine unserer wichtigsten Aufgaben. Wir sägen bereits unentwegt am Ast, auf dem wir sitzen, und jeder Einzelne von uns ist fortan gefordert, seinen Beitrag zum Gelingen dieser Mission zu leisten. Hinterfragen Sie den wirklichen Nutzen von Chemie in Ihrer Nahrung, Ihrem Wohnumfeld und in Ihrer Medizin. Bedienen Sie sich natürlicher und biologischer Ressourcen, und geben Sie auch immer etwas zurück in den großen Kreislauf der Alleinheit – dazu müssen Sie kein Klimaforscher, kein Wissenschaftler, kein Schamane oder Heilpraktiker sein. Die kenianische Politikerin und Umweltschützerin Wangari Maathai hat es uns vorgemacht, als sie 2004 für das auf den ersten Blick simple Pflanzen von Bäumen den Friedensnobelpreis erhielt. Gehen Sie in die Natur, machen Sie sich die Hände schmutzig, und befreien Sie sich von weltlichen und spirituellen Materialismen. Folgen Sie Ihren grünen Wurzeln, studieren Sie die Sprache der Pflanzen, verbinden Sie sich mit den Energien Ihres Krafttieres, und lernen Sie von der Weisheit der Natur!

Nachklang – Unsere Seelen sind grün!

»Fünf Faden tief liegt dein Urahn im Meer.
Zu Korallen ward sein Gebein, Perlen sind
aus seinen Augen gewachsen, denn nichts
geht verloren.
Das unablässig schaffende Meer verwandelt,
veredelt alle Dinge, und sie werden kostbar und selten.«
William Shakespeare

Die Natur kennt keine Grenzen. Ihre zeitlose Brandung sprengt jeden Felsen und überwindet jedes Hindernis. Ihr wohnt der unstillbare Hunger des Lebens inne – sie *ist* das Leben. Die Natur ist perfekt – wir müssen sie nicht verbessern. Muttererde ist der Inbegriff von Hingabe. Gewähren wir ihr den Raum, der ihr zusteht, dann erkennen wir, dass in ihrer wuchernden, überschäumenden Wildnis ganz und gar kein Chaos herrscht. Nein, sie ist ein einziges Wunderwerk, und die Vielfalt ist ihr Gesetz!

Mutternatur ist die Heimat all derer Lebewesen, die zum Erhalt des großen natürlichen Gleichgewichts beitragen. Wem sich dieses Wunder offenbart, dem verleiht sie ungeahnte Kräfte.

Mein Credo ist nicht »zurück zur Natur«, sondern hin zu »mit der Natur«. Ich wünsche mir, dass Sie aus der Lektüre meines Buches mitnehmen, dass auf die Ergründung der Natur und der kosmischen Ordnung in unserem Inneren auch ein neues Verständnis für die Natur im Außen folgt. Je besser Sie die zahlreichen Pfade Ihres eigenen inneren Urwaldes erforschen, desto bewusster können Sie sich für Ihre Mitmenschen und die Zukunft unseres Planeten einsetzen – aus der Erkenntnis heraus, dass Sie es sich selbst wert sein müssen!

Dinge, zu denen wir eine tiefe emotionale Beziehung haben, betrachten wir als schützenswert. Gehen Sie wieder in die Natur und werden Sie Mensch! Treten Sie Ihre eigene Visionsreise an, lüften Sie die Schleier hin zu Ihrem Selbst und seien Sie ungehorsam, eigen und neugierig! Gesundheit, weniger Schmerz, mehr Lebensmut, Zufriedenheit und neue Gelassenheit sind dann nur wunderbare Nebeneffekte, die aus dem Samenkorn eines ganzheitlichen Weges ganz zwangsläufig erblühen.

Ich wünsche Ihnen von Herzen, dass Sie so widerstandsfähig werden wie die Heidelbeere, so ungebrochen, zuversichtlich und wild wie der Holunder, so sensibel und empfindsam wie das Gänseblümchen und so flatternd leicht wie der Klatschmohn.

Haben Sie Mut! Haben Sie Hoffnung! Gehen Sie Risiken ein! Ziehen Sie los, und wundern Sie sich, denn die Natur liebt es, sich zu verbergen, sie macht nichts vergeblich und sie ist ein unendlich geteilter Gott.

Sie können das,
denn unsere Seelen sind grün!

Werden Sie aktiv!

Nun geht es ans Eingemachte, machen Sie den ersten Schritt in eine neue Richtung. Entschleunigen Sie, handeln Sie bewusst, hinterfragen, forschen und beobachten Sie. Werden Sie kreativ, lassen Sie neue Gedanken zu und suchen Sie den Kontakt zur Natur. Bringen Sie Körper, Geist und Seele in Balance! Hierzu einige wertvolle Tipps und Anregungen.

Übersichten

Um Ihnen den Beginn eines ganzheitlicheren und naturnäheren Lebensstils zu erleichtern, finden Sie im Folgenden einige kleine zusammenfassende Übersichten, die Ihnen die zyklischen Rhythmen der Natur in Bedeutung und Wirkung auf den Menschen veranschaulichen.

Jahreslauf

Die Natur unterliegt einem ständigen Werden und Vergehen. Machen Sie die mannigfaltigen Kräfte und Potenziale der verschiedenen Jahreszeiten in Ihrem Leben fruchtbar, und synchronisieren Sie Körper, Geist und Seele mit der Natur. Alles ist mit allem verbunden, und alles hat seine Zeit. Säen, ernten, planen und ruhen Sie, wenn die Zeit dafür günstig ist.

Frühling
Himmelsrichtung: Osten
Lebensjahre: 0–20 Jahre
Bedeutung: Kraft und Keimungsphase, Aufstieg
Ritual: Ostern bzw. Frühjahrs-Tagundnachtgleiche

Sommer
Himmelsrichtung: Süden
Lebensjahre: 20–50 Jahre
Bedeutung: Kreativität, Reife, Blüte
Ritual: Sommersonnenwende bzw. Johannis

Herbst
Himmelsrichtung: Westen
Lebensjahre: 5–70 Jahre
Bedeutung: Visionen, Abstieg (Sonnenstand), Frucht und Samen
Ritual: Erntedank bzw. Herbst-Tagundnachtgleiche

Winter
Himmelsrichtung: Norden
Lebensjahre: 70 +
Bedeutung: Bewusstsein, Tiefe, Wurzel
Ritual: Weihnachten bzw. Wintersonnenwende

Mondphasen und Affirmationen

Der Mond als Herr der Nacht und des Wassers entspricht der Ebene der menschlichen Seele. Er regiert über unsere Emotionen und bringt die weiblichen Anteile unserer Seelen zur Entfaltung. Im Rhythmus seiner zyklischen Erneuerung können wir auch unser eigenes Leben auf wunderbare und ganz natürliche Weise organisieren und zurück in einen uralten und gesunden Biorhythmus finden. Nutzen Sie also die Mondphasen als Ihren entschleunigenden Takt- und Impulsgeber.

Neumond
Kraft tanken, neue Projekte beginnen
»Ich habe Vertrauen und Zuversicht.«
»Ich kann mein Leben nach meinen Vorstellungen gestalten.«

Zunehmender Mond
Ansteigende Tatkraft und Sonnenenergie
»Ich glaube an mich.«
»Ich bin stark und kann meine Wünsche realisieren.«

Halbmond
Bilanzieren, Reflektieren, Korrigieren
»Ich habe Mut zur Veränderung.«
»Jeder neue Tag ist ein Anfang.«

Vollmond
Manifestieren und Feiern
»Ich bin dankbar für mein Leben.«
»Ich bin gesund und voller Liebe.«
»Ich bin Teil einer großen, wunderschönen Schöpfung.«

Halbmond
Hingabe, Vertrauen, Öffnung
»Ich gebe mich dem Leben vertrauensvoll hin.«
»Ich weiß, dass mich Gutes erwartet.«

Abnehmender Mond
Loslassen, Neugier, Hoffnung
»Ich kann loslassen und mich mit Neugier und in froher Erwartung dem Neuen öffnen.«

Übungen und Anleitungen

Spirituelles Wachstum, ganzheitliche Lebensführung und ein Leben mit der Natur müssen geübt, trainiert und kultiviert werden. Selbstwirksamkeit ist die Folge steter Entwicklung und Selbstreflexion. Ich möchte Ihnen gern einige praktische Übungen mit auf den Weg geben, die Ihren Geist schärfen, Ihre Empfindungen sensibilisieren, Ihre Intuition trainieren, Ihren Körper ausbalancieren und Ihre Beziehung zur Natur stärken sollen.

Baummeditation

Wie gelingt es Bäumen, bei jeder Witterung sicher, stabil und ruhig dem Sturm zu trotzen? Bei Hitze, Kälte, Regen, Schnee und Wind halten sie oft viele Jahrhunderte hindurch die Stellung. Kaum vorstellbar, aber die Wurzeln von Bäumen sind oft ähnlich groß wie der Umfang ihrer Krone. Baumwurzeln reichen 20 bis 30 Meter tief ins Erdreich. Bäume verwandeln auf magische Weise die Mineralien der Böden, die Energie der Sonne und den Regen der Wolken in energiereichen Zucker. Holz, Blätter, Blüten und Früchte sind nichts anderes als in Materie gegossene Sonne, verwandeltes Wasser und Kinder der Erde. Wir Menschen können viel von diesen fabelhaften Alchimisten lernen:

- → Schließen Sie die Augen und stellen Sie sich vor, dass Sie sich an einem wunderschönen Waldrand befinden. Vor Ihnen breiten sich grüne Hügel mit blühenden Wiesen und einsamen Feldern aus. In der Ferne glitzert ein See, und außer dem Gesang von Vögeln und dem Zirpen der Grillen ruht erholsame Stille über dem Land. Ein leichter Wind weht, und die Sonne scheint warm.
- → Sie sind ein Baum! Fest verwurzelt im Boden ruhen Sie im Schutz des Waldes und im Rhythmus der Jahreszei-

ten. Was für ein Baum sind Sie? Ein roter Ahorn? Eine große alte Buche oder eine luftige, weise Birke? Sind Sie vielleicht ein blühender Kirschbaum oder eine tiefgrüne saftige Tanne?

→ Spüren Sie tief in sich hinein. Strecken und recken Sie sich der Sonne entgegen.
→ Achten Sie auf die Bilder vor Ihrem inneren Auge. Welche Botschaften sendete Ihnen Ihre Seele? Fragen Sie sich, was Sie momentan nährt? Wie gelingt es Ihnen, Stürmen standzuhalten? Wo sind Sie in Ihrem Leben verwurzelt, was gibt Ihnen Halt? Nach welchem Sonnenstand orientieren Sie sich, wonach streben, wachsen und richten Sie sich aus? Sind Sie stabil, gehen Sie aufrecht durchs Leben, und ist der Energiefluss Ihrer Meridiane gewährleistet? Bekommt Ihr Körper genug Sonne und reines Wasser? Welche Wunden hat Ihre Rinde geheilt, welche Früchte haben Sie geerntet? Was können Sie tun, um sich gut zu erden?

Übung: Baum des Lebens

Suchen Sie sich einen ruhigen Platz, an dem Sie sich rund eineinhalb Stunden lang mit der nächsten Übung beschäftigen können. Für diese Reflexionsarbeit brauchen Sie ein großes Blatt Papier (am besten A3), einen Bleistift, einen Schreibstift und Buntstifte oder Textmarker. Der Baum ist ein Symbol des Lebens. In Zeichnungen, Skizzen und Träumen von Bäumen kann sich die Persönlichkeit eines Menschen widerspiegeln.

→ Zeichnen Sie also zunächst mit dem Bleistift einen Baum (keinen Nadelbaum). Wichtig ist nun, dass Sie in dieser Übung erst weiterlesen, wenn Sie mit Ihrer Zeichnung fertig geworden sind.
→ Betrachten Sie nun Ihre Zeichnung. Stellen Sie sich vor, dass Ihnen der gezeichnete Baum in einer Landschaft begegnet. Wie wirkt er auf Sie? Wie präsentiert er sich

Ihnen? Wirkt er alt, reif und stark oder frisch, zart und zerbrechlich? Grob zusammengefasst, kann der linke Teil der Zeichnung auf das »Selbst« und der rechte Teil Ihrer Skizze auf die Beziehungen zur »Außenwelt« betrachtet werden. Das Unten und Oben gliedert sich in ein Aufwärts- und ein Abwärtsstreben. Die Wurzel drängt nach unten, sie ernährt den Baum, gibt ihm Halt und bildet seinen Ursprung. Die Wurzel symbolisiert also die Verankerung im Leben, Geborgenheit und Herkunft. Der Stamm hingegen muss widerstandsfähig sein und tragen, während sich die Krone zum Licht hin entfalten muss, um den Baum mit Energie zu versorgen.

Der Baum-Test erfreut sich in der ganzheitlichen Lebensberatung großer Beliebtheit und beinhaltet unzählige Analyseschritte, für die hier kein Raum ist. Für den Anfang reicht es völlig aus, dass Sie Ihren Baum aufmerksam betrachten.

- Ist er belaubt?
- Hat er eine geschlossene oder eine offene Krone?
- Welche Jahreszeit ist vorherrschend?
- Ist Ihr Baum dicht verzweigt oder offen und luftig wie ein lockerer Blumenstrauß?
- Wie steht es um den Stamm? Ist er kräftig, zylindrisch, schmal, verjüngt er sich? Wo beginnen die ersten Äste?
- Gibt es Vogelnester oder Sturmschäden?
- Steht Ihr Baum auf einem Hügel?
- Sind seine Wurzeln unsichtbar oder sichtbar weit verzweigt?

Lassen Sie all diese Beobachtungen auf sich wirken, und interpretieren Sie diese in Bezug auf Ihr eigenes Leben. Nun beginnt der nächste Teil der Übung:

- Notieren Sie sich um den Bereich der Wurzeln folgende Themenüberschriften: Kraftquellen, Ressourcen, Charaktereigenschaften, persönliche Stärken, Umfeld und Freunde, Familie und Herkunft, Ausbildung, Lebenseinstellung.

- Im Bereich des Stamms notieren Sie: Erfolge, Stolz, Schädlinge, »Was raubt mir Kraft?«, Hindernisse, Schwächen, Verhaltensmuster, Herausforderungen
- Rund um die Krone werden folgende Themenfelder platziert: Ziele, große Visionen, »Was wünsche ich mir?«, »Wo sehe ich mich zukünftig?«, »Woran glaube ich?«, »Was schenkt mir Kraft und Mut?«, »Was inspiriert mich?«
- Nehmen Sie sich nun die Zeit, die Sie zur Beantwortung dieser Fragen bzw. Themengebiete brauchen. Das spontane, aber auch reflektierte Nachdenken über die Fragen kann sich über mehrere Tage hinziehen.
- Ihrer Kreativität sind keine Grenzen gesetzt. Geben Sie der Auseinandersetzung mit Ihrem Leben einen würdigen Rahmen.

Übung: Atmen trainieren für Beginner

Diese simple Atemübung ist bei einer täglichen Übungsdauer von circa fünf Minuten schon sehr wirksam. Sie können die Atmung überall trainieren – im Büro, zu Hause oder auch unterwegs:

- Setzen oder stellen Sie sich aufrecht hin und atmen Sie dreimal tief in den Bauch ein und aus – so tief, wie es Ihnen möglich ist. Dabei versuchen Sie bei jedem Atemzug, den Bauch mit noch etwas mehr Luft zu füllen.
- Dann wechseln Sie in eine tiefe Brustatmung. Auch die Brustatmung wird dreimal vollzogen. Erfühlen Sie bei jedem Atemzug, wie sich Ihr Brustkorb immer weiter dehnt. Die Abfolge von Bauch- und Brustatmung können Sie so oft wiederholen, wie es Ihnen guttut.
- Spüren Sie, wie Ihr Körper und Ihr Geist immer mehr zur Ruhe kommen. Ist es Ihnen möglich, auch innerlich zu entspannen?
- Nach dem letzten tiefen Atmen kehren Sie wieder zu einer normalen Atmung zurück.

Übung: Zwerchfellatmung

Setzen Sie sich aufrecht auf einen Stuhl. Ihre Beine sollten im rechten Winkel fest mit dem Boden in Kontakt sein.

→ Atmen Sie nun so tief wie nur möglich ein (Zwerchfellatmung tief in den Bauch), und führen Sie Ihre Arme dabei über Ihrem Kopf zusammen.
→ Wenn Sie maximal eingeatmet haben, halten Sie die Luft kurz an, bevor Sie kontrolliert durch den Wiederstand Ihrer gespitzten Lippen ausatmen (so, als ob Sie einen schweren Luftballon aufblasen wollten).
→ Während Sie mit der Ausatmung beginnen, bewegen Sie Ihren Oberkörper nach vorn zwischen Ihre Beine, so, als wollten Sie sich auf dem Stuhl sitzend die Schnürsenkel binden.
→ Wenn Sie maximal ausgeatmet haben, stoßen Sie bewusst noch letzte Atemstöße mit viel Druck aus Ihren Lungen, halten dann die Luft an, halten sich die Nase zu und versuchen mit geschlossenem Mund und zugehaltener Nase, Luft anzusaugen, was natürlich nicht möglich ist. Dabei bewegen Sie Ihren Oberkörper zurück in die aufrechte Sitzposition und beginnen die Übung von Neuem.

Durch diese simple Technik können Sie ganz bewusst Spannungen und Verkürzungen in Ihrem Zwerchfell behandeln.

Übung: Ihr inneres Kind

Was hält mich davon ab, mich selbst zu lieben? Die Antworten, die Sie bei dieser Frage erhalten, sind eng mit den Erfahrungen Ihrer Kindheit verbunden. Nehmen Sie sich Zeit und stellen Sie sich vor, dass Sie Ihr kindliches Ich heute an die Hand nehmen können.

- Was wünscht es sich zu hören, welche Art der Zuwendung braucht es?
- Welchen Rat und welche Worte wollen Sie ihm schenken? Oder hat Ihr inneres Kind gar eine Botschaft für Sie? Flüstert es Ihnen schüchtern ins Ohr?
- Skizzieren Sie diese Begegnung in einer Zeichnung oder einem Text.

Übung: Loslassen

Schaffen Sie sich einen Ort der Ruhe. Nehmen Sie sich Zeit, zünden Sie eine Kerze an, und bereiten Sie sich eine Tasse Tee zu.

- Führen Sie eine Ihrer Atemübungen durch (siehe Seite 291).
- Nun nehmen Sie ein Blatt Papier und einen Stift zur Hand. Welche Einflüsse, Umstände und Emotionen blockieren Sie? Womit stehen Sie sich regelmäßig selbst im Weg? Von welchen Gedanken und Verhältnissen möchten Sie sich befreien?
- Schreiben Sie all die Antworten auf diese Fragen auf.
- Dann verbrennen Sie diese Notiz mit Räucherwerk Ihrer Wahl in einem Topf.
- Nehmen Sie die erloschene Asche, und düngen Sie damit die Seelenpflanze, die Sie auf Ihrem Balkon, in Ihrer Wohnung oder in Ihrem Garten pflegen.

Übung: Schenken lernen

Üben Sie sich in Großzügigkeit! Fragen Sie sich, wem Sie eine Freude machen können. Nehmen Sie sich vor, eine Woche lang jeden Tag einen anderen Menschen glücklich zu machen. Sei es, dass Sie für jemanden einen Kuchen backen oder jemandem Hilfe anbieten.

Machen Sie sich Gedanken, welche Bedürfnisse die Menschen in Ihrer Umgebung haben. Familie, Freunde,

Nachbarn oder auch Fremde. Es darf kein Geld gespendet werden, und Sie dürfen auch nur Geschenke machen, die Sie selbst zubereitet, gebastelt, geplant oder besorgt haben. Sensibilisieren Sie sich für die Wünsche anderer!

Übung: Urteilen Sie nicht!

Täglich urteilen wir über andere. Wir sortieren alles und jeden in Schubladen, ohne dass wir uns darüber bewusst sind. Versuchen Sie, eine ganze Woche nicht zu urteilen. Haben Sie nicht das letzte Wort, und halten Sie Ihre Meinung zurück. Ihre Ansicht wird nur zum Ausdruck kommen, falls Sie explizit und direkt darum gebeten werden. Wenn Sie sich dabei beobachten, dass Sie sich vorschnell eine Meinung über etwas bilden, egal ob es sich dabei um Kunst, Musik, einen Politiker oder eine Entscheidung Ihres Ehepartners handelt, gehen Sie in die Stille, und nehmen Sie die Dinge so an, wie Sie sind. Was macht das mit Ihnen?

Übung: Auch mal Nein sagen

Diese Übung dürfte vielen von uns schwerfallen. Sie stellen sich nun der Herausforderung, Nein zu sagen. Sie wollen mehr Zeit für Ihren Sport, Ihre Kunst oder in der Natur verbringen?

Nehmen Sie sich diese Zeit, und sagen Sie Nein zu den Dingen, die Sie nicht machen möchten. Egal ob es sich um den Besuch bei den Schwiegereltern, die Geburtsfeier einer Kollegin, den beruflichen Auftrag, den Sie nicht zum Überleben benötigen, der aber das Fass vielleicht zum Überlaufen bringt, den aufgezwungenen Besuch im Fitnessstudio oder das hundertste Problem einer Freundin handelt, das Sie lösen sollen. Sagen Sie Nein, ohne Ausflüchte zu erfinden.

Übung: Teilen Sie sich mit!

Wir haben anderen gegenüber viele Ansprüche. Wir wissen oft ganz genau, wann andere ungerecht oder unaufmerksam sind. Wir glauben zu wissen, warum wir missverstanden werden, und denken viel zu oft, dass der Ursprung unserer Probleme am Verhalten der anderen liegt. Nun stellen Sie eine Woche lang die Frage, ob Sie sich Ihren Mitmenschen gegenüber wirklich zum Ausdruck bringen. Ist es so, dass Ihre Mitmenschen wissen, woran Sie sind? Drücken Sie Ihre Bedürfnisse klar, deutlich, aber respektvoll aus? Trainieren Sie in dieser Woche, anderen Ihre Gefühle und Gedanken mitzuteilen. Verstecken Sie sich nicht hinter Floskeln. Beobachten Sie, was das mit Ihnen macht und welche neuen Gespräche und Begegnungen sich im Laufe der Übung entwickeln.

Farbmeditation

Farben sind eine wunderbare Möglichkeit, um Emotionen und Gemütszustände auszudrücken:

→ Schneiden Sie viele gleich große Papierkarten aus, und kolorieren Sie diese mit einer Farbe Ihrer Wahl. Als ganz besonders meditativ empfinde ich Aquarellfarben.
→ Lassen Sie Ihrer Fantasie dabei freien Lauf. Welche der Farben gefällt Ihnen am besten?
→ Lassen Sie den Eindruck der Farben tief auf sich wirken. Was lösen die Farben bei genauer Betrachtung in Ihnen aus? Was will Ihnen die einzelne Farbe sagen?
→ Versetzen Sie sich in eine Person, die Ihnen wichtig und lieb ist und die gerade Kraft und Zuneigung benötigt. Schließen Sie die Augen, und senden Sie dieser Person in Gedanken und Stille die Farbe, die deren Seele gerade benötigen könnte – lauschen Sie dabei Ihrer Intuition!

Übung: Fühlen Sie!

Wenn wir auf einem Spaziergang sind, werden wir von Farben, Formen, Gerüchen und Geräuschen überwältigt. Das Erfühlen mit den Händen kommt dabei meist zu kurz. Nehmen Sie sich vor, dass Sie künftig das Ertasten von Blättern, Baumrinden, Erde, Steinen oder Blumen mit in Ihre Spaziergänge einflechten.

Wie können Sie mit geschlossenen Augen eine Birke von einer Kiefer oder einer Fichte unterscheiden? Wie fühlt sich ein Farn an, und was unterscheidet das Blatt einer Eiche von dem eines Ahorns?

Aber wir haben nicht nur zwei Hände. Auch unsere Füße sind hochsensibel und sicherlich nicht für Schuhe geschaffen. Erden Sie sich sprichwörtlich. Versuchen Sie, erst in Ihrer Wohnung und im Garten ausschließlich barfuß zu laufen, auch kühlere Temperaturen sind für den Menschen kein Problem. Unser Körper gewöhnt sich recht rasch an neue Umstände. Mit fortschreitender Gewöhnung gehen Sie barfuß zum Briefkasten, über die Wiese, zum Waldrand, und dann machen Sie den ersten Waldspaziergang ganz barfuß.

Übung: Riechen Sie!

Wussten Sie, dass Aromatherapie eine anerkannte Therapieform innerhalb der Naturheilkunde ist? Gerüche haben starke Auswirkungen auf unser Gemüt. Wir können also über Gerüche unsere Aufmerksamkeit lenken, unsere Stimmung aufhellen, unsere Aufregung beruhigen, Schmerzen lindern und Entspannung fördern.

Besorgen Sie sich drei kleine, hübsche Dosen. Befüllen Sie die erste Dose mit getrockneten Blumen Ihrer Wahl, z.B. Lavendel, Rosen oder Veilchen, die zweite Dose mit einem Gewürz wie Nelken, Rosmarin oder Zitronenthymian. Die dritte Dose füllen Sie mit einem herben Duft wie z.B. Kaffee, Kastanie, Kiefer oder Baumrinde.

Wann immer Sie ein Gebet sprechen wollen, Ihre Affirmationen üben möchten oder Entspannung und Achtsamkeit suchen, so greifen Sie zu einer der Dosen und erraten Sie mit geschlossenen Augen und aufmerksamer Nase, welchen der Düfte Sie erwischt haben. Welche Erinnerungen, Gefühle und Gedanken steigen in Ihnen auf?

Übung: Schmecken Sie!

Diese Übung fordert Sie gleich zu mehreren Dingen auf. Bereiten Sie eine ganze Woche all Ihre Gerichte und Speisen selbst zu. Das heißt, Sie kaufen keinerlei fertige Produkte und essen auch am Arbeitsplatz ausschließlich selbst zubereitete Gerichte. In der darauffolgenden Woche starten Sie den Versuch, eine komplette Woche keinerlei Fleisch oder Milchprodukte zu verzehren, was einem Gemüse-Fasten gleichkommt. In der dritten Woche ernähren Sie sich ausschließlich und ganz streng von regionalen Produkten. Was Sie nicht aus nächster Nähe beziehen können, fällt vom Speiseplan. Am besten informieren Sie sich schon in Woche eins über die Bezugsquellen Ihrer Lebensmittel, die Sie in Woche drei verzehren wollen. Setzen Sie sich danach bewusst mit folgenden Fragen auseinander:

- Worauf konnte ich verzichten?
- Was kann und will ich beibehalten?
- Habe ich Veränderungen bezüglich meines Körpergefühls oder meiner Gesundheit beobachtet?
- Welche positiven Auswirkungen hatte Ihr Essverhalten auf Ihre Mitmenschen und die Tier- und Pflanzenwelt?
- Inwiefern konnten Sie durch Ihren Konsum einen Beitrag zu einer besseren Welt leisten?

Übung: Hören Sie hin!

Das Gehör ist unser sensibelstes Sinnesorgan. Trotzdem ist das Gehör der meisten Menschen sehr unterentwickelt. Als Musiklehrer spreche ich aus Erfahrung, wenn ich Ihnen sage, dass die gezielte Schulung Ihres Gehörs eine ganz neue Welt eröffnen würde. Nehmen Sie sich eine Woche lang Zeit, um täglich 15 Minuten Musik zu hören. Setzen Sie sich ganz bewusst neuen musikalischen Klängen aus. Egal ob Filmmusik, Klassik, Konzertmusik, Jazz, Folklore oder Opernarien. Überraschen Sie sich selbst.

Fragen Sie sich:

- → Welche Instrumente höre ich?
- → Welche Taktart nehme ich wahr?
- → Wann wird die Musik laut, und wann wird sie leise?
- → Können Sie nach dem Hörvergnügen eine Melodie summen?
- → Aus wie vielen Teilen besteht die Musik bzw. lässt sie sich gliedern?
- → Gefällt Ihnen die Musik, oder lehnen Sie sie ab – und wenn, warum?

Übung: Ein Tag im Wald

Wir verbringen alle viel zu wenig Zeit in der Natur. Nicht jeder hat einen eigenen Garten oder einen geräumigen Balkon, um sich eine kleine, private Oase zu schaffen. Für die ganzheitliche spirituelle Entwicklung ist es aber von äußerster Wichtigkeit, die eigene Beziehung zur Natur zu stärken.

Verbringen Sie einen ganzen Tag im Wald. Vom frühen Morgen bis zum Abend. Ganz gleich, ob Sie wandern, rasten, ein Buch lesen, die Tiere beobachten, Pilze oder Tannenzapfen sammeln – von Bedeutung ist, dass Sie den Ablauf eines Tages im Wald unmittelbar erleben, und zwar mit all seinen Geräuschen, Gerüchen, der wechselnden Temperatur und dem sich stets wandelnden Licht.

Wenn Sie sich auf diese Erfahrung einlassen, werden Sie schnell bemerken, wie urvertraut Ihnen diese Umgebung ist. Fortgeschrittene »Waldlinge« können auch eine Nacht auf einem Hochsitz verbringen oder in einem dafür zugänglichen Gebiet zelten.

Übung: Entwickeln Sie Ihren Kraftort!

Kraftorte sind Refugien für unsere Seelen. Gibt es einen Ort, den Sie ganz besonders lieben? Für mich ist das zum Beispiel ein sehr einsamer und verlassener Wasserfall in den Alpen. Dort überkommen mich urplötzlich all die befreienden Tränen, die sich in meiner Seele angesammelt haben. Sein Wasser belebt mich auf eine unbeschreibliche Art und Weise. Jedes Jahr verbringe ich einige Stunden an diesem Ort. Ein großer schöner Stein aus diesem Wasserfall ruht auf meinem Kaminsims, dem Kraftort in meiner Wohnung. Ich habe noch viele andere Kraftorte, an denen ich innere Einkehr, Hoffnung und Mut schöpfe.

Machen Sie sich auf, und entdecken Sie Ihren Kraftort:

- Welche Elemente sind es, die Sie mit diesem Ort verbinden? Erde? Feuer? Wasser? Luft?
- Holen Sie sich ein Stück von Ihrem Kraftort in Ihre Wohnung. Wo möchten Sie sich zu Hause besinnen, wo werden Sie künftig Ihre Affirmationen trainieren, wo finden Sie Ruhe für ein Gebet, und wo können Sie vom Alltag Abstand finden?
- Schmücken Sie Ihren Kraftort mit natürlichen Duftkerzen, Bildern, Blumen, Pflanzen, Ihren Lieblingsbüchern oder einer Bibel.

Kultivieren Sie von nun an auch in Ihrem Wohnumfeld einen geweihten Ort Ihrer eigenen Achtsamkeit.

Anleitung zum siebentägigen Fasten nach Thomas Lambert Schöberl

Eine Fastenkur darf generell nur von gesunden Personen und erst nach Rücksprache mit Ihrem Hausarzt oder Heilpraktiker vollzogen werden. Während des Fastens ist stets auf eine ausreichende Wasserzufuhr zu achten. Blutdruck und Puls sollten regelmäßig überwacht werden. Bei übermäßigen Kreislaufschwankungen oder etwaigen anderen Beschwerden gilt, das Fasten sofort zu beenden.

Erster Tag

- Morgens: 1 Tasse Ingwertee
- Mittags: 1 Glas klare Biogemüsebrühe oder -saft (plus 1 Tasse Acker-Schachtelhalmtee)
- Abends: 1 Glas Obst- oder Gemüsesaft

Zweiter Tag

- Morgens: 1 Tasse Brennnesseltee
- Mittags: 1 Glas klare Biogemüsebrühe oder -saft (plus 1 Tasse Birkenblättertee)
- Nachmittags: 1 Tasse Fencheltee mit Ingwer und 1 TL Honig
- Abends: 1 Glas Obst- oder Gemüsesaft

Dritter bis siebter Tag

Gehen Sie vor wie am zweiten Tag.

Achter Tag

- Morgens: 1 Tasse Brennnesseltee
- Zwischendurch: Fastenbrechen mit einer Birne (bei Bedarf gedünstet)
- Mittags: 1 Glas klare Biogemüsebrühe
- Nachmittags: 1 Tasse Fencheltee mit Ingwer und 1 TL Honig
- Abends: wieder 1 Glas klare Suppe, danach Joghurt mit geschrotetem Leinsamen und 1 bis 2 Stück Knäckebrot

Neunter bis zehnter Tag

Kostaufbau mit leichten ballaststoffreichen Speisen, wenig Fett, kein Fleisch. Genießen Sie für 3 Tage einmal täglich eine Tasse Löwenzahnwurzeltee.

Leberwickel

Besonders während einer Fastenkur können Leberwickel die Durchblutung und Entgiftung der Leber fördern. Die beste Zeit für einen Leberwickel ist mittags nach dem Essen. Sollte das aus beruflichen Gründen nicht möglich sein, kann man einen Leberwickel selbstverständlich auch abends vor dem Zubettgehen anwenden. Bei der Anwendung eines Leberwickels sollte man immer liegen.

Sie brauchen dazu: ein Leinentuch, eine Wärmflasche, ein großes Handtuch.

Und so geht's:

- → Füllen Sie die Wärmflasche mit heißem Wasser. Die Luft sollte gänzlich aus der Flasche gedrückt werden.
- → Nun wird das Leinentuch mit warmem Wasser befeuchtet und um die Wärmflasche gewickelt.
- → Begeben Sie sich nun in eine liegende Position, und legen Sie die Wärmflasche auf den Bereich Ihrer Leber (rechter Rippenbogen).
- → Nun müssen Sie nur noch das trockene Handtuch darüberlegen und nochmals zugedeckt circa eine Stunde ruhen.

Rezepte für die Hausapotheke

Entdecken Sie mit den folgenden Rezepten die wunderbaren und heilsamen Kräfte der Natur für sich selbst und die ganze Familie. Selbstverständlich sollten Sie auch bei der Anwendung natürlicher Heilmittel immer zuerst Rücksprache mit Ihrem Hausarzt, Heilpraktiker oder Apotheker halten. Grundsätzlich ist von einer Selbsttherapie strikt abzuraten.

Sonnentee

Emotionale Unterstützung fürs Herz

Sie brauchen:

25 g Weißdornblätter
25 g Weißdornblüten
25 g Birkenblätter
25 g Malvenblüten

Übergießen Sie die Kräuter (1 EL) mit 300 ml kochendem Wasser. Lassen Sie den Tee zehn Minuten ziehen. Anschließend die Kräuter abseihen. Nun kann er in kleinen Schlucken genossen werden.

Mein geliebter »Waldesnacht-Tee«

Fruchtig und entzündungshemmend

Sie brauchen:

25 g Waldmeister (nur während der Blütezeit ernten)
25 g Holunderblüten
25 g getrocknete Himbeeren
25 g Zitronenmelisse

Übergießen Sie die Kräuter (1 EL) mit 300 ml kochendem Wasser. Lassen Sie den Tee zehn Minuten ziehen. Anschließend die Kräuter abseihen. Nun kann er in kleinen Schlucken genossen werden.

Entspannungstee

Für mehr innere Ruhe auch tagsüber

Sie brauchen:
25 g Passionsblume
25 g Baldrianwurzel
25 g Hopfenblüten
25 g Melissenblätter

Übergießen Sie die Kräuter (1 EL) mit 300 ml kochendem Wasser. Lassen Sie den Tee zehn Minuten ziehen. Anschließend die Kräuter abseihen. Nun kann er in kleinen Schlucken genossen werden.

Kräutertee bei Wassereinlagerungen

Als sanfte Hilfe bei geschwollenen Knöcheln

Sie brauchen:
2 EL frische Wegerichblätter
2 EL frische Löwenzahnblätter (auch Blüten)
2 EL Brennnesselblätter
1 EL Birkenblätter

Übergießen Sie die Kräuter mit 1l kochendem Wasser. Lassen Sie den Tee zehn Minuten ziehen. Anschließend die Kräuter abseihen. Nun kann er in kleinen Schlucken über den Tag verteilt genossen werden.

Brennnessel-Presssaft

Stärkt die Entgiftungsleistung der Nieren

Sie brauchen:
Frische Brennnesseln
Wasser (mit der verwendeten Wassermenge regulieren Sie nach Belieben die Konsistenz des Presssafts)

Die Herstellung von Brennnesselsaft ist sehr einfach. Wichtig ist, dass man nur ganz frische Pflanzen verwendet. Geben Sie die Brennnesseln in einen Entsafter oder Mixer. Sieben Sie die entstandene Masse durch ein Geschirrtuch, und füllen Sie den Saft in

Flaschen ab. Sie werden feststellen, dass Sie für die Herstellung des Saftes eine recht beachtliche Menge an Pflanzen brauchen.

Der Saft ist nach Herstellung im Kühlschrank eine ganze Weile haltbar. Für wen der Brennnesselsaft noch gewöhnungsbedürftig ist, kann ihn nach Belieben mit Apfelsaft mischen.

Großmutters Holundersuppe

Vitaminreiche Immunstärkung

Sie brauchen:

2 kg Holunderbeeren
1,5 l Wasser
1 EL Speisestärke
Etwas Milch oder Sojamilch
Bio-Zitronenschalenabrieb
2 EL Honig
2 Vanilleschoten

Die Beeren im Wasser kochen und anschließend durch ein Sieb oder die Flotte Lotte pressen. Den Saft aufkochen lassen. Die Speisestärke mit etwas Milch oder Sojamilch zu einer dickflüssigen Masse verquirlen und mit einem Pürierstab unter den köchelnden Saft arbeiten. Den Topf vom Herd nehmen und die Suppe mit Zitronenschalenabrieb, Honig und Vanille verfeinern.

Balsam fürs Herz

Ein ätherischer Balsam für ein ruhiges Herz und einen erholsamen Schlaf

Sie brauchen:

25 g Lavendelblüte
20 g Rosmarin
Olivenöl
Vaseline
2 Tropfen Bio-Fichtennadelöl

Lavendel und Rosmarin in ein hohes Gefäß geben und mit Olivenöl bedecken. Eine Woche an einem kühlen Ort stehen lassen, danach durch ein Mulltuch sieben. Die Vaseline im Wasserbad schmelzen. Ein Teil Öl auf zwei

Teile geschmolzene Vaseline verarbeiten. Während des Abkühlens umrühren und dabei nach Belieben ein paar Tropfen Fichtennadelöl hinzufügen. Die fertige Masse in ein steriles Gefäß umfüllen, bevor der Balsam erhärtet.

Sie können die Salbe bei Bedarf bei innerer Unruhe, unruhigem Herzen oder vor dem Zubettgehen in kleinen Mengen auf das Brustbein auftragen und einmassieren.

Natürlicher Insektenschutz

Salbei, Rosmarin und Wermut enthalten hohe Mengen an Kampfer und anderen wertvollen ätherischen Ölen, die Insekten fernhalten.

Sie brauchen:

2 EL getr. Rosmarinblätter
2 EL getr. Wermutblätter
2 EL getr. Salbeiblätter
2 EL Lavendelblüten

Die Pflanzenteile fein in einem Mörser zerstoßen oder klein hacken, auf einem großen Teller oder in einer flachen Schüssel verteilen und auf dem Nachttisch oder im Kinderzimmer aufstellen, damit sich im betroffenen Raum die Öle entfalten können.

Creme bei Sonnenbrand

Heilend, kühlend und beruhigend

Sie brauchen:

2 Karotten
1 Gurke
1 EL Kamillenblüten
½ Tasse Sesamöl
1 TL Bienenwachs
2 TL Emulgierwachs
½ Tasse Aloe-vera-Gel
1 TL Vitamin-C-Pulver

Hacken Sie die Karotten und die Gurke klein, und erhitzen Sie das Gemüse zusammen mit den Blüten und dem Sesamöl ganz vorsichtig in einem Topf. Sieben Sie die entstandene Flüssigkeit ab, und schütten Sie diese in einen anderen Topf. Geben Sie nun das Bienen- und Emulgierwachs in den Topf, und schmelzen Sie es unter ständigem Rühren ein. Mengen Sie anschließend das Aloe-vera-Gel und das Vitamin-C-Pulver unter.

Pürieren Sie die Mischung, bis eine cremige Konsistenz erreicht ist. Kippen Sie die Masse nun in ein Gefäß mit einer großen Öffnung. Ist die Masse abgekühlt, entsteht eine dicke Creme. Im Kühlschrank bleibt Ihr selbst gemachtes Produkt bis zu zwei Monate haltbar.

Die Creme können Sie nach Belieben mehrfach täglich großzügig anwenden.

Kamillensirup

Bei Bauchschmerzen

Sie brauchen:
60 g echte Kamillenblüten
1 l Wasser
400 g Waldhonig

Geben Sie die Kamillenblüten in einen Topf, und köcheln Sie die Blüten bei schwacher Hitze und zugedecktem Topf ca. 20 Minuten lang aus. Lassen Sie die Kamille für weitere 20 Minuten ohne Deckel leicht köcheln, bis das Wasser auf 300 ml reduziert wurde.

Sieben Sie die Flüssigkeit ab, und geben Sie unter ständigem Rühren den Honig hinzu, bis die Auskochung die gewünschte Konsistenz eines Sirups erhält. Füllen Sie den Sirup in eine sterile Flasche.

Achten Sie darauf, dass der Sirup nicht gärt, ansonsten könnte das die Flasche sprengen. Ungeöffnet ist der Sirup mindestens ein halbes Jahr haltbar.

Kinder nehmen davon dreimal täglich einen Teelöffel ein. Erwachsene drei- bis sechsmal zwei bis vier Teelöffel. Natürlich ist ein Sirup für Diabetiker ungeeignet.

Kühlender Tee

Bei Hitzewallungen und nächtlichem Schwitzen

Sie brauchen:
$^1/_2$ EL frische Salbeiblätter (bei getrockneten Blättern nur die Hälfte verwenden)
$^1/_2$ EL frische Himbeerblätter
250 ml kochendes Wasser

Lassen Sie den Tee acht Minuten ziehen, seihen Sie die Kräuter ab und trinken Sie alle drei Stunden ein kleines Glas davon (für Schwangere ist der Tee nicht geeignet).

Danksagung

Dass ich dieses Buch schreiben würde, wussten meine Familie und meine engsten Freunde schon lange, bevor ich überhaupt damit begonnen hatte.

Mit viel Geduld und Liebe habt ihr verschiedenste Texte und Kapitel gelesen, meine Träume geteilt und immer darauf vertraut, dass meine Gedanken zur Natur und mein Blick auf die Welt und den Menschen lesenswert sind.

Im Februar 2020 war es dann so weit. In vier sehr intensiven und aufregenden Wochen habe ich mir Abend für Abend alle Gedanken von der Seele geschrieben, die ich meinen Patienten, meinen Schülern und allen von der Natur und dem Leben begeisterten Lesern schon immer schriftlich mit auf den Weg geben wollte. Die Zeit war reif! Ich war tief inspiriert und nicht zu stoppen. Ja, dieses Buch ist ein Triumph der Hoffnung über das Erlebte.

Ich danke meinem klugen Ehemann Daniel, der mich während dieser Zeit technisch und moralisch unterstützt hat. Du bist zauberhaft und ein echter Visionär!

Meiner liebevollen Mutter danke ich für eine großartige, lehrreiche, intensive und voll Liebe strotzende Kindheit – du hast mich zu einem Freigeist erzogen, mich gefördert, gefordert und frei entwickeln lassen!

Meiner Großmutter danke ich für all ihre uneingeschränkte Unterstützung, ihre warmherzige und verständnisvolle Art – du bist für uns ein Fels in der Brandung und zauberst mir immer ein Lächeln auf die Lippen.

Meiner einzigartigen Tante Ella danke ich für die stetigen Ermunterungen und Ermutigungen und für die vielen schönen gemeinsamen Stunden – du bist ein wahrer Augenöffner!

Aufrichtigen Dank schulde ich auch einer ganzen Reihe von Personen, die mein Buch durch ihr sprachliches Geschick, ihr Wissen und ihre wertvollen Gedankengänge bereichert, ergänzt, verbessert und möglich gemacht haben.

Zu nennen sind meine hervorragende Lektorin Julia Feldbaum, der ich für die Zusammenarbeit von ganzem Herzen danke, die Autorin und meine gute Freundin Susanne Friedmann, deren schönes Gedicht eines meiner Kapitel schmückt. Ganz besonders danke ich dem gesamten Team des Mankau Verlages, allen voran Herrn Raphael Mankau, für das mir entgegengebrachte Vertrauen, die tolle Realisierung meines Projekts und all die herzliche Wertschätzung.

DANKE!

Register

A

B

D

E

J

K

L

M

N

O

P

R

S

T

U

V

W

Y

Z

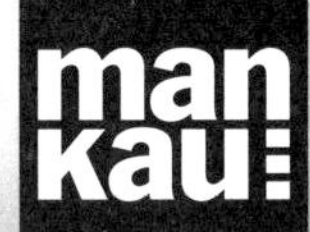

Bücher, die den
Horizont erweitern

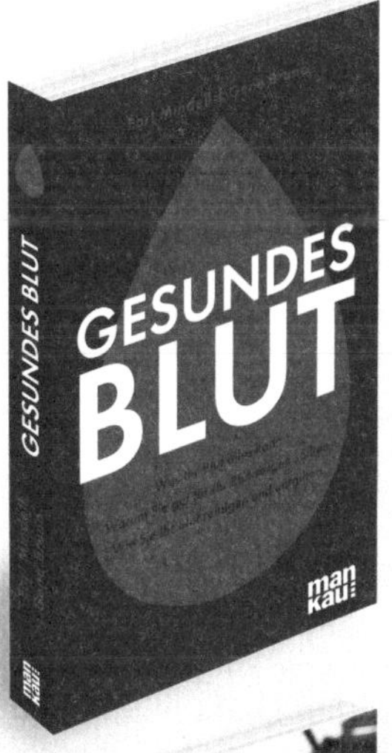

Prof. Gene Bruno / Dr. Earl Mindell

GESUNDES BLUT

Was Ihr Blut alles kann. Warum Sie gut für Ihr Blut sorgen sollten. Wie Sie Ihr Blut reinigen und entgiften

16,90 € (D) / 17,40 € (A)
ISBN 978-3-86374-547-9

Standardmäßige Bluttests liefern leider nur einen begrenzten Einblick in die Verfassung Ihres Körpers; sie geben keinen Aufschluss darüber, welche Schwermetalle oder anderen krank machenden Stoffe sich in Ihrem Blut tummeln, wie stark Ihr Immunsystem ist und ob Ihre Zellen mit den benötigten Nährstoffen versorgt werden. Daher sollten Sie Ihr Blut regelmäßig reinigen und entgiften.

»Gesundes Blut« erklärt Ihnen leicht verständlich, wie Sie die Qualität Ihres Blutes und damit Ihre Gesundheit verbessern können. Steigern Sie Lebensqualität und Lebenserwartung!

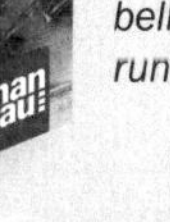

Prof. TCM Univ. Yunnan Li Wu / Jürgen Klitzner

HEILTEES FÜR KÖRPER, GEIST UND SEELE

Über 300 wirksame Rezepturen aus den traditionellen Heilkulturen Chinas und Europas

20,– € (D) / 20,50 € (A)
ISBN 978-3-86374-089-4

»Kräutertee ist eines der ältesten Heilmittel. Die Autoren – der eine Arzt für traditionelle chinesische Medizin, der andere Apotheker – führen östliches und westliches Wissen zusammen und listen jeweils ein Rezept für Alltagsbeschwerden auf. bella-Fazit: Zum Nachschlagen, Entdecken, Vergleichen – ein rundum gelungener Ratgeber.«

bella

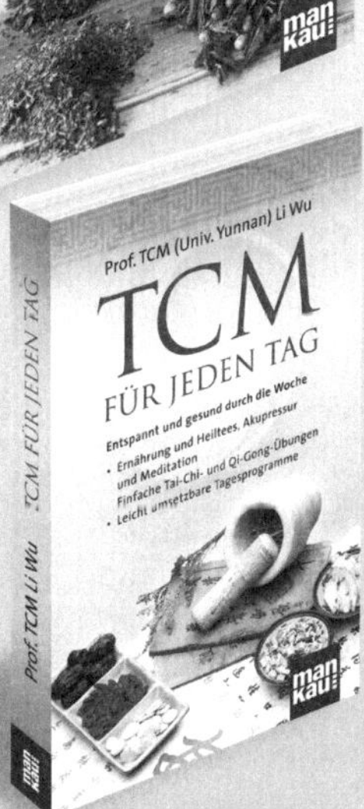

Prof. TCM Univ. Yunnan Li Wu

TCM FÜR JEDEN TAG

Entspannt und gesund durch die Woche

9,95 € (D) / 10,30 € (A)
ISBN 978-3-86374-100-6

»›TCM für jeden Tag‹ von Prof. Li WU bietet für den interessierten Laien eine Fülle von Übungen und Rezepten. Ob man seine Ernährung auf TCM umstellen möchte, oder Akupressur und Massagen tur den Hausgebrauch uben mochte; ob als komplexes Tages- oder Wochenprogramm oder als Einzelanwendung, mit ›TCM für jeden Tag‹ wird eine sehr gute Einstiegshilfe gegeben. Und auch wer basierend auf einem fundierten Grundwissen neue Anregungen sucht, kann hier kleine Highlights finden.«

Stiftung Gesundheit

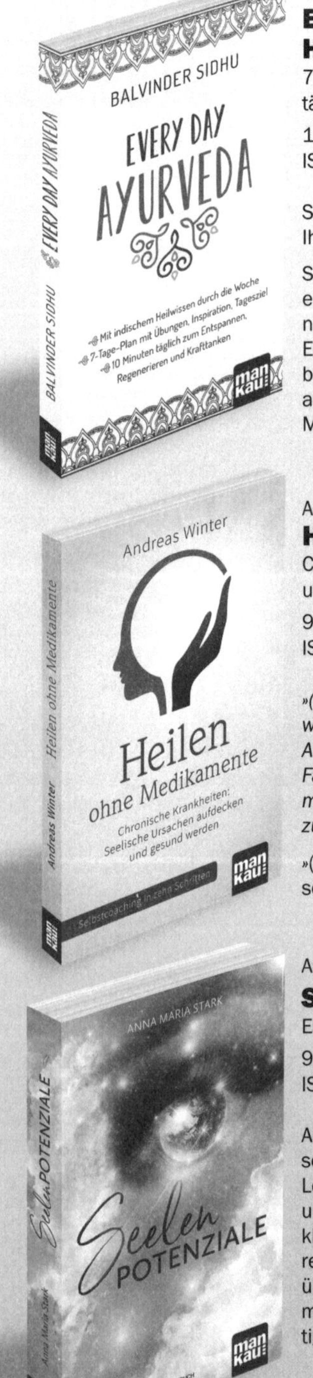

Balvinder Sidhu

EVERY DAY AYURVEDA. MIT INDISCHEM HEILWISSEN DURCH DIE WOCHE

7-Tage-Plan mit Übungen, Inspiration, Tagesziel – 10 Minuten täglich zum Entspannen, Regenerieren und Krafttanken

14,95 € (D) / 15,40 € (A)
ISBN 978-3-86374-570-7

Sie würden gerne täglich mehr für sich, Ihre Gesundheit und Ihr Glück tun? Sie wissen aber nicht genau, was und wie?

Schon kleine Änderungen der Lebensgewohnheiten haben einen großen Effekt auf Gesundheit und Wohlbefinden – nur wenige Minuten täglich reichen aus, um Symptome wie Erschöpfung, Kraftlosigkeit oder Ermüdung in den Griff zu bekommen! Ayurveda-Expertin Balvinder Sidhu nimmt Sie an die Hand und begleitet Sie mit Inspirationsfragen, Mantras, Meditationen und Tipps perfekt durch die Woche.

Andreas Winter

HEILEN OHNE MEDIKAMENTE

Chronische Krankheiten: Seelische Ursachen aufdecken und gesund werden. Selbstcoaching in zehn Schritten

9,95 € (D) / 10,30 € (A)
ISBN 978-3-86374-190-7

»(...) Durch die Fallbeispiele aus Winters jahrelanger Arbeit wirkt das Buch sehr authentisch und die Botschaft des Autors wird überaus deutlich gemacht. Aber auch tragen die Fallbeispiele zu dem Unterhaltungswert des Buches bei und machen es neben den erstaunlichen Erkenntnissen Winters zu einem lesenswerten Stück Arbeit.« Deine Gesundheit

»(...) Grundlage seiner Aussagen ist der jahrelange Erfolg mit seiner Methode (...).« Aktiv & Gesund

Anna Maria Stark

SEELENPOTENZIALE

Es ist an der Zeit ...

9,95 € (D) / 10,30 € (A)
ISBN 978-3-86374-249-2

Anna Maria Stark zeigt auf anschauliche Weise, wie man sein ganz individuelles Potenzial erkennen und den eigenen Lebensweg gehen kann, und zwar mit absoluter Integrität und Hingabe. Sie beschreibt insbesondere die Bedeutung klarer Entscheidungen, denn diese liegen einer erfolgreichen und stimmigen Lebensführung zugrunde: Was ist überhaupt eine »richtige« Entscheidung? Und wie erziele ich mühelos in allen Lebensfeldern Lösungen, die mir wahrhaftig entsprechen?

Unsere Bücher erhalten Sie bei Ihrem Buchhändler!
Besuchen Sie auch unsere Internetseite mit Bestellmöglichkeit, Internetforum, Leseproben, Veranstaltungstipps und Newsletter: www.mankau-verlag.de